AF341942

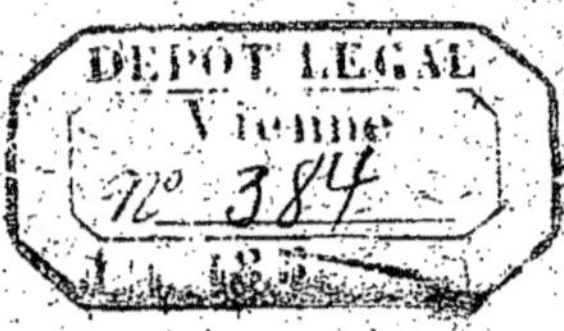

L'Obturation des Dents

L'Obturation des Dents

Par le Docteur C.-N. JOHNSON

ADAPTATION FRANÇAISE — DEUXIÈME ÉDITION

PAR

Paul E. GIRES

Docteur en Médecine de l'Université de Paris
Docteur en Chirurgie Dentaire de l'Université de Pensylvanie
Chirurgien-Dentiste de la Faculté de Médecine de Paris
Secrétaire-Général de la *Revue de Stomatologie*

ET

Georges ROBIN

Docteur en Médecine de l'Université de Paris
Docteur en Chirurgie Dentaire de l'Université de Pensylvanie
Professeur-Suppléant à l'École Dentaire de Paris

PARIS

Bureaux de la Revue de Stomatologie

4, Rue de Rome (VIII')

1909

Préface de la Seconde édition

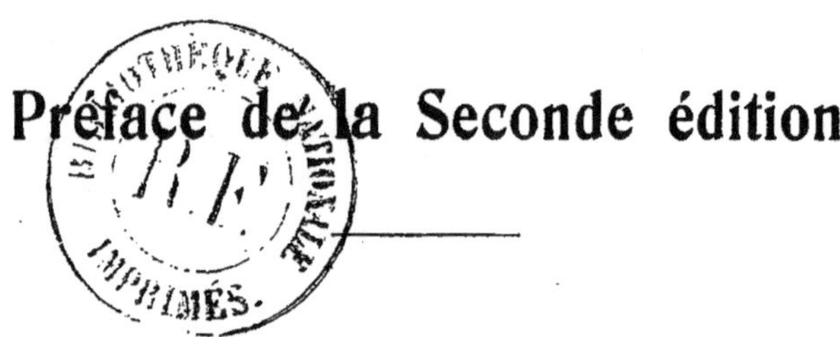

« Le plus grand châtiment pour l'auteur d'un traité technique, écrit le Dr C. N. Johnson dans la préface de son livre, c'est l'obligation où il se trouve de reviser continuellement son œuvre, pour la tenir au courant de l'évolution et des progrès constants des idées et des méthodes. »

Cela est si vrai, que si le Dr Johnson avait publié sa troisième édition quelques mois plus tard, il aurait encore modifié plusieurs chapitres.

Les nouveaux procédés de fabrication des incrustations d'or par la cire perdue, les perfectionnements apportés aux méthodes plus anciennes, ont invité les adaptateurs français à faire un nouveau chapitre sur ce sujet et à l'illustrer de nombreuses figures.

Ils ont apporté à cette seconde édition française, les modifications de la troisième édition américaine ; ils ont fait eux-mêmes quelques additions aux divers chapitres, et ont augmenté sensiblement le nombre des illustrations, espérant ainsi accroître encore la clarté et la précision déjà si grandes de l'admirable livre du Dr C. N. Johnson.

Préface de la Première édition

Les traducteurs de cet ouvrage m'ont manifesté le désir d'avoir de moi quelques mots d'introduction : je prends un plaisir tout particulier à répondre à leur invitation et à présenter à nos confrères de France le livre du Dr Johnson.

L'art dentaire français, transplanté sur le sol d'Amérique par Lemaire et Gardette, trouva chez nous un terrain favorable à son développement. S'il est vrai que la jeune plante, au cours de sa poussée exuhérante, a pu produire parfois de nombreuses excroissances, elle n'en a pas moins grandi magnifiquement, et ses proportions deviennent de jour en jour plus symétriques. Aussi, l'existence d'un système américain de Dentisterie est aujourd'hui un fait reconnu.

Parmi les travaux que les praticiens américains ont consacrés à la Technique de la Dentisterie opératoire, on en trouvait peu, jusqu'ici, qui fussent complètement exempts de théories excessives ; entraînés par leurs préférences personnelles, les auteurs se laissaient aller à recommander à outrance les méthodes toutes spéciales qui leur étaient chères. Il n'existait encore pas de traité où l'on pût reconnaître du commencement à la fin, la marque d'un éclectisme rigoureux et sage.

Le Dr Johnson a comblé cette lacune. Il a présenté sous une forme méthodique tout ce que la Dentisterie américaine peut offrir de meilleur, pour sa contribution à la Technique de cette partie de l'Art dentaire, dont le titre du présent volume détermine les limites. Il était spécialement qualifié pour entreprendre cette tâche : opérateur d'une habileté et d'une expérience consommées, il est, en même temps qu'un esprit cultivé, un éducateur de premier ordre ; il joint encore à ces hautes qualités un jugement sûr et pondéré, qui le garantit des opinions extrêmes. Aussi n'a-t-il réservé dans son livre aucune place pour ces méthodes dont l'intransigeante exagération nuit trop souvent à la permanence des résultats.

Manuel quotidien de l'étudiant, source de renseignements pour le praticien, guide sérieux, enfin, pour tous ceux qui veulent acquérir une connaissance détaillée des procédés opératoires en vogue chez les meilleurs dentistes américains, tels sont les caractères de cet ouvrage que nous n'hésitons pas à recommander en toute confiance.

Les traducteurs ont pu avoir à leur disposition la dernière édition de ce livre qui sort à peine de la presse. Ils étaient particulièrement préparés à mener leur travail à bonne fin. L'instruction et l'entraînement professionnels qu'ils ont acquis tous les deux dans les institutions dentaires et françaises et américaines les ont mis à même de transporter dans leur langue maternelle l'esprit du texte original. Et c'est ainsi que pour la première fois peut être, nos confrères de France peuvent trouver, dans un langage accessible à tous, l'occasion de se familiariser avec la technique des meilleures méthodes de la Dentisterie américaine.

Cet ouvrage, nous prenons plaisir à le rappeler, est le développement exotique, le descendant direct des travaux de notre ancêtre professionnel commun, Pierre Fauchard, et nous espérons que le monde dentaire français lui réservera l'accueil favorable qu'il a trouvé chez les praticiens américains.

Ed. C. KIRK.

Philadelphie.

INTRODUCTION [1]

La prophylaxie et la guérison de la carie dentaire ont une grande
influence sur la santé, la longévité et le bonheur. L'état actuel de
la science ne nous rend pas encore capables de prévenir cette
affection ; il est donc de notre devoir de rechercher les moyens
d'arrêter et de diminuer ses ravages. La méthode la plus sûre
pour arriver à ce résultat sera, sans aucun doute, d'étudier chacun des cas de carie que nous avons à traiter, d'en chercher
soigneusement les causes et de nous efforcer de les supprimer
afin d'éviter des récidives.

Trop souvent, par insouciance et négligence, on poursuit au
jour le jour son travail sans se préoccuper des principes qui devraient être la base de tout procédé opératoire, et sans penser
aux relations de cause à effet. Quand il arrive un insuccès (et
aucun praticien n'en est exempt), on a souvent le tort de n'en
pas tirer une leçon profitable. Il ne faut jamais laisser passer un
échec, qu'on en soit ou non l'auteur, sans en rechercher les
causes, afin de trouver les moyens d'en empêcher le retour. On
deviendra ainsi plus apte à être utile à ses patients, et à leur
rendre des services durables.

Le principal but de cet ouvrage sera de signaler au lecteur
quelques-unes des causes d'insuccès dans l'obturation des dents
et d'exposer des idées qui tendent à améliorer les procédés opé-

(1) Les traducteurs tiennent à adresser leurs remerciements au Dr Edw. C.
Kirk, leur maître de l'Université de Pensylvanie, qui leur a prouvé une fois de
plus son affection et son dévouement, en présentant leur travail au public français.
Il leur a souvent aussi été d'un utile conseil et quelques-unes des annotations ont
été inspirées par lui. Ses élèves lui en sont très reconnaissants.

ratoires. Nous n'avons pas la prétention de préconiser des traitements personnels. L'activité scientifique des dentistes dans ces dernières années, a été trop grande pour qu'un auteur puisse avoir la vanité de se dire original. Mais il semble nécessaire de systématiser certains perfectionnements récemment apportés à notre technique, et peut-être, par là, de faire mieux connaître les progrès récents.

Notre plan est d'étudier les différentes opérations autant que possible dans l'ordre où l'on devra les faire dans la bouche. Nous décrirons en détail les phases successives de chacune et nous en détaillerons la technique. Nous considérons ce dernier point comme très important, mais le sujet est difficile à traiter clairement. Le choix et l'emploi approprié des instruments sont pour beaucoup dans la réussite des opérations dentaires et ne sont pas sans contribuer au bien-être du patient; mais l'appréciation personnelle est si importante pour ce choix, qu'il est difficile d'établir des règles générales. De plus, il y a de telles différences dans la façon dont les malades supportent les divers instruments qu'il n'est pas toujours bon d'employer invariablement les mêmes pour les mêmes cas. Nous devons étudier nous-mêmes cette susceptibilité de nos malades et chaque fois que cela ne nuira pas à la perfection de notre travail, nous respecterons leurs préférences. Quelques personnes supportent l'emploi des instruments à main, tels que l'excavateur et le ciseau, de meilleure grâce que celui des instruments mécaniques ; d'autres, au contraire, préfèrent le léger attouchement d'une fraise qui tourne rapidement à la sensation de grattage et de curettage de l'excavateur. Pour certaines phases de l'opération, l'emploi du tour peut être nettement indiqué ; pour d'autres, il sera nécessaire de se servir des instruments à main ; mais quelquefois aussi, on pourra tenir compte de la préférence du malade sans toutefois lui permettre de nous dicter notre manière d'agir. Par l'emploi d'instruments aiguisés et coupants et par une manipulation adroite et soigneuse, vous vaincrez bien des appréhensions. Ce conseil s'applique aussi bien au tour qu'aux autres instruments. Vous devez vous efforcer d'opérer avec délicatesse et légèreté de main et faire ainsi comprendre au patient que sa souffrance est très minime par rapport au résultat désiré.

Les méthodes que nous exposons dans cet ouvrage n'ont pas

la prétention d'être applicables à tout opérateur ou à tout malade ; nous ne saurions même prétendre qu'elles soient les meilleures. Nous essaierons simplement de formuler des procédés systématiques pour l'exécution d'un certain nombre d'opérations dentaires qui semblent avoir été, jusqu'ici, trop souvent exécutées sans méthode.

CHAPITRE PREMIER

TARTRES — ENDUITS

Votre premier devoir, quand un malade s'adresse à vous est, sauf le cas de douleur, d'enlever complètement tous les dépôts qui peuvent se trouver sur ses dents. Dans tous les cas où il y a douleur, il est évident que vous devez vous efforcer de la soulager sans retard; mais, lorsque cela est fait, et avant d'entreprendre aucune obturation, vous devez mettre la bouche dans la meilleure condition hygiénique possible.

Il arrive trop souvent que des opérateurs même réputés comme brillants, semblent ignorer cette chose importante et se hâtent d'obturer des dents couvertes de tartre. Quelque belle et parfaite qu'une obturation puisse être dans ces conditions, le service rendu ne pourra jamais être considéré comme l'idéal. Un habile architecte n'a jamais construit une maison sans avoir d'abord veillé aux fondations et aucun chirurgien digne de ce nom ne procédera à une opération sans avoir assaini la région. De même, vous manqueriez à votre devoir si vous ne vous occupiez pas des tissus péridentaires et vous n'ignorez pas qu'ils ne seront conservés sains que si tous les corps étrangers qui adhèrent aux dents sont soigneusement enlevés. Ce sont là des vérités sur lesquelles il semble qu'il ne devrait plus y avoir à insister, et cependant il faut reconnaître que l'immense majorité des dentistes ne tient aucun compte des règles qui gouvernent l'hygiène de la bouche.

Nous ne voulons pas, ce disant, accuser nos confrères de négligence volontaire; mais il nous faut bien dire que cette insouciance manifestée par nombre d'opérateurs, excellents à tous autres points de vue d'ailleurs, ne concorde pas avec une intégrité professionnelle parfaite et diminue par conséquent d'autant le degré d'élévation de la profession dentaire en général.

Ce n'est que par des efforts soutenus et constants que l'éducation du public peut être faite, et nul dentiste n'accomplit pleinement son devoir, qui n'insiste auprès de ses patients sur la nécessité et la minutie des soins hygiéniques de la bouche.

Le plan de cet ouvrage ne comporte pas une étude minutieuse de ce sujet ; il semble cependant désirable d'indiquer brièvement

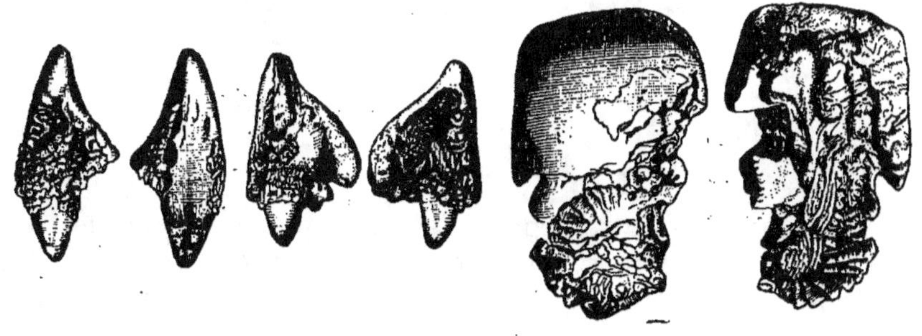

Fig. 1   Fig. 2   Fig. 3

les effets nuisibles des dépôts qui se forment sur les dents. Si l'on n'empêche pas le tartre de se fixer sur le collet et la racine d'une dent, la gencive, la membrane alvéolo-dentaire (1) et même

(1) Nous éviterons systématiquement d'employer les mots *ligament* alvéolo-dentaire et *périoste* alvéolo-dentaire. Nous nous sommes déjà élevés plusieurs fois contre ces appellations. — A la séance du 20 mai 1901 de la Société de Stomatologie (Voir *Revue de Stomatologie,* juillet 1901), à propos de la communication de M. P. Ferrier, « Nature de la membrane alvéolo-dentaire », nous disions : « Quels que soient les arguments invoqués par MM. Paul Ferrier et Pierre Robin, leur conclusion est la même; c'est-à-dire que la membrane alvéolo-dentaire n'est pas exclusivement un périoste, pas plus qu'elle n'est exclusivement un ligament. C'est un périoste avec du tissu ligamenteux, ou un ligament avec du tissu périostique. Cette conclusion est conforme à l'opinion des auteurs.

« Les dénominations de périoste ou de ligament données à cette membrane ne sont donc ni l'une ni l'autre rigoureusement justes; elles préjugent trop de sa structure et sont, par cela même, trop exclusives. Les auteurs de langues anglaise, allemande, scandinave, espagnole, etc., lui donnent un nom qui n'affirme pas sa nature; ils l'appellent *pericementum.* Pourquoi donc ne lui donnerions-nous pas le même nom,

l'alvéole osseux se détruisent progressivement et bientôt la dent privée de ses moyens de fixité s'ébranle et tombe. Un grand nombre d'observateurs estiment qu'il y a plus de dents perdues par la maladie des tissus qui les entourent que par la carie elle-même.

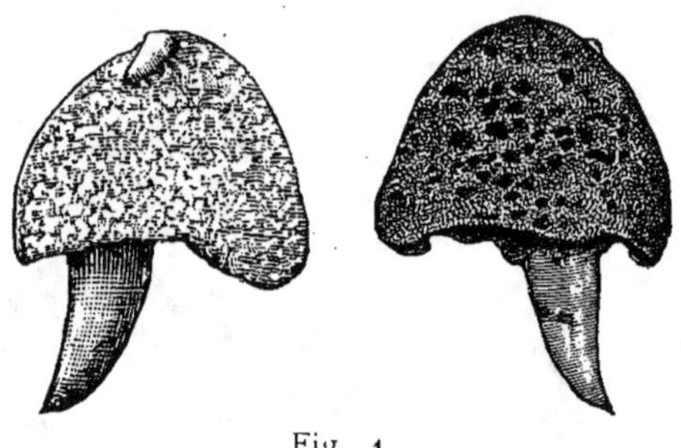

Fig 4

Les figures ci-contre représentent quelques cas extrêmes de la formation du tartre sur les dents. Les figures 1 et 2 montrent la face mésiale et la face distale de deux incisives inférieures

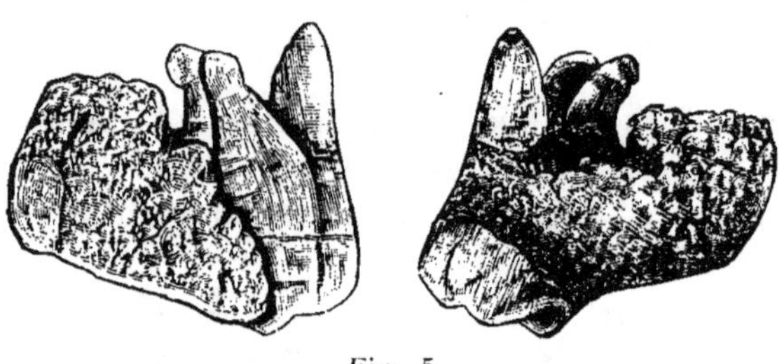

Fig. 5.

couvertes de tartre. La figure 3 est un bloc de tartre (grandeur réelle) détaché de la face jugale d'une molaire supérieure chez une malade qui avait pris cette masse pour une tumeur. Les figures 4 et 5 représentent d'autres spécimens, le premier est

et, puisque nous n'avons pas l'habitude de parler latin, pourquoi ne l'appellerions-nous pas *pericément*.

« Cela aurait encore un autre avantage, celui de débarrasser la pathologie des mots détestables de *périostite* et d'*arthrite alvéolo-dentaire* qui deviendraient simplement des *péricémentites*. »

attaché à une canine inférieure, le second à une molaire supérieure. Aucune de ces dents ne portait la plus légère trace de carie, et on peut affirmer que si les malades s'étaient fait soigner sérieusement au début de leur affection, les dents auraient pu être conservées longtemps encore. Dans ces cas, il est vrai, les patients, ignorant l'importance de ces dépôts, ont négligé de consulter le dentiste assez tôt pour qu'il puisse utilement intervenir ; mais souvent, la négligence n'est pas entièrement imputable au malade. Votre rôle ne se borne pas à pratiquer les opérations dentaires, vous avez aussi le devoir d'instruire ceux qui se confient à vous et de familiariser le public avec ces questions d'hygiène dont l'importance semble évidente lorsque l'attention a été une fois appelée sur elles.

DIFFERENTES SORTES DE DEPOTS

On divise généralement les dépôts en trois classes : le tartre salivaire, le tartre sérique, et les enduits.

Au point de vue opératoire, cette dernière classe semble être bien différente des deux autres. Elle ne forme généralement qu'une couche très fine, ses effets sont beaucoup moins nuisibles et les méthodes employées pour l'enlever lui sont spéciales.

Tartre salivaire

Le tartre salivaire, comme l'indique son nom, est d'origine salivaire. Il est formé par des substances solubles, qui normalement en solution dans la salive contenue dans les canaux excréteurs, se précipitent en arrivant dans la bouche, par suite du changement de milieu, et se déposent sur les dents (1). D'après

(1) M. Galippe, membre de l'Académie de Médecine de Paris, dans un remarquable travail intitulé : « *Recherches critiques et expérimentales sur la genèse des calcifications pathologiques; sur la production des calculs dans l'économie en général, et en particulier sur la formation du tartre et des calculs salivaires (Mars 1894)* », démontre que la précipitation des sels terreux de la salive est le fait des micro-organismes qu'elle contient. Le tartre salivaire est une substance vivante. Les micro-

cette théorie, nous devons nous attendre à trouver ce tartre en plus grande quantité sur les faces dentaires voisines des orifices excréteurs. C'est ce qui existe en effet : Le dépôt salivaire commence généralement à se former sur la face linguale des incisives inférieures, tout près des orifices des canaux des glandes sublinguales et sous-maxillaires. Vous le trouverez également sur la face jugale des molaires supérieures, abondamment baignées par la salive parotidienne. Cela ne veut pas dire que ces points soient les seuls exposés au dépôt du tartre salivaire. Il n'est pas un point de l'arcade dentaire où il ne puisse s'accumuler sous l'action des liquides buccaux si un frottement quelconque ne vient l'en empêcher.

La mastication, lorsque cette fonction s'accomplit complètement et normalement, semble être ce qui en empêche le mieux le dépôt. Vous vous en convaincrez facilement en examinant une bouche où la mastication ne se fait que d'un seul côté. Vous remarquerez que les dents du côté inactif sont sales et maculées ; souvent, elles seront entièrement couvertes de tartre, même sur leur face triturante. Vous pourrez, dans ce cas, donner au malade une véritable *leçon de choses* et lui prouver qu'il est nécessaire de se servir de toutes ses dents. Vous lui ferez remarquer la différence d'aspect des deux côtés de sa bouche. Vous devrez le convaincre que si, pour quelque raison, toutes les dents ne peuvent remplir leur fonction masticatrice, il doit suppléer à cette absence de frottement naturel par un brossage énergique.

organismes du tartre salivaire ne sont pas accidentellement englobés dans le dépôt qui le constitue; ils ont été les agents de sa formation.

De même les calculs salivaires (calculs des glandes ou conduits salivaires) ont pour centre un corps étranger quelconque, passé de la bouche dans le conduit de la glande salivaire et agissant non pas seulement comme corps étranger, mais comme parisitifère.

De même que le tartre salivaire, les calculs des conduits salivaires renferment des parasites que les procédés microbiologiques permettent de mettre en évidence, d'isoler et de cultiver.

M. Galippe a rendu ces faits frappants et a apporté une preuve décisive du bien-fondé de son opinion en·réalisant la synthèse des calculs salivaires.

Ajoutons que M. Galippe étend cette théorie de l'*origine essentiellement microbienne* à la formation des autres concrétions calculeuses qui se rencontrent dans les différents organes de l'économie.

Le frottement est aussi utile aux gencives qu'aux dents, il est très rare de trouver les gencives saines dans une région de la bouche où la mastication ne se fait pas.

Etudiez très sérieusement cette question; efforcez-vous de faire comprendre à vos patients que dans la bouche comme dans toute autre partie de l'organisme, un organe, pour être conservé en état de santé, doit remplir sa fonction. Rappelez-vous que votre premier devoir est de maintenir sains les tissus buccaux, qu'il est infiniment plus noble de prévenir la maladie que de la guérir, et que, si vous prenez sérieusement à cœur cette question de prophylaxie, vous obtiendrez d'excellents résultats. Observez donc attentivement l'état de chaque bouche qui est confiée à vos soins et notez-en soigneusement les parties négligées. Montrez-les à votre patient et indiquez-lui les conséquences de cette négligence de telle manière qu'il ne puisse pas les oublier. Si, après cela, vous n'avez pas réussi à vous assurer sa collaboration, votre malade sera seul responsable de la perte de ses dents. Le plus souvent heureusement, il appréciera la valeur de vos conseils et il se rendra compte des rapports qui doivent exister entre vous et lui.

Les caractères physiques du tartre salivaire sont variables. Tantôt on le trouve sous la forme d'une masse molle et granuleuse qui se désagrège et s'enlève facilement à l'aide d'un instrument. Tantôt il est épais, dur et pierreux. Sa consistance dépend surtout de la rapidité ou de la lenteur de sa formation, et de la durée de son séjour dans la bouche. S'il s'est déposé rapidement, si sa formation est récente, il est relativement mou ; mais il durcit progressivement.

Sa couleur varie du gris jaune au noir. Il est le plus souvent gris jaunâtre lorsqu'il est de formation rapide et récente ; la teinte noire ne se produit généralement qu'après un long séjour dans la bouche ; quelquefois il reste presque indéfiniment gris jaunâtre. La couleur n'est donc pas invariablement liée à l'âge du dépôt; cependant on remarque que dans les spécimens d'accumulation excessive comme ceux que montrent les figures 1, 2, 3, 4 et 5, la partie voisine de la dent, et celle qui touche au tissu gingival, les plus anciennes par conséquent, sont le plus souvent beaucoup plus foncées que la couche superficielle, plus récente.

Ces remarques sur la couleur des dépôts buccaux ne s'appliquent qu'au tartre salivaire et non à l'enduit noirâtre que l'on trouve dans la bouche des fumeurs. Vous reconnaîtrez sans hésitation la coloration d'un noir de jais caractéristique qui provient de la fumée du tabac; lorsque le tartre salivaire présente une teinte noire, elle est moins accusée et a quelquefois des reflets verdâtres, surtout lorsqu'il a été longtemps en contact avec la gencive.

Tartre sérique

Le tartre sérique diffère, au point de vue clinique et opératoire, du tartre salivaire par plusieurs caractères. Le plus important est sa situation initiale, le point de départ de sa formation sur la racine de la dent. Le tartre salivaire, nous l'avons vu, se dépose sur la partie des dents qui baigne dans la salive. Il adhère donc à la couronne ou au collet, c'est-à-dire aux portions de la dent non recouvertes par la gencive. Il peut, il est vrai, par la destruction des gencives et des tissus adjacents arriver à envahir la racine jusqu'à l'apex (voir *fig. 1*), mais il n'en aura pas moins commencé à se former sur la couronne. Au contraire, le tartre sérique se forme sur la racine des dents ou sur la partie du collet recouverte par la gencive. La cause de sa formation doit donc être différente de celle du tartre salivaire.

On admet généralement, et c'est à cela qu'est dû son nom, qu'il provient toujours du sérum sanguin. Cela n'est pas exact, car vous verrez le dépôt sérique caractéristique sur le sommet d'une racine qui a longtemps séjourné dans le pus d'un abcès alvéolaire chronique; le dépôt, dans ce cas, est produit par le pus. On peut tout au moins établir, d'une façon certaine que le tartre sérique provient des liquides qui sont en contact avec la racine de la dent, tandis que le tartre salivaire provient des liquides qui baignent la couronne (1).

(1) Le Dʳ Ed. C. Kirk explique de la façon suivante la formation et le dépôt du tartre sérique :

Il rappelle que tout tissu à l'état de travail devient le siège d'oxydations dont l'intensité augmente avec la somme de travail fourni. Ces oxydations donnent naissance aux produits de combustion des matières albuminoïdes : hypoxanthine, xanthine, acide urique — et par conséquent urates, etc. Or, la solubilité de ces composés dans le sang est en proportion directe de l'alcalinité de ce milieu. On sait,

Le volume respectif de ces deux sortes de dépôts est encore un de leurs caractères distinctifs. Le tartre salivaire, nous l'avons vu, peut atteindre des dimensions énormes ; les dépôts de tartre sérique, au contraire, sont toujours peu volumineux. Leur adhérence à la surface de la racine est ordinairement très grande, et il faut une force considérable pour les détacher. L'irritation qu'ils produisent est certainement pour les tissus péridentaires la cause d'un grand nombre d'affections qui fréquemment amènent la perte des dents ; il est, en effet, impossible que les gencives restent saines lorsqu'elles en recouvrent une couche consi-

d'autre part, que l'alcalinité normale des liquides de l'organisme diminue dans chaque organe selon la quantité de travail que cet organe accomplit. Ce phénomène apparaît naturellement, d'autant plus vite que l'irrigation du milieu considéré est moins développée.

Ceci posé, il est facile d'expliquer la formation du tartre sérique. D'abord, les mâchoires fournissent un travail considérable. (Les expériences du Dr Black ont montré que la pression qu'elles peuvent exercer varie depuis 12 jusqu'à 135 kilogrammes, et qu'en particulier la force développée pendant les efforts nécessaires à la mastication, bien que variable avec chaque individu, atteint une moyenne de beaucoup supérieure à l'estimation préconçue que l'on en peut faire.)

En second lieu, certaines particularités, telles que malocclusion, présence de caries d'un côté de la bouche, extraction ou destruction de plusieurs molaires, peuvent encore, en réduisant le nombre des dents actives, exposer certaines d'entre elles, et par conséquent leur péricement, à un travail excessif. Cet excès de travail provoque dans l'articulation des dents ainsi surmenées une augmentation dans la quantité d'oxydations et une diminution dans l'alcalinité de leur membrane péridentaire, dont on connaît la pauvreté relative en capillaires.

Que ces conditions se trouvent réalisées chez un individu atteint de diathèse hyperacide, et l'on aura alors réunies toutes les circonstances qui amènent la précipitation et le dépôt du tartre sérique. L'acide urique précipite sous forme de cristaux d'urates de soude et de chaux, en un point quelconque de la membrane péridentaire. L'irritation produite par la présence de ces corps étrangers amène une nécrose moléculaire progressive des cellules voisines comprimées entre la paroi alvéolaire et la racine de la dent; et, peu à peu, les dépôts d'urate sont repoussés dans le sens de la moindre résistance, c'est-à-dire contre la racine à laquelle ils s'attachent. Il est parfois impossible, au début, de déceler la présence de ces minuscules dépôts; mais, peu à peu, leur volume augmente, et très rapidement, ils provoquent une inflammation symptomatique

Telle est la théorie par laquelle le Dr Kirk explique la formation du tartre sérique. Elle lui permet également de rendre compte des phénomènes locaux qui constituent l'affection décrite sous le nom de pyorrhée alvéolaire et de ces abcès apicaux avec pulpe vivante, observés par Magitot et Hugenschmidt, et de montrer que ces différents accidents sont l'expression d'une même cause. Mais c'est là une question qui sort du cadre de cet ouvrage, et nous n'y insisterons pas.

dérable. Le tartre sérique a ordinairement une couleur plus foncée que le tartre salivaire ; il est souvent verdâtre. Sa dureté et sa densité font penser par analogie avec le tartre salivaire que sa formation est lente.

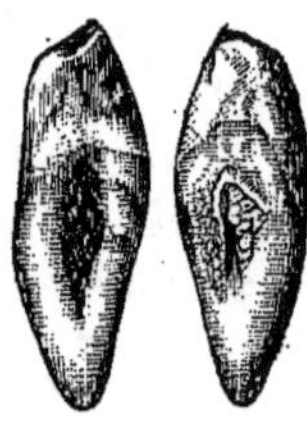

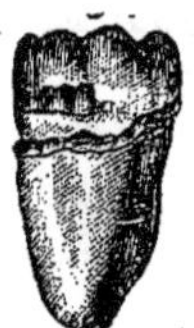

Fig. 6   Fig. 7

Vous trouverez ces dépôts sous plusieurs formes (*fig. 6* et *7*) : tantôt ils sont disposés en minces lamelles le long de la racine, sur des points où la membrane alvéolo-dentaire (1) n'existe plus; tantôt ce sont de petits nodules que vous verrez souvent à l'apex d'une racine atteinte d'abcès alvéolaire chronique.

Dans d'autres cas votre attention aura été appelée par l'inflammation du bord libre de la gencive et vous trouverez sous le bourrelet gingival gonflé et congestionné une étroite bande de tartre sérique encerclant le collet de la dent dans toute sa circonférence. Ce dépôt est quelquefois si près du bord de la gencive qu'il suffit pour l'apercevoir de refouler ce tissu avec une boulette de coton.

Attendez-vous à trouver du tartre sérique en plus ou moins grande quantité toutes les fois que vous verrez le tissu gingival décollé et que, par la destruction d'une portion du péricément, il se sera formé une poche entre la racine et la gencive, et soyez assuré que ce tissu ne redeviendra pas sain tant que ces dépôts n'auront pas été enlevés.

Les enduits

On comprend sous le nom d'enduits, des taches plus ou moins épaisses et tout à fait différentes des dépôts que nous venons

(1) Voir note page 2.

d'étudier. Ces enduits peuvent présenter toute la gamme des couleurs. Les anciens dentistes avaient surtout remarqué l'enduit verdâtre que l'on trouve, en effet, très fréquemment sur la face labiale des incisives supérieures des jeunes sujets. Vous le verrez aussi, plus rarement cependant, chez les adultes, quelquefois même en assez grande abondance. Il semble étrange que nos devanciers n'aient signalé que l'enduit de coloration verte et qu'ils paraissent avoir ignoré presque complètement ceux des autres couleurs. Les enduits brunâtres sont cependant plus fréquents, d'autant plus qu'ils se reproduisent à tout âge et sur toutes les faces des dents qui ne sont pas soumises à un frottement énergique. Mais il faut remarquer que la plupart de ces dépôts ont souvent un reflet verdâtre, lorsqu'on les examine à la loupe.

Tous ces enduits se forment avec plus d'intensité près des gencives; ils diminuent graduellement à mesure qu'ils approchent de la portion triturante de la dent. Ils peuvent quelquefois former une bande circulaire plus ou moins bien définie qui suit la courbe de la ligne gingivale et s'étend d'une façon égale sur la face linguale et sur la face labiale. L'adhérence de ces enduits à la surface des dents est très variable : Tantôt il vous suffira du plus léger frottement pour les enlever complètement; d'autres fois au contraire vous les trouverez si adhérents qu'ils semblent faire corps avec l'émail. Les enduits verts sont ordinairement plus adhérents que les bruns et, quand leur couche est dense et épaisse, ils laissent après leur ablation la surface de l'émail rugueuse et comme rongée. Vous devez toujours avoir soin d'enlever complètement ces dépôts et de bien polir ensuite les dents qu'ils recouvraient. L'esthétique vous l'ordonne et l'action indéterminée mais nuisible qu'ils ont sur l'émail est une raison de plus pour le faire.

L'origine de ces enduits n'est pas encore définitivement établie. Les théories sont nombreuses et différentes. Miller (de Berlin), dans une étude publiée par le *Dental Cosmos* d'avril 1894, constate que ces divers enduits sont produits par des agents différents et qu'une théorie unique ne pourrait expliquer la formation de toutes les variétés.

Il nous reste à dire quelques mots de *l'enduit tabagique* que vous verrez souvent sur les dents des fumeurs. Il diffère des variétés que nous venons d'étudier : sa couleur est noire foncée; c'est sur la face linguale des dents que vous le trouverez en plus grande quantité; son adhérence est à peu près égale à celle des autres dépôts, bien qu'il forme une couche épaisse. Vous pourrez l'enlever à l'aide des grattoirs, et vous verrez qu'il n'a pas affecté l'émail sur lequel il s'était formé. L'enduit tabagique ne s'accumule pas comme le tartre salivaire, il n'empiète jamais sur la gencive et n'irrite pas les tissus péridentaires.

Chez les vieux fumeurs la substance même de la dent peut être colorée d'une façon permanente, surtout aux endroits où, pour une raison quelconque, l'émail n'existe pas et où la dentine est ainsi directement exposée à l'action de la fumée.

ABLATION DES DEPOTS

Ablation du tartre salivaire

Pour enlever le tartre salivaire, vous pourrez employer deux méthodes différentes : par l'une, vous le détacherez en poussant ; c'est la *méthode de pression* (1) ; par l'autre, vous l'enlèverez en tirant, c'est la *méthode de traction* (2).

Les instruments et leur manipulation diffèrent d'après la méthode que vous choisirez. Dans la méthode de pression, vous dirigerez la lame du grattoir sur le bloc de tartre au point le plus rapproché de la surface triturante de la dent, vous *poussez* l'instrument dans la direction de la racine en vous efforçant de l'introduire entre la surface de l'émail et le dépôt afin de détacher celui-ci en masse. Dans la méthode de traction au contraire, vous placez le grattoir sous le bloc de tartre, dans la portion voisine de la racine, et c'est en tirant dans la direction de la face triturante que vous le détachez. Chacune de ces méthodes a ses partisans et chacune est applicable dans certaines conditions. Il semble bon de ne pas être exclusif et de les employer alternativement suivant le cas.

(1) *Push-cut method.*
(2) *Draw-cut method.*

On peut faire à la méthode de traction l'objection suivante :
Si vous introduisez un instrument relativement volumineux le
long de la racine, vous êtes exposé à lacérer la gencive. Au contraire, en poussant d'après la méthode de pression, il est possible,
avec un peu d'habileté, d'enlever le dépôt sans même toucher la
gencive. Mais en revanche il faut remarquer que lorsque l'on
détache le tartre en poussant, la force est dirigée vers la gencive
et que si l'instrument dérape, il risquera fort de blesser le tissu
gingival. Ce risque n'est pas à craindre dans la méthode de traction où la déviation de l'instrument est sans danger. L'appréhension du malade pour la méthode de pression est quelquefois une
cause d'accidents : s'il bouge ou se recule dans un mouvement
de défense, le grattoir peut pénétrer dans sa gencive.

Vous éviterez ces accidents et vous gagnerez en même temps la
confiance de votre patient en prenant, avant de commencer l'opération, un point d'appui solide sur la face triturante des dents avec
vos doigts restés libres. Si vous avez pris cette précaution, vous
êtes maître de vos mouvements et vous pouvez diriger parfaitement l'instrument ; le patient se sent en sûreté, il a confiance
en vous et il n'entrave pas votre opération.

La confiance des malades est un élément important de succès
dans tous les sens du mot ; il faut donc vous efforcer de manier
les instruments de façon à l'obtenir. Une méthode précise, une
main sûre et légère, sont pour un opérateur des qualités essentielles qui impressionneront les malades plus que vous ne le
pensez sans doute. On vous attribuera sans hésitation une habileté
supérieure si vous paraissez bien maître de vos instruments et si
vous semblez savoir exactement ce que vous allez faire.

Il y a peu d'opérations en art dentaire qui réclament une habileté plus variée que l'ablation parfaite du tartre. La manière de
procéder diffère suivant la quantité du dépôt et sa situation sur les
divers points des arcades dentaires; et on pourrait presque dire
que pour chaque nettoyage, il faudrait opérer d'après des règles
spéciales. Il est cependant désirable de formuler autant que possible, pour cette opération comme pour toutes les autres, une
technique précise. Nous allons l'essayer (sans toutefois oublier qu'il
faut dans tout formulaire de cette nature, laisser une large part
à l'appréciation personnelle), car nous sommes certains que l'absence de méthode, dans la technique d'un opérateur, restreint sin-

gulièrement ses moyens et est pour lui une grande perte de temps. Les méthodes que nous allons exposer ne sont pas applicables à tous les cas, elles ne plairont sans doute pas à tous les opérateurs, mais nous espérons qu'elles seront au moins utiles à ceux qui jusqu'ici ne se sont pas rendu compte qu'il est nécessaire d'employer une technique raisonnée pour l'ablation du tartre.

Instruments employés pour l'ablation du tartre

Les instruments que représentent les figures de 8 à 17 sont des adaptions ou des modifications des types connus depuis longtemps.

La figure 8 représente un instrument en forme de faucille à trois faces, ayant trois bords tranchants. Il peut donc servir à enlever le tartre aussi bien par la pression que par la traction. Cependant,

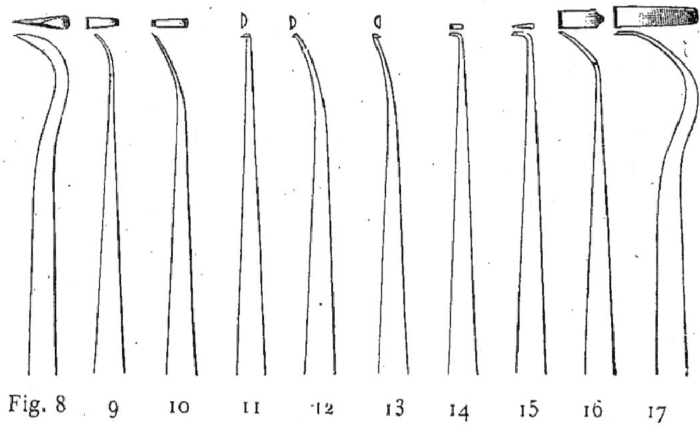

Fig. 8   9   10   11   12   13   14   15   16   17

le bord le plus tranchant et le plus effilé qui se trouve à l'extrémité de l'instrument, le rend plus efficace dans la méthode de pression. Son emploi sera décrit un peu plus loin.

La figure 9 représente un poussoir incurvé tout près du bord coupant ; la figure 10, un instrument du même type, mais dont la partie recourbée, longue et fine, atteindra les endroits inaccessibles au précédent.

Les figures 11, 12 et 13 montrent des instruments inventés par A. G. Johnson; ils se terminent par des crochets de formes variées destinés à racler, par la méthode de traction, les racines des dents dans les parties sous-gingivales. Ils sont un perfectionnement des grattoirs ordinairement employés pour cet usage, et dont le dos (c'est-à-dire la partie que l'on place en contact avec la gencive, lorsqu'on passe l'instrument entre elle et la racine), avec ses bords angulaires et aigus risque de lacérer le tissu gingival et d'occasionner ainsi pour le patient une gêne inutile. Dans les instruments dont nous donnons le modèle, ces angles sont mousses, le dos n'est plus tranchant, et ils peuvent être introduits sous la gencive sans la blesser. La figure 14 représente un simple excavateur dont la lame courte a la forme d'une houe ; la figure 15 un délicat excavateur en forme de hachette, dont nous décrirons plus loin les usages. Le numéro 16 est un large poussoir recourbé qui servira à racler la surface des dents déjà en partie débarrassées de leur tartre et à enlever ainsi les dernières parcelles qui pourraient y rester attachées. Le numéro 17 est un poussoir à *longue portée* qui atteindra les endroits inaccessibles aux instruments ordinaires.

Technique de l'opération

Lorsque vous commencez à examiner une bouche pour la nettoyer, vous êtes instinctivement porté à placer le miroir buccal entre le bout de la langue et les incisives inférieures, de façon à éclairer la face linguale de ces dents. Il est donc naturel que vous commenciez à cet endroit l'ablation du dépôt, puisque, de plus, il y est très abondant. La quantité que vous en enlèverez impressionnera immédiatement le malade et lui fera voir, mieux que tout autre chose, la nécessité du nettoyage. Peu de gens se rendent compte du volume du tartre qu'ils ont sur les dents. Le dépôt s'est formé peu à peu et la langue ne perçoit pas la présence du corps étranger. Mais si dès la première pression de l'instrument, plusieurs gros morceaux se désagrègent et tombent sur le plancher de la bouche, le malade est étonné de ce qu'il avait sur les dents et il se rend compte de l'importance qu'il doit attacher à ce sujet dans l'avenir. L'impression ne sera pas aussi forte si vous attendez la fin de l'opération pour détacher les plus gros blocs.

Pour l'ablation du tartre salivaire déposé sur la face linguale des incisives inférieures, le grattoir représenté par la figure

8 (grattoir-faucille, utilisable pour la pression et la tract'on) rendra ordinairement les plus grands services. (Il n'est pas besoin d'insister sur la nécessité d'avoir toujours vos instruments finement aiguisés.)

Voici la technique opératoire : Avec le miroir que vous tenez dans la main gauche, vous éloignerez la langue des incisives et vous dirigerez la lumière sur le dépôt de tartre. Votre main droite tient le grattoir, mais, avant de vous servir de l'instrument, votre premier mouvement doit être de prendre, avec les doigts inoccupés, un point d'appui très ferme sur le bord incisif des dents; vous montrerez ainsi à votre patient que vous êtes absolument maître de votre instrument et qu'il n'a pas à craindre qu'il dévie. Ceci fait, vous pouvez opérer rapidement. Commencez par l'incisive latérale droite; introduisez votre instrument le long de sa portion disto-linguale et, par une pression de haut en bas, détachez le premier bloc de tartre. Tournez immédiatement la pointe de votre grattoir vers la portion mésio-linguale de la même dent, introduisez-le sous le bloc de tartre et tirez de bas en haut.

Ainsi par deux mouvements l'un descendant, l'autre ascendant, vous avez rapidement enlevé la plus grande partie du dépôt attaché à cette dent. La même méthode peut être systématiquement employée, successivement pour chacune des autres dents antérieures, jusqu'à la canine gauche. Mettez alors de côté votre instrument, et prenez le poussoir représenté par la figure 16, afin d'achever le nettoyage de la face linguale de ces cinq dents. Râclez-les soigneusement l'une après l'autre et enlevez toutes les petites parcelles qui ont été inévitablement laissées par le premier instrument.

Ceci fait, passez aux prémolaires et aux molaires inférieures gauches, en suivant toujours la face linguale. Nettoyez-les méthodiquement, en ordre régulier, en commençant par la portion mésio-linguale de la première prémolaire, pour finir par la face distale de la troisième molaire. Les instruments les mieux appropriés pour cette opération sont les grattoirs en forme de houe ou de hachette (*fig. 14* et *15*).

Lorsque vous en êtes arrivé à ce point, toutes les dents du bas situées à gauche de la canine droite ont leur face linguale nettoyée. Revenez alors à votre point de départ pour vous occuper des prémolaires et molaires du coté droit. Pour atteindre la face linguale de ces dents avancez-vous un peu et faites face au malade de façon à bien voir toute cette portion de l'arcade dentaire. Vous pouvez ainsi rapidement nettoyer ces dents en introduisant sous le bloc de tartre, tout près du collet, le grattoir hachette (*fig. 15*) que vous tiendrez à pleine main tandis que votre pouce prendra un point d'appui sur les dents.

Lorsque vous aurez ainsi nettoyé la face linguale de toutes les dents du bas, vous passerez à leur face jugale ou labiale. Ordinairement vous pourrez facilement les nettoyer à l'aide du grattoir-hachette que vous tiendrez comme un porte-plume pour le côté droit de la bouche jusqu'à la canine et que vous prendrez ensuite à pleine main pour toutes les dents situées plus à gauche. Cette face de l'arcade inférieure doit être passée en revue comme toujours méthodiquement, en prenant chacune des dents l'une après l'autre en ordre régulier, depuis la dent de sagesse droite jusqu'à la dent de sagesse gauche. En enlevant le dépôt des faces labiales des incisives inférieures, vous ferez attention à ne pas envoyer de morceaux de tartre dans vos yeux. La direction de la force rend fréquent cet accident qui peut être grave.

Si en des points quelconques vous trouvez de gros bloc de tartre, vous pouvez les détacher par la méthode de pression, à l'aide des poussoirs représentés par les figures 9 et 16. Quand, sur la face linguale, le tartre a refoulé la gencive et s'étend loin sur la racine, il ne vous sera pas toujours facile de l'atteindre, surtout si les dents sont longues et inclinées obliquement vers l'intérieur de l'arcade. Dans ce cas, vous vous servirez avec avantage de l'instrument que représente la figure 17.

Pour les incisives inférieures et les autres dents du bas du côté droit, vous pourrez l'employer de la manière suivante Placez-vous à gauche du malade et à l'aide du miroir tenu dans la main gauche, réfléchissez la lumière sur cette région de l'arcade dentaire forcément mal éclairée. Passez votre bras droit autour de la tête de votre patient. Votre main droite tient le grattoir et les doigts inoccupés de cette main prennent un solide point d'appui sur la face triturante de la canine ou de la première prémolaire inférieure droite. Avec un tel point d'appui vous pouvez efficacement, par la méthode de pression, détacher le tartre sans léser la gencive.

Quand la face linguale, la face jugale et la face labiale ont été ainsi nettoyées, il ne vous reste plus à vous occuper que de la face proximale. La méthode de pression est celle qui réussit le mieux lorsque les gencives sont plus ou moins résorbées. Pour opérer facilement, élevez le fauteuil de façon à mettre les dents inférieures du malade à la hauteur de votre face, et poussez votre instrument entre les dents, directement de l'extérieur vers la face linguale, raclant ainsi la face proximale. Pour cette opération l'instrument de la figure 9 vous sera très commode, quoique dans quelques cas, il puisse être utile d'employer le grattoir de la figure 10, plus fin et qui a une plus longue portée.

Dans certains cas, il pourra être indiqué de commencer le nettoyage du bas par cette dernière manœuvre faite sur les dents antérieures. Quand vous verrez des gencives très rétractées, les espaces interstitiels agrandis et remplis d'une masse de tartre qui s'étend en couche épaisse sur la face linguale de manière à y former un revêtement compact qui cache plus ou moins complètement la ligne de séparation des dents, ne commencez pas à attaquer le dépôt de la face linguale, comme nous l'avons conseillé plus haut : Attaquez-le d'avant en arrière; introduisez votre grattoir-poussoir (*fig. 9*) dans la portion labiale de l'espace interdentaire, poussez de façon à faire sortir l'extrémité de l'instrument du côté de la langue en suivant la face proximale des dents et vous détacherez ainsi de gros morceaux qui tomberont dans la bouche avec une facilité et une rapidité étonnantes.

Etudiez bien ces différents procédés afin de pouvoir les modifier suivant le cas et opérer de la manière la plus expéditive.

Pour le nettoyage des dents de l'arcade supérieure vous devez commencer par la face jugale de l'une des troisièmes molaires. Si le dépôt est volumineux employez les grattoirs-poussoirs; si vous n'avez à enlever qu'une étroite bande située près de la gencive, tirez-la avec les grattoirs en forme de hachette ou de houe. Pour les faces proximales des dents du haut le grattoir-hachette semble préférable, car les poussoirs ordinaires sont moins faciles à employer que pour les dents du bas. Vous verrez rarement du tartre salivaire sur la face linguale des dents supérieures; quand vous en trouverez, le grattoir-houe (*fig. 14*) vous aidera à l'enlever facilement.

Ablation du tartre sérique

L'ablation du tartre sérique exige une grande délicatesse de toucher et une perception digitale développée. Vous êtes obligé, en effet, d'opérer sous les gencives sans que vous puissiez voir le dépôt que vous cherchez à enlever, et le sens du tact est votre seul guide. Ce sens doit être excessivement développé si vous voulez réussir dans cette opération. Il doit vous permettre de distinguer exactement, par les impressions que transmet à vos doigts l'instrument qui passe le long de la racine de la dent, si ce que touche la pointe est du tartre ou un tissu dentaire; vous devez être capable de percevoir ceci, non pas à cause du volume du dépôt, mais en raison de sa consistance et de sa densité. Il y a, à ce point de vue, une différence marquée entre le tissu de la racine et le dépôt dont nous parlons ; un opérateur exercé ne les confondra pas.

Vous comprendrez la nécessité de ce sens spécial, si vous réfléchissez que dans beaucoup de cas, le tartre sérique ne forme qu'une très mince écaille qui tapisse la racine, la contourne d'une façon régulière, en formant une couche dont le volume n'est pour ainsi dire pas appréciable. Dans de tels cas, raclez doucement avec votre instrument la surface de la racine et cherchez la ligne de démarcation entre le dépôt et tissu dentaire. Efforcez-vous de percevoir la sensation que vous transmet votre grattoir. Vous savez qu'un instrument affilé passant sur le tissu radiculaire l'entamera facilement, le pèlera pour ainsi dire à peu près comme il ferait sur un os frais. Vous aurez la sensation d'une substance relativement douce et molle, dans laquelle le grattoir *mordra aisément*. C'est tout à fait autre chose pour les dépôts sériques qui vous donnent, par l'intermédiaire du grattoir, la sensation d'une substance dure et pierreuse qui offre une résistance sérieuse, qu'on ne peut fragmenter, et qu'on ne peut déloger *qu'en masse*. Lorsque vous aurez acquis un peu d'expérience, vous pourrez, en inspectant ainsi avec précaution la surface de la racine, reconnaître la plus mince écaille de ce tartre et l'enlever.

Les instruments les mieux appropriés pour cette opération sont les grattoirs terminés par un petit crochet (*fig. 11, 12 et 13*). Vous pourrez facilement les insinuer le long de la racine dans les pochettes gingivales et enlever ainsi les dépôts par la méthode de traction. Vous emploierez utilement, pour la plus grande partie de l'opération, le grattoir droit (*fig. 9*). Pour les dents postérieures cependant, les grattoirs recourbés (*fig. 12* et *13*) sont nécessaires. Vous pourrez vous servir de cet avant-dernier (*fig. 12*) pour les faces distales des racines des molaires et des prémolaires; le dernier (*fig. 13*) nettoiera mieux les faces mésiales des mêmes dents. Une très grande patience et une très grande persévérance sont nécessaires pour enlever complètement ce dépôt fin et écailleux, mais il est de votre devoir strict de n'en pas laisser la moindre parcelle.

En dehors de cette forme écailleuse, vous rencontrerez fréquemment le dépôt sérique sous la forme d'une étroite bande foncée, dure, bien définie, qui encercle la racine juste au-dessous du bord gingival. La gencive dans ce cas semble presque normale, elle ne présente pas de décollement, il n'y a pas de pochettes sous-gingivales, une légère congestion et un peu de gonflement de la fibro-muqueuse indiquent seuls la présence du corps étranger ; dans quelques cas même, ces symptômes sont très peu marqués et ne deviennent apparents que lorsque le dépôt a atteint un certain volume. Vous ne pouvez le voir sans refouler la gencive, vous le sentirez très bien avec une fine sonde. Souvent il se forme uniquement sur les faces proximales, et c'est là qu'il semble causer les plus grands ravages, car, si sa formation n'est pas entravée, il se produit vite un gonflement et un décollement des gencives.

Vous débarrasserez facilement les dents inférieures de cette sorte de dépôt, en le détachant, par la méthode de pression, à l'aide d'un grattoir mince et fin. Il vous sera très utile, avant de commencer cette opération, de refouler la gencive, en pressant dans les espaces interproximaux, des petites boulettes de coton que vous y laisserez séjourner pendant quelques minutes. Le dépôt restera découvert pendant un court instant, il faudra donc aller vite : vous aurez eu soin de préparer vos instruments et de les mettre à portée de votre main, afin de pouvoir enlever la bande calculeuse avant que la gencive, qui tend à reprendre sa place primitive, ne l'ait de nouveau cachée. Vous pourrez, pour économiser du temps, bourrer à l'avance plusieurs espaces interdentaires; de cette façon, pendant que vous nettoierez un de ces espaces, le tampon de coton agira sur les autres.

Pour les dents supérieures, la méthode de traction est, d'une façon générale, préférable à la méthode de pression, et le grattoir on forme de hachette est pour cela tout indiqué. Le grattoir en forme de houe vous sera également fort utile, particulièrement le long des faces linguales. Vous n'oublierez pas de gratter et de polir soigneusement les faces de toutes les racines où adhérait le tartre, afin que la gencive puisse reprendre sa place et ses caractères normaux. Si vous avez la négligence de laisser quelques parcelles de ce tartre, elles irriteront la gencive et seront le point de départ d'un nouveau dépôt : Le soulagement ne sera donc que temporaire. Souvent, une semaine ou deux après un nettoyage, il est possible de préciser, d'après l'apparence des gencives, les points auxquels des particules de dépôt ont été laissées. Lorsque le tissu gingival reste violacé et congestionné en certains endroits, vous pouvez affirmer qu'il recouvre une parcelle de tartre et que le nettoyage a été incomplet. On ne saurait donc trop insister sur la nécessité d'en débarrasser les dents sans en laisser la moindre particule.

Ablation des enduits

Ordinairement, après l'ablation du tartre salivaire, les parties de la dent qui en étaient couvertes restent rugueuses, et si on ne prenait pas soin de les polir, cette rugosité serait favorable à la formation de nouveaux dépôts. Le reste de la dent est aussi souvent plus ou moins sale et laid. Il faut donc compléter le nettoyage par un polissage soigneux, par un frottement énergique que l'on ne cessera que lorsque l'émail sera devenu blanc et brillant.

Cette opération peut se faire facilement avec des petites brosses circulaires, des cônes de caoutchouc ou des pointes de cuir montés sur le tour et qu'on charge de pierre ponce pulvérisée. Dans les cas ordinaires, de petites brosses spéciales telles que celle représentée par la figure 18 vous donneront d'excellents résultats ; quelquefois, cependant, les pointes ou les cônes de cuir sont préférables (1).

(1) Si vous n'avez pas ces instruments sous la main, vous pouvez employer une fraise autour de laquelle vous enroulez du coton ou du papier japonais.

Les brosses doivent être invariablement dures, à cause de leur tendance à se ramollir par l'humidité, dès qu'on les place dans la bouche. Si, en effet, elles deviennent souples, elles ne servent plus à rien. Vous emploierez ces brosses de la manière suivante : Placez leur extrémité contre la surface que vous voulez polir, mettez le tour en marche et pressez légèrement. Vous augmenterez ou diminuerez à volonté l'étendue de la surface d'émail que frotteront les soies de la brosse, suivant que vous augmenterez

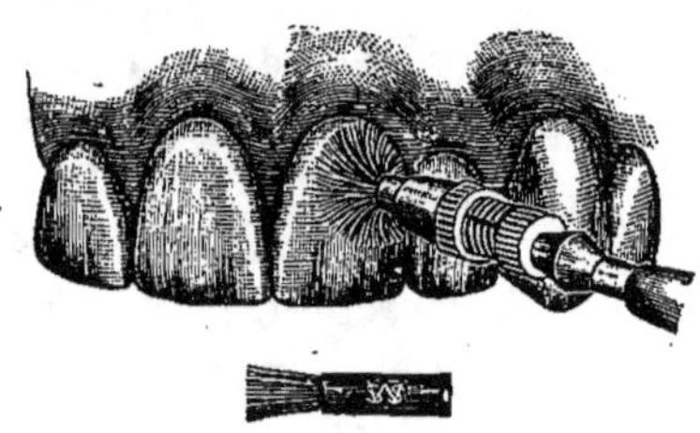

Fig. 18

ou diminuerez la force de la pression que vous exercez sur elle (voir *fig. 18*). Il vous sera ainsi facile de polir l'émail tout près de la ligne gingivale sans lacérer ou irriter la gencive. Toutes les surfaces des dents doivent être comprises dans ce polissage jusqu'à ce que le dernier vestige de l'enduit soit enlevé; vous vous arrêterez, bien entendu, dans le cas où la coloration a atteint la substance même de la dent, comme cela se voit quelquefois chez les fumeurs. Les dents ainsi teintées ne peuvent pas être rendues normales, même par le polissage très efficace de la brosse. Il est bon de se servir d'un liquide autre que l'eau pour humecter la pierre ponce. Miller (de Berlin) trouve que l'eau oxygénée ou péroxyde d'hydrogène a un effet dissolvant sur l'enduit vert et qu'il est, d'une manière générale, un excellent agent de nettoyage. Le frottement mécanique avec la pierre ponce est certes très suffisant pour enlever cette sorte d'enduit; mais il ne semble pas y avoir d'objection à ajouter à la pierre ponce un liquide à la fois dissolvant et désinfectant (1).

____

(1) La teinture d'iode a également un effet dissolvant sur les enduits dentaires et, mélangée à la pierre ponce, de façon à l'humecter légèrement, elle sera très utile pour cette partie du nettoyage. Nous croyons pouvoir expliquer ceci par une

Lorsque les gencives sont très congestionnées et qu'elles saignent au plus léger contact de la brosse, il peut être bon de prescrire des bains de bouche. Ce sera pour le malade un grand soulagement, surtout après une longue séance de nettoyage pendant laquelle les gencives ont été fortement blessées.

Dans tous les cas où la pierre ponce a été employée, les dents et les gencives doivent être seringuées fortement avec un liquide tiède pour enlever, aussi complètement que possible, toute trace de ce corps insoluble qu'il est important de ne pas laisser séjourner dans les interstices dentaires.

Il nous semble utile d'insister sur deux points de l'hygiène du nettoyage qui paraissent absolument évidents à tout opérateur consciencieux, mais que malheureusement beaucoup de praticiens peu soigneux ont le tort de négliger. Une brosse à polir ne doit jamais, sous aucun prétexte, servir à plus d'un malade. Ces brosses sont si peu coûteuses qu'il n'y a aucune excuse valable pour les faire servir deux fois. En dehors du danger de contagion, l'idée seule est assez révoltante pour qu'il ne soit pas nécessaire d'insister. Aussi, pour ne pas oublier d'appliquer ce principe élémentaire, vous devez toujours, immédiatement après chaque séance de polissage, détruire la brosse qui vous a servi et en mettre une neuve sur le mandrin, après l'avoir lui-même soigneusement nettoyé.

De même, vous n'emploierez qu'une seule fois la même mixture de pierre ponce. Préparez donc le mélange au moment de l'opération et jetez-le ensuite.

Ces précautions élémentaires qui sont votre devoir strict, contribueront d'ailleurs, d'une façon certaine, à vous attacher une clientèle sérieuse. Les malades remarquent mieux ces choses qu'on ne le suppose généralement et ils apprécient tout effort qui leur assure la propreté et les bons soins.

---

réaction chimique : l'iode, très avide d'hydrogène, aurait sur l'enduit une action déshydrogénante qui produirait sa désintégration et faciliterait son enlèvement. Le péroxyde d'hydrogène ($H^2 O^2$) aurait, au contraire, une action oxygénante qui produirait le même effet.

Ce phénomène chimique est analogue à celui qui a lieu dans le blanchiment des dents.

HYGIÈNE DE LA BOUCHE

Conseils à donner aux patients

Vous avez fait, en suivant cette méthode, un nettoyage parfait; mais tout votre devoir n'est pas terminé. Il vous reste à enseigner au malade le moyen de nettoyer sa bouche.

Peu de gens savent réellement ce qu'ils doivent faire pour bien soigner leur bouche. C'est à vous de leur apprendre, c'est à vous de faire à cet important point de vue l'éducation de vos malades. Vous pourrez très utilement donner cette leçon d'hygiène buccale à la fin d'une séance de nettoyage, alors que votre malade est impressionné par la quantité de tartre dont vous avez débarrassé ses dents. Expliquez-lui la technique du brossage, montrez-lui de quelle façon il peut atteindre avec la brosse toutes les faces de ses dents; apprenez-lui comment il doit frotter pour nettoyer complètement sa bouche sans léser ni ses dents, ni ses gencives.

Le brossage transversal fait avec des poudres mal broyées cause souvent beaucoup de mal ; il décolle la gencive du collet des dents et souvent creuse sur l'émail, près de la ligne gingivale, un sillon profond. Ce brossage ne peut pas être entièrement évité dans un nettoyage complet, et d'ailleurs, s'il est fait avec précaution, il peut n'être pas nuisible. Mais il est préférable de mettre en garde votre malade contre ce brossage fait transversalement surtout près du collet et de lui recommander d'éviter les poudres ou pâtes mal pulvérisées. Pour que le brossage soit efficace, la couronne des dents doit être balayée de leur portion gingivale à leur extrémité d'occlusion par un mouvement de rotation de la brosse sur son axe. Pour les dents inférieures, les poils de la brosse doivent être couchés sur les gencives, son dos regardant un peu en haut; puis un mouvement rotatoire ascendant relève les soies en leur faisant parcourir la gencive, la couronne dans le sens de sa longueur. Pour les dents supérieures, le mouvement est analogue, mais inverse : le dos de la brosse est tourné un peu en bas et les soies sont passées sur la gencive et la couronne par un mouvement rotatoire descendant. Ceci ne peut être fait avec une précision absolue dans tous les points de la bouche, mais il ne faut pas oublier que les gencives doivent être nettoyées aussi bien que les dents. La brosse doit les frotter par un mouvement dirigé de la muqueuse vers la dent ; il faut éviter le mouvement inverse. Si les gencives sont trop sensibles pour supporter ce brossage, ordonnez un massage digital répété trois ou quatre fois par jour ; ce traitement les durcira vite.

On ne peut dire d'une façon précise combien de fois dans une journée le malade doit brosser ses dents pour les maintenir bien propres. Certaines personnes conserveront leur bouche en parfait état avec la moitié moins de soins qu'il n'en faudra à d'autres. Chez un même sujet, l'accumulation des dépôts aura souvent des variations considérables. Recommandez donc à vos malades d'étudier eux-mêmes la somme de soins nécessaires pour garder leurs dents brillantes et propres.

L'emploi de la soie floche pour nettoyer les espaces interproximaux et enlever tout ce que la brosse ne peut atteindre est une pratique excellente, mais il faut la faire intelligemment et prendre soin de ne pas léser la gencive. Assez souvent, lorsqu'on passe la soie entre les dents, il se produit, au moment où elle franchit les points de contact, une sorte de déclanchement qui la fait frapper violemment la gencive ; ce choc blesse le tissu gingival et peu à peu le refoule de façon à produire un vide dans l'espace interproximal. L'usage de la soie dans de telles conditions serait plus nuisible qu'utile.

Ne négligez pas non plus de donner votre avis pour l'emploi du cure-dents. S'il est bien choisi et bien employé, il pourra rendre des services ; mais le plus souvent il ne sert qu'à abîmer les gencives. Un bon cure-dents doit être petit et flexible, non rugueux. Le meilleur est sans doute le cure-dents en plume, qui peut être facilement taillé et rendu très flexible (1). L'usage constant du cure-dents doit être déconseillé, on ne doit l'employer que pour enlever des parcelles d'aliments qui peuvent se loger entre les dents.

---

(1) Une petite lame d'or mince et flexible est, croyons-nous, un des meilleurs cure-dents mais peut-être doit-on lui préférer, lorsqu'il est possible, l'usage de la soie floche.

CHAPITRE II

CARIE DENTAIRE

Le plan de cet ouvrage ne comporte guère une étude minutieuse de l'étiologie de la carie dentaire ; nous croyons bon cependant de faire, au point de vue opératoire, quelques observations sur ce sujet.

La carie dentaire est considérée comme l'une des maladies humaines les plus répandues et les plus persistantes. Aussi semble-t-il que ce soit une tâche très décourageante que d'essayer de la combattre. En fait, un grand nombre de dentistes acceptent trop facilement cette idée et se résignent à l'extraction comme si toute dent malade était fatalement perdue. Leur résignation à ce qu'ils semblent considérer comme inévitable, exerce une influence déplorable sur le public et peut lui donner l'impression fâcheuse que, dans beaucoup de cas, il est tout à fait impossible de sauver les dents et que ce serait perdre son temps que de le tenter. Ce résultat est désastreux et notre responsabilité serait grande si nous négligions d'étudier d'une façon très précise les vraies relations de la carie dentaire avec l'état général de l'organisme et de rechercher les meilleurs moyens d'enrayer cette affection.

La carie dentaire est, on ne peut le nier, une affection à laquelle on est sans cesse exposé ; cependant, si vous étudiez attentivement ses manifestations, vous vous convaincrez qu'il est rare qu'un même sujet présente toute sa vie une susceptibilité uniforme, soit pour l'apparition de la carie, soit pour la rapidité de sa marche. Vous constaterez souvent dans les cas les plus décourageants, l'existence de périodes d'immunité, pendant lesquelles le travail de destruction semble comme suspendu. Il est tout à fait exceptionnel de voir la carie détruire les dents l'une après l'autre jusqu'à ce que toutes soient perdues. Les ravages des micro-organismes ne sont pas constants, même lorsqu'aucun effort n'est tenté pour les combattre.

Fréquemment vous verrez que dans une bouche où plusieurs dents ont été détruites, les autres restent longtemps exemptes de carie : la maladie semble s'être limitée. Ne cherchez pas dans la structure de ces dents indemnes la raison de leur résistance ; car, quelque jour, sans cause apparente, elles pourront se carier tout à coup et réclamer des soins minutieux.

Toute la question de la susceptibilité et de l'immunité du système dentaire à la carie semble pouvoir se résumer ainsi :

1° Chez certains sujets, le milieu buccal empêche toute action des micro-organismes sur les dents ; chez d'autres, au contraire, il est favorable à leur influence la plus active.

2° Chez le même sujet, à certaines périodes, le milieu buccal favorise l'action des microbes ; à d'autres périodes, il contrarie leurs ravages.

On n'a pas encore pu, jusqu'à présent, déterminer à quoi tiennent ces conditions de milieu. Cependant, les recherches de J. Léon Williams et celles plus récentes de Michaëls (de Paris) semblent avoir fait faire un pas à la question.

Il y a quelques années, Miller (de Berlin) a démontré que les caries sont dues à l'action d'un acide produit par le développement dans la bouche de certains micro-organismes. Depuis, G. V. Black a appelé l'attention sur le fait que cet acide doit évidemment se former au point même où il agit, c'est-à-dire au point même où va se produire la carie. (Notons en passant que dès 1828, Roberston avait émis l'opinion que le processus de destruction résultait d'une action indéterminée, mais directe, produite sur l'émail au point même où se formait la carie. Il croyait que cette action était due à la « décomposition »).

Ces travaux ont fait abandonner l'idée, jusqu'alors généralement acceptée, que la réaction chimique de la salive était en cause dans la carie dentaire, ou tout au moins ils ont fait voir que cette réaction chimique n'avait pas une action directe sur les tissus dentaires.

La salive ne peut présenter dans la bouche un degré d'acidité tel qu'il puisse expliquer la désorganisation des tissus dentaires et le développement des caries que nous rencontrons généralement. Si la salive était acide à ce point, elle devrait affecter les tissus mous eux-mêmes, et de plus, la couche superficielle des dents devrait être dissoute sur toute sa surface, et non pas seulement en certains points.

La nouvelle théorie, appelée théorie chimico-parasitaire, ne semble cependant pas expliquer tous les faits : elle montre très bien comment la carie se produit en un point où les microbes peuvent séjourner, où ils sont en quelque sorte abrités. Mais il reste à expliquer comment ces microbes peuvent rester, sur une surface inabritée, un temps suffisant pour y produire leur acide destructeur, sans être emportés par le lavage continuel des liquides buccaux.

Il faut donc compléter cette théorie : On sait que certains microbes forment, lorsqu'on les cultive, une substance qui ressemble à de la gélatine ; aussi les a-t-on appelés microbes gélatinigènes. C'est à cette classe qu'appartiennent les microbes qui provoquent la carie. Conformément à leur dénomination, ils produisent sur la surface des dents une sorte de pellicule gélatiniforme à l'abri de laquelle ils peuvent accomplir leur travail de destruction. Cette pellicule est assez adhérente pour ne pas être emportée par les liquides de la bouche ; c'est elle qui permet à la carie de se produire en des endroits où les micro-organismes seraient emportés par la salive s'ils n'étaient pas protégés. Mais la pellicule peut être détruite et détachée par un léger frottement, par exemple celui des aliments, aux points où la mastication est active. Aussi, nous pouvons voir que les dents se carient surtout sur celles de leurs faces qui ne sont pas soumises au frottement des aliments : par exemple, sur les faces proximales ou encore dans le fond d'une fissure ou d'une dépression que la mastication ne nettoie pas, et où les micro-organismes peuvent travailler en repos. Ce phénomène est amplement démontré par l'observation et la clinique.

Williams a prouvé par le microscope la véracité de cette hypothèse. — Sur des *coupes par usure*, il a pu montrer, à la surface de l'émail, une pellicule gélatiniforme qui y maintenait comme agglutinés de nombreux microbes ; et l'émail portait à ce niveau des traces évidentes de désorganisation dues à l'action de l'acide produit par les micro-organismes.

Ces préparations ont montré l'importance de la plaque gélatiniforme en ce qui concerne le début de la grande majorité des

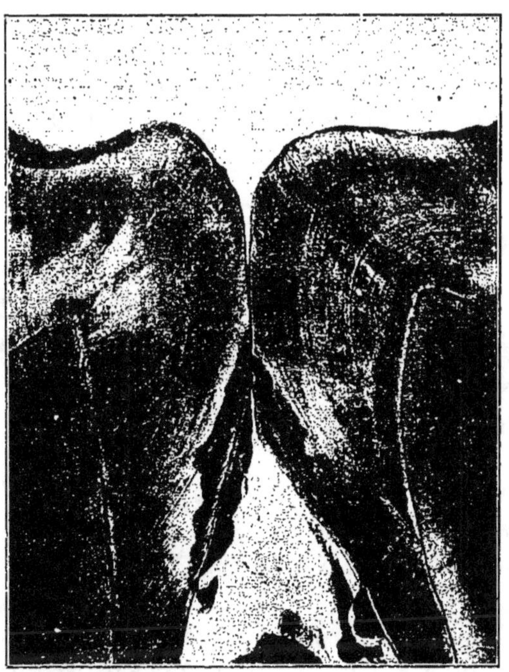

Fig. 19

Caries proximales de l'émail avec pellicules (Miller).

caries que nous rencontrons. Toutefois, il ne faudrait pas conclure de là qu'il ne peut y avoir carie en dehors de l'existence de cette plaque ; ce fait n'est pas absolument établi. Toute cause susceptible de maintenir les micro-organismes *in situ* au contact de l'émail, et capable de les protéger suffisamment pour qu'ils puissent produire leur acide sans interruption pendant un temps assez long, donnera naissance au même résultat. Mais il n'en est pas moins vrai que la plaque gélatiniforme apparaît comme un facteur des plus importants, au point de vue de la désintégration de l'émail, et toute manœuvre qui s'opposera à sa formation devra être considérée comme prophylactique. Sans doute Miller (*Dental Cosmos*, Mai 1902, et *Revue de Stomatologie*, Juin, Septembre et Octobre 1902), exprime quelques doutes au sujet de la signification de ladite plaque bactérienne considérée dans ses rapports avec la carie dentaire ; néanmoins, il reconnaît que son absence, dans certains cas, ne saurait être interprétée comme une preuve qu'elle n'a pas existé aux premiers stades de la maladie. Cette question réclame d'ailleurs une étude plus approfondie que compléteront à la fois les recherches expérimentales et l'examen des manifestations buccales de la pellicule gélatiniforme.

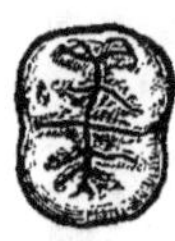
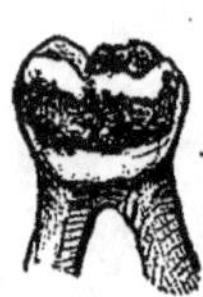
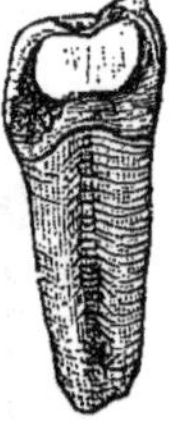

Fig. 20   Fig. 21   Fig. 22

Les parties ombrées de la surface des couronnes indiquent l'étendue de la pellicule (Miller).

On voit donc que la propreté des dents peut être considérée comme un important moyen de combattre l'action microbienne ; mais pour empêcher totalement cette action lorsque le milieu lui est favorable, il faudrait que le patient nettoyât assez fréquemment sa bouche pour la maintenir dans un état de propreté idéale. Conseillez-lui donc de renouveler plus ou moins les brossages suivant la facilité avec laquelle la pellicule se forme chez lui. Si, dans sa bouche, les caries se produisent en grand nombre et progressent rapidement, c'est qu'il y a une grande activité microbienne, et vous devrez conseiller des brossages fréquents, afin d'entraver autant que possible la formation de la pellicule. Il ne sera pas alors exagéré de brosser les dents au moins trois ou quatre fois par jour. Dans tous les cas, c'est le soir avant de se coucher qu'il est le plus nécessaire de nettoyer soigneusement

.chaque surface et de se servir du cure-dents ou de la soie flôche.
Pendant le sommeil, en effet, la sécrétion salivaire est faible et
la bouche reste pendant un long laps de temps sans mouvements.
Ce sont là des conditions excellentes pour le développement des
micro-organismes et les progrès de leur action, pourvu toutefois
que le « milieu buccal » leur soit favorable.

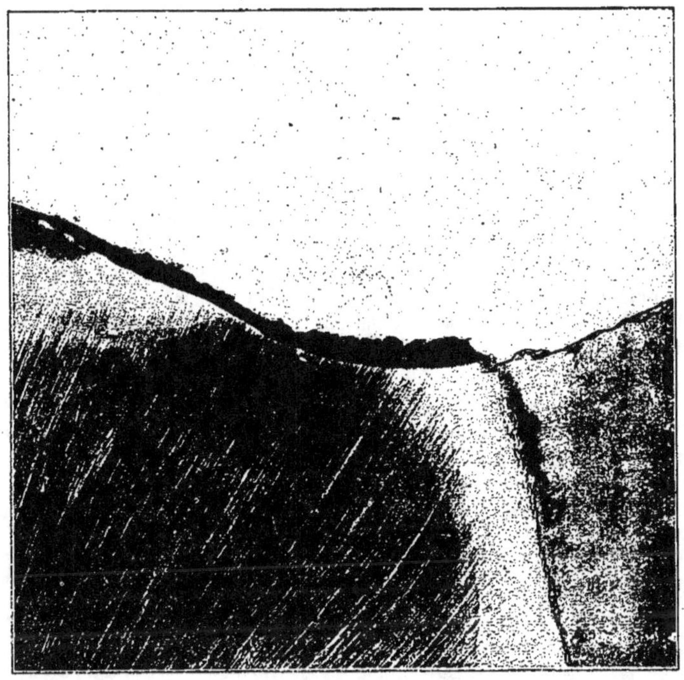

Fig. 23

Pellicule sur une surface de dentine mise à nu par la mastication (Miller).

Cette question du milieu est la clef du problème de l'immunité
ou de la susceptibilité à la carie dentaire.

Or, Michaëls a entrepris l'étude des liquides buccaux, pour
rechercher ceux des éléments salivaires qui peuvent être considérés comme pathognomoniques. En particulier, il cherche les
moyens de déterminer, par l'examen de la salive, si un sujet

donné offre un terrain favorable ou réfractaire au développement de la carie. C'est dans cette voie que doivent être dirigées les recherches, dont les résultats nous permettront de résoudre clairement ensuite les problèmes relatifs à l'étiologie de cette maladie.

On croyait, il y a peu de temps encore, que les risques de carie dépendaient surtout de la structure des dents : les dents très attaquées étaient, disait-on, de pauvre structure ; celles qui restaient indemnes avaient une bonne structure. Les recherches de Black sur les caractères physiques des dents, ont prouvé que cette théorie est insoutenable. D'après cet auteur, la structure des dents varie beaucoup moins qu'on ne l'a prétendu et ces légères variations même, semblent avoir peu de rapports avec la vulnérabilité de ces organes (1). Tout se réduit à une question de

(1) Galippe a cependant démontré dans de remarquables travaux :

1° Que la densité des dents (déterminée au moyen de la méthode du flacon) s'accroît depuis l'enfance jusqu'à l'âge adulte et qu'elle est alors susceptible d'éprouver des variations suivant les oscillations de la nutrition dans l'état de santé et de maladie ;

2° Qu'en comparant la densité des dents avec leur composition centésimale en éléments minéraux et organiques, on voit que cette densité est d'autant plus considérable que la matière organique est en moindre proportion et les éléments minéraux plus abondants ;

3° Que de nombreuses observations et analyses chimiques montrent qu'il y a dans les dents comme dans les os un travail d'assimilation et de désassimilation ;

4° Que les dents résistent d'autant mieux à l'action des micro-organismes provoquant la carie, qu'elles sont plus riches en matières minérales (c'est ce qu'il a appelé le *coefficient de résistance*) ;

5° Que ce coefficient de résistance est susceptible d'être modifié par l'hygiène, l'alimentation et la thérapeutique ;

6° Que l'émail lui-même est susceptible de ces modifications et qu'en effet, on le voit devenir plus vulnérable et plus fragile à certaines périodes qu'à d'autres.

Remarquons que ces conclusions ne sont pas en contradiction avec la théorie chimico-parasitaire de la carie dentaire défendue par Galippe (même si on complète cette théorie en admettant l'action des pellicules bactériennes gélatiniformes de Williams); mais elles ajoutent à cette théorie un élément considéré comme peu important par Black et Johnson, celle du coefficient de résistance des tissus dentaires.

Il faudrait aussi, à ce propos, citer les travaux de Paul Ferrier, dont la conclusion est qu'il existe une relation de nutrition entre les dents et le squelette, relation démontrée d'une part par le ramollissement dentaire plus ou moins prononcé, coïncidant avec une légèreté spécifique anormale du corps entier ; d'autre part, par l'intégrité ou la dureté des dents, coïncidant avec une densité globale nettement supérieure à celle de l'eau.

milieu. Si les dents se détruisent rapidement dans une bouche, ce n'est pas qu'elles présentent une structure défectueuse, c'est que le milieu buccal est favorable à l'action des agents de destruction.

Observez vous-mêmes vos patients à ce point de vue. Vous serez rapidement convaincus de l'importance des conclusions que nous venons d'énoncer. Vous constaterez que les périodes de susceptibilité ne sont pas constantes, qu'elles s'arrêtent, au contraire, dans l'immense majorité des cas, pour être remplacées par des périodes d'immunité. Ces constatations vous seront un réconfort et un encouragement à poursuivre le traitement avec confiance et persévérance.

A l'appui de ce qui précède, nous croyons utile de relater ici une observation typique qui montrera à quels résultats peut aboutir l'intervention constante et minutieuse du dentiste. Vous verrez que, dans un cas qui semblait désespéré, il a été possible, grâce à une énergie longtemps soutenue, de sauver un grand nombre de dents qui, dans d'autres circonstances, auraient probablement été sacrifiées. Elle vous prouvera que neuf fois sur dix, avec des soins assidus et raisonnés, vous pouvez espérer vaincre la maladie.

Il s'agit d'une fillette qui était âgée de huit ou neuf ans quand ses parents me l'amenèrent pour la première fois ; les premières molaires permanentes étaient déjà attaquées. Pendant les six ou sept années qui suivirent, la carie se développa dans sa bouche avec une activité effrayante. A peine poussées, à peine sorties de la gencive, les dents étaient atteintes ; les caries se reformaient avec une fréquence décourageante dans les dents déjà obturées et de nouvelles cavités semblaient se creuser presque en une nuit.

Voir à ce sujet :

V. GALIPPE. — *Recherches expérimentales sur les propriétés physiques et la constitution chimique des dents* (Paris, chez Masson, 1884).

V. GALIPPE. — *Note sur la vitalité de l'émail* (Journal des Connaissances Médicales, octobre 1884).

V. GALIPPE et VIGNAL. — *Note sur les micro-organismes de la carie dentaire* (Journal des Connaissances Médicales, 1889).

PAUL FERRIER. — *Relations de nutrition entre le squelette et les dents. Odontocie, Ostéocie* (G. Carré et C. Naud, 1900).

ED. TERRIER. — *De l'influence de la grossesse sur les dents* (Maloine, 1898).

Je traitai ces caries de mon mieux, bien que l'hypersensibilité
de la dentine ne permît pas de donner des soins aussi complets
qu'il eût été désirable, et je m'efforçai de ne pas décourager ma
petite malade. L'or ne put être employé pour les obturations ;
l'amalgame, le ciment et la gutta-percha lui furent préférés. Souvent même il fut impossible de faire une préparation complète
des cavités, par crainte que les méthodes radicales n'effrayassent
trop l'enfant et ne lui fissent abandonner tout traitement. Plusieurs fois, pendant les premières années, ce cas me sembla
presque désespéré, mais je résolus, malgré tout, d'essayer jusqu'au
bout de sauver des dents naturellement belles. La malade devait
venir se faire examiner tous les trois mois ; quelquefois elle venait
avant l'époque fixée, craignant que de nouvelles caries ne se
soient formées. Et généralement ses craintes étaient justifiées.
J'en arrivai presque à désirer ne plus la revoir, tout en entretenant
la confiance de la pauvre enfant et sa ferme volonté de sauver
ses dents à n'importe quel prix.

Cette sorte de lutte fut continuée jusqu'à son âge de seize à
dix-sept ans. A cette époque, je fus un an sans revoir ma malade ;
j'en avais conclu qu'elle avait enfin accepté ce qui semblait inévitable, et qu'elle avait renoncé à la lutte. Mais un jour elle se
présenta à mon cabinet, me demandant simplement d'examiner
ses dents. Elle n'avait, disait-elle, remarqué aucun désordre depuis que je ne l'avais vue et c'était une simple visite de prudence
qu'elle me faisait.

Je vis aussitôt que la bataille était enfin gagnée : l'état de la
bouche était totalement différent de ce qu'il avait été un an auparavant. Les dents étaient nettes et brillantes, les gencives saines
dures et normales. La malade, interrogée sur les soins qu'elle
avait donnés à sa bouche depuis la dernière visite, répondit qu'elle
avait été très soigneuse, mais qu'elle ne croyait pas avoir fait
plus qu'auparavant.

Il y a de cela sept ans ; depuis lors, je n'ai eu de soins à
donner à ma jeune patiente que pour remplacer par des aurifications, à mesure qu'elles s'usaient, les obturations de ciment et
de gutta-percha.

Ces faits, certainement exceptionnels, doivent encourager opérateurs et patients à entreprendre avec énergie le traitement des
cas qui semblent les plus désespérés et à lutter contre la maladie,

quelle que soit la rapidité de ses ravages. L'immunité, il est vrai, ne se développe pas toujours si soudainement et si complètement ; chez certains sujets même, les dents semblent toujours menacées, mais cependant nous pouvons ordinairement espérer une diminution sensible de leur susceptibilité vers le début de l'adolescence, si toutefois nous prenons des précautions sérieuses.

L'apparition de la période d'immunité est hâtée par les soins du dentiste. Si vous empêchez la formation de grandes cavités, vous conservez aux dents leur fonction, qui est nécessaire à leur préservation. Une dent cariée abandonnée à elle-même propagera bientôt sa maladie à la voisine ; de plus, la sensibilité empêchera le malade de mastiquer sur toute une région de ses arcades dentaires ; les dents ne seront plus nettoyées par le frottement des aliments et il s'y déposera des substances éminemment favorables à la production de nouvelles caries. Dans la bouche, comme dans toute région de l'organisme, la fonction est nécessaire à la santé de l'organe. Les dents qui ne peuvent exercer leur fonction de mastication, par suite de la sensibilité de l'une d'elles, deviennent forcément malades. Disons, en passant, que vous devez toujours examiner si le patient mastique sur toutes ses dents et lui apprendre la nécessité de le faire.

Il est de la plus grande importance, si on veut obtenir l'immunité dès le jeune âge, de faire les efforts les plus énergiques pour arrêter les caries dès leur début et de faire en sorte que la bouche remplisse normalement ses fonctions. On ne peut cependant pas affirmer, même lorsque l'immunité semble établie, que l'on ne retombera pas dans une période de susceptibilité. Les récidives sont toujours à craindre pour la carie dentaire comme pour les autres maladies, mais ces récidives surviennent quelquefois plusieurs années après une première attaque et se manifestent généralement d'une manière différente. Comme suite à l'observation rapportée plus haut, on peut prévoir que, si chez cette jeune fille devenue femme il survient une grossesse, ses dents même après une longue période d'immunité, pourront se carier de nouveau et qu'il faudra recommencer la lutte. Mais cette récidive ne devra pas nous décourager, car nous savons que cette susceptibilité sera passagère et qu'avec de la persévérance, le traitement donnera un résultat satisfaisant.

Nous insistons encore sur la nécessité de soins constants qui maintiendront la bouche en bon état et arrêteront la carie dès son début. Comme nous l'avons dit, on ne rencontre pour ainsi dire jamais un cas où les ravages de la carie se poursuivent uniformément et progressivement pendant toute la vie, si on a sérieusement essayé de les combattre. On peut évidemment citer des malades, même très jeunes, qui ont vu leurs dents se perdre l'une après l'autre jusqu'à ce qu'ils ne leur en reste plus, mais c'est qu'alors ils avaient été insuffisamment traités et que cette absence de soins a laissé subsister des conditions favorables à la marche progressive de l'affection.

D'après tout ce qui précède, il ne sera pas exagéré d'affirmer qu'avec des soins convenables, vous pouvez conserver, pendant la vie entière, la plupart des dents qui sont confiées à vos soins, ou tout au moins les soustraire aux ravages de la carie. Mais il est pour cela nécessaire que vous compreniez bien ce que sont ces phénomènes de susceptibilité et d'immunité. Pénétrez-vous bien de l'influence du *milieu buccal* et abandonnez l'ancienne et fausse théorie qui voudrait que la vulnérabilité des dents soit due à des modifications de leur sructure et qu'elle soit inguérissable. Vous serez ainsi mieux armé pour le combat (1).

Ce serait faire une mauvaise objection que de rappeler la dif-

______

(1) Dans la carie d'une dent normale, deux phases distinctes sont à considérer : 1° une phase de début ou de *production* de la carie; 2° une phase d'état.

Dans la première de ces phases, l'influence du milieu buccal paraît être la seule importante, puisque l'affection attaque l'émail, tissu presque exclusivement composé de matières inorganiques (95 à 97 %) et qui ne possède qu'une très minime vitalité.

Dans la phase d'état, l'affection détruit progressivement la dentine, tissu qui contient en moyenne 25 (Galippe), ou 28 (Bibra) pour cent de matières organiques et est doué d'une grande vitalité. L'influence de la structure plus ou moins dense de la dentine sur la marche de la carie, à sa période d'état, ne peut donc être absolument niée, mais les variations de cette structure ne peuvent agir que sur la rapidité ou la lenteur de la destruction du tissu dentinaire, qui, une fois commencée, se poursuivra presque inévitablement.

Le milieu buccal reste donc l'élément de beaucoup le plus important de la question de l'immunité et de la susceptibilité à la carie dentaire, puisque c'est surtout à lui qu'est due *la production* de cette affection et qu'il influe encore (mais non seul) sur sa marche plus ou moins rapide.

Il semble donc que c'est surtout au milieu buccal, mais non pas peut-être exclusivement à lui, qu'il faut s'adresser pour arriver à la prophylaxie de la carie dentaire.

férence de densité des dents. Personne ne songe à nier que toutes les dents n'ont pas la même densité, la même résistance à l'instrument qui les coupe. Les unes se laissent facilement entamer par l'excavateur ou le ciseau, tandis que d'autres résistent comme du granit et émoussent l'instrument le mieux trempé. Mais une observation sérieuse montrera que cette différence de résistance aux instruments est en grande partie limitée à l'émail et qu'elle provient plutôt de différences dans l'arrangement des prismes de l'émail que de l'inégalité de densité. Dans certaines dents, les prismes de l'émail sont droits, réguliers et parallèles ; dans d'autres, ils sont plus ou moins sinueux et irrégulièrement disposés. Une pièce de bois à fibres lisses et parallèles, se laisse facilement diviser d'un coup de hache, tandis que le bois à fibres enchevêtrées résiste obstinément ; la friabilité ou la solidité de l'émail sont dues à des causes analogues.

Les recherches de Black ont prouvé de la manière la plus concluante que la résistance opposée à la carie par des dents d'inégale densité offre en réalité peu de différence. Les dents les plus dures seront promptement attaquées par la carie si on laisse les microbes de la bouche former la pellicule gélatiniforme à l'abri de laquelle ils feront leurs ravages ; tandis qu'une dent dont la structure semble friable restera exempte de la carie dans une bouche où le milieu n'est pas favorable à la formation de cette pellicule. Nous admettons, certes, que *lorsque la carie est produite*, la destruction sera moins rapide pour une dent à densité élevée que pour une dent à faible densité. Mais, par contre, il est bien démontré que des cavités se forment très souvent aux points où l'émail est épais et dur, où il ne présente pas de défauts de structure, sur les faces proximales par exemple, qui sont attaquées aussi souvent que les autres.

Nous trouvons encore plus d'une leçon instructive dans l'examen des défauts de développement des tissus dentaires. Nous nous attendons, en effet, à trouver des cavités aux points où une solution de continuité de l'émail laisse des creux et des fissures ; dans une bouche sujette aux caries, c'est généralement là que nous trouvons le point de départ de l'affection. Mais, d'un autre côté, nous voyons fréquemment des dents, avec des fissures comprenant toute l'épaisseur de l'émail, rester toute la vie indemnes. Nous devrions examiner très soigneusement ces phénomènes afin de nous familiariser avec toutes ces manifestations de la carie dentaire et bien comprendre sa véritable nature. S'il est finalement prouvé (et cela semble aujourd'hui hors de doute) que le milieu buccal est le principal facteur de cette maladie, il nous incombe de savoir en quoi consiste ce milieu afin de pouvoir le modifier d'une façon rationnelle.

Nous ne connaissons encore malheureusement que très peu de choses sur cette question. Nous ne savons pas quels sont les éléments des liquides buccaux qui favorisent dans certaines bouches la formation de ces pellicules bactériennes que nous considérons comme un si puissant facteur de destruction. De même, nous ignorons ce qui constitue un milieu défavorable pour les microbes. La clinique ne nous permet de juger de l'état de susceptibilité ou d'immunité d'une bouche que par la présence ou l'absence des cavités que nous y constatons. Et cependant, même dans l'état actuel de nos connaissances, un véritable observateur ne devrait pas avoir besoin de la présence de caries pour savoir qu'une bouche est en état de susceptibilité. Il existe, en effet, pour qui a sérieusement étudié cette question, des signes infaillibles de l'activité du travail de carie dont il est cependant impossible de donner une description précise. Cela se perçoit plutôt d'une façon intuitive, d'après l'aspect général de la bouche, que par des symptômes spéciaux que l'on puisse décrire.

Malgré cette difficulté, nous allons essayer d'exposer nos vues à ce sujet, en conseillant au lecteur de compléter cette étude par son expérience et son observation personnelles.

Une bouche dont la vulnérabilité est pour ainsi dire à l'état aigu, apparaît sale et négligée, comme si le malade ne prenait aucun soin de propreté. Les dents ne sont pas nécessairement recouvertes de tartre salivaire, mais elles sont enduites d'une substance molle et crémeuse que l'on retire facilement en passant le grattoir à leur surface ; on pourrait penser que le malade vient de manger des aliments pâteux et qu'il n'a pas ensuite rincé sa bouche. Les liquides buccaux semblent contenir d'épaisses mucosités qui font adhérer les substances semi-solides à l'émail, bien que la salive soit, à l'orifice des canaux excréteurs, d'une fluidité normale. Si le malade se rince la bouche, même soigneusement, les dents ne seront pas pour cela nettoyées et apparaîtront encore recouvertes de ce dépôt glutineux. Seul, un frottement énergique rendra les dents à peu près nettes, et même après le nettoyage le plus complet, on les retrouvera encore, au bout de quelques heures, recouvertes de cet enduit. La première impression, lorsqu'on examine une telle bouche, est que le patient ignore complètement l'hygiène buccale. Cependant, quelques-uns de ces malades soignent leur bouche au moins aussi bien que la moyenne des gens, mais ils ne peuvent parvenir à garder leurs dents propres. Si on passe un grattoir mince et flexible le long des faces intersticielles des dents, on ramènera infailliblement une pellicule de matière gélatiniforme ; les faces triturantes même n'en sont jamais parfaitement indemnes. Les dents semblent se prêter à l'adhérence de ces matières comme si l'émail était rugueux. De plus, les gencives sont ordinairement plus ou moins hypertrophiées ; la ligne gingivale est irrégulière et ses festons, tuméfiés et saillants, saignent au plus léger attouchement. Cette gingivite existe fréquemment dans de tels cas, même lorsqu'il n'y a pas de tartre pour l'expliquer.

Il faut surveiller très sérieusement les bouches où l'on constate ces symptômes, car on doit craindre que des caries se produisent si cet état persiste pendant quelque temps.

Lorsqu'apparaît la période d'immunité, on constate ordinairement un changement complet. La salive devient plus claire, moins visqueuse, moins colorante. Le rinçage nettoie à peu près les dents; la bouche a une apparence de santé, de propreté ; elle semble mieux soignée, et souvent cependant le malade n'a rien changé à ses habitudes. Il n'y a plus qu'une tendance très faible à l'accumulation des matières étrangères sur les dents, et l'observateur a l'impression qu'il semble y avoir dans la bouche une sorte de clarifiant qui rendrait la salive limpide et empêcherait la formation des masses gélatineuses qu'on voyait pendant la période de susceptibilité. Les gencives reprennent leur aspect normal, redeviennent fermes et roses et ne saignent plus.

Lorsque vous constaterez de tels changements dans une bouche qui vous a donné de grandes inquiétudes, vous pouvez être rassuré ; c'est le commencement de la guérison, et, pour quelque temps au moins, le danger est éloigné.

Les observations quotidiennes tendent à prouver que les conditions d'immunité apparaissent d'autant plus tôt que le dentiste et le patient mettent plus de soin à lutter contre la maladie. Les dents devront donc être maintenues dans un parfait état de propreté et les opérations nécessitées par l'apparition des caries seront pratiquées sans retard. Toute négligence à ce point de vue paraît amener ou maintenir les conditions favorables aux progrès de la maladie. Le dentiste devra revoir le patient à des intervalles réguliers et suffisamment rapprochés pour qu'il puisse surveiller utilement l'état général de la bouche. Si les efforts du patient sont impuissants à empêcher la coloration des dents ou le dépôt de matières visqueuses sur leur surface, il faudra les soumettre à un polissage particulièrement soigné, qui les rendra blanches et brillantes ; les plus petites cavités seront obturées immédiatement, de façon à éviter la contamination des surfaces contiguës. En d'autres termes, on exercera une surveillance active, tant au point de vue du milieu buccal que do l'arrêt des caries.

La conclusion pratique de cette longue étude de la susceptibilité et de l'immunité est que le dentiste n'a jamais d'excuse pour laisser les cas de caries dentaires, même les plus mauvais, progresser faute de soins. Il doit lutter énergiquement contre l'ennemi et penser que tôt ou tard la nature agira et l'aidera à vaincre la maladie. C'est son devoir, aux heures les plus sombres de ces cas désespérants, d'expliquer au malade, aussi clairement qu'il le peut, la théorie de l'immunité, et de l'encourager en lui faisant comprendre ce phénomène. Il soutiendra ainsi sa persévérance et maintiendra sa confiance dans un traitement indispensable pour la conservation de ses dents (1).

(1) Le D[r] Ed. C. Kirk a repris l'étude de ces questions relatives à l'étiologie, à la susceptibilité et à l'immunité dans sa communication. « Le facteur prédisposant dans la carie dentaire », publiée dans le *Dental Summary*, n° de février 1903. Il insiste sur ce fait, établi par l'observation, que la présence dans la bouche de bactéries, de la fermentation lactique et de débris hydrocarbonés ne suffit pas à elle seule à produire la carie. En plus de ces causes déterminantes, il faut encore une considération spéciale du milieu buccal. Or, les travaux de Michaels, de même que ses études personnelles tendent à prouver que cette condition buccale indispensable dépend de la composition de la salive; d'autre part, Michaels a montré que cette composition conserve des rapports étroits avec l'état de la nutrition. Aux variations constatées chez celle-ci correspondent les modifications observées chez celle-là. De là résulteraient soit l'absence, soit la présence de caries, et les oscillations manifestées dans le développement de cette maladie.

Aussi Kirk est amené à cette conclusion :

« Dans l'état actuel de nos connaissances, la carie dentaire se révèle comme une manifestation diathésique et le traitement local à lui seul est impuissant à en arrêter les ravages. »

CHAPITRE III

EXAMEN DES DENTS, RECHERCHES DES CARIES

Quand quelqu'un vous demande vos soins et vous confie sa bouche, votre devoir est d'examiner ses dents à des époques assez rapprochées, pour pouvoir trouver et soigner les caries dès leur début et prévenir ainsi la possibilité de leurs ravages et de leurs complications. Vous devez établir une entente définitive avec chaque nouveau patient sur votre responsabilité réciproque : vous vous engagez à sauver ses dents et à les conserver dans les conditions de bon-fonctionnement, à combattre les accidents ou les complications des affections d'origine dentaire, mais à condition que le patient se présente fidèlement pour faire examiner sa bouche aux époques précises qui lui sont fixées par vous. Une telle entente vous stimulera à faire le mieux possible et apprendra au malade à apprécier le service qui lui est rendu. Elle fait naître aussi des sentiments d'estime et d'amitié qui ne sont pas un des moindres agréments de notre profession. La fréquence de ces visites d'examen, variable pour chaque cas, dépendra de la vulnérabilité des dents. Dans certains cas où les progrès de la carie semblent très rapides, les dents doivent être examinées au moins tous les deux mois, tandis que, pour d'autres, on peut attendre six mois. Mais quand un patient a été atteint, ne serait-ce qu'une fois, par la carie dentaire, il ne doit jamais manquer de se faire examiner la bouche au moins deux fois par an et, de plus, venir consulter son dentiste, dès qu'il ressent la plus légère sensibilité. Lorsque les malades ont tendance à négliger ou à oublier ces examens, entendez-vous avec eux pour leur fixer et, le moment venu, leur rappeler l'époque à laquelle ils devront revenir. Les gens intelligents acceptent très volontiers ces avis réguliers, quand ils comprennent l'importance des soins.

Il faut en tout procéder systématiquement et méthodiquement, même s'il s'agit d'une chose qui semble aussi simple qu'un examen buccal. Chaque dent a cinq faces (1) et chacune de ces faces est exposée à la carie. Il ne suffit donc pas de jeter un coup d'œil rapide dans une bouche pour se rendre compte des lésions qu'elle peut présenter (2). Mais vous devez à votre malade, surtout lorsqu'il a un système dentaire susceptible, d'inspecter scrupuleusement chaque dent sur chacune de ses faces. Pour pratiquer cet examen sans perdre de temps, procédez toujours systématiquement de la même façon : commencez toujours au même point et passez successivement et régulièrement chaque dent en revue. Choisissez par exemple, comme point de départ, la troisième molaire inférieure gauche ; passez ensuite à la seconde molaire, puis en ordre régu-

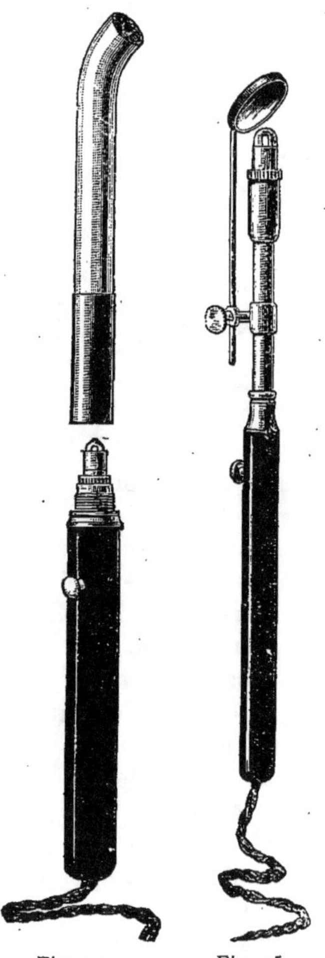

Fig. 24   Fig. 25

(1) Rappelons les noms de ces cinq faces de la dent :

La face *linguale* qui regarde la langue.

La face *labiale* qui regarde la lèvre (incisives et canines) ou *jugale* qui regarde la joue (prémolaires et molaires).

Les faces par lesquelles les dents sont en contact entre elles (faces proximales) sont appelées :

Face *mésiale,* la plus rapprochée du plan médian antéro-postérieur de la tête.

Face *distale,* la plus éloignée du plan médian.

La face *triturante* des prémolaires et molaires (que son nom désigne suffisamment) prend le nom de *bord incisif* pour les incisives et de *bord tranchant* pour les canines.

(2) On a dit, avec très peu d'exagération, qu'il est plus difficile de trouver certaines caries que de les obturer.

lier à chaque dent de la mâchoire inférieure, jusqu'à la troisième molaire droite. Vous pouvez ensuite, tournant le miroir sur place, examiner immédiatement la dent la plus rapprochée de l'arcade supérieure, c'est-à-dire la troisième molaire droite et partant de là, suivre toutes les dents une à une jusqu'à la troisième molaire supérieure gauche. De cette façon, aucune dent ne peut être oubliée, et l'examen sera rapide et complet.

Instruments servant à l'examen des dents

Le miroir buccal, la sonde ou explorateur et la soie floche cirée sont nécessaires à l'examen d'une bouche. Le miroir est l'instrument le plus utile de l'arsenal du dentiste ; il vous sert constamment, depuis le début de l'examen jusqu'au moment où vous regardez pour la dernière fois une obturation achevée. On doit de bonne heure se familiariser avec cet instrument, et en tirer tout le parti possible. Le miroir révèlera les lésions invisibles au regard direct, et l'image qu'il renvoie permettra de pratiquer nombre d'opérations sans qu'il soit nécessaire de les interrompre pour regarder directement dans la bouche. Il servira encore à éclairer le champ d'opération lorsque vous traiterez des lésions visibles directement, mais situées dans le fond de la bouche et à cause de cela, peu éclairées.

Cette lumière réfléchie du miroir est précieuse pour l'examen des dents ; elle fait souvent découvrir des caries interproximales là où la sonde ne trouve aucune lésion. Quelquefois la carie est située si près du point de contact que l'instrument explorateur ne peut y être introduit; mais la projection de la lu-

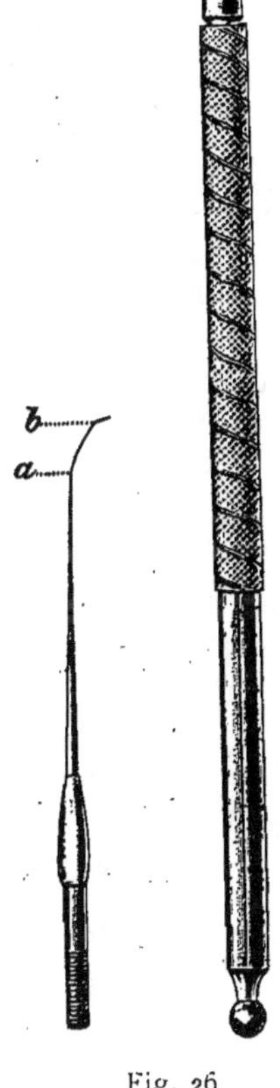

Fig. 26

mière sur les dents montrera généralement que l'émail au lieu
de sa teinte normale présente une coloration d'un blanc opaque
caractéristique qu'un opérateur expérimenté reconnaîtra rapidement (1). Le débutant pourrait encore hésiter en voyant cette
coloration s'il ne lui semble pas possible d'introduire une sonde,
même fine, dans la cavité. C'est alors que la soie floche est particulièrement utile. Passez-la entre les faces proximales des
dents; si la carie existe, la soie s'accrochera et s'éraillera sur les
bords rugueux de la cavité ; elle franchira au contraire avec un
bruit sec les points de contact si les dents sont saines. Dans quelques cas, la soie sera complètement coupée ce qui ne permettra
plus le moindre doute sur la présence d'une cavité.

La sonde ou explorateur est spécialement utile pour rechercher
les fissures et les trous sur les faces triturantes, et d'une façon
générale pour explorer les parties des dents où la lumière du
miroir ne peut pénétrer. La sonde doit être fine et pointue (*fig. 26*),
mais sa tige doit avoir une certaine rigidité. Disons en passant
qu'un miroir plan est préférable à un miroir grossissant : le miroir
courbe dénature et déforme l'image ; le miroir plan donne une
image exacte. Dans les examens minutieux où un grossissement
semble nécessaire, l'agrandissement de l'image au moyen d'une
bonne loupe est incomparablement supérieur à l'emploi d'un
miroir grossissant.

------

(1) Il sera souvent utile d'employer pour un examen minutieux, une lampe électrique buccale (*fig. 24* et *25*).

CHAPITRE IV

EXCLUSION DE L'HUMIDITÉ
PENDANT LES OPÉRATIONS

La salive est un des principaux obstacles à l'exécution d'une opération parfaite. Parmi les procédés qu'on peut employer pour l'empêcher d'inonder le champ opératoire, le seul vraiment efficace et qui convient au plus grand nombre de cas, est la digue de caoutchouc dont le Dr Barnum a naguère indiqué l'usage. Elle offre beaucoup plus de sécurité que le procédé de la serviette, qui peut cependant donner de bons résultats.

Tout opérateur doit savoir appliquer la digue d'une façon parfaite afin de profiter de ses avantages dans tous les traitements et obturations difficiles. On ne l'emploie généralement pas aussi souvent qu'on le devrait et trop souvent aussi, en l'ajustant mal, on cause au patient des fatigues inutiles. Même judicieusement employée, elle est désagréable à la plupart des patients. Il importe donc de ne pas augmenter ces ennuis par manque de précautions en plaçant les accessoires de la digue : les clamps, les ligatures, le porte-digue, les poids, etc.

Il faut aussi préserver les vêtements contre l'écoulement de la salive, particulièrement quand on opère sur les dents inférieures. Vous vous servirez pour cela des pompes à salive, des serviettes ou encore d'un sac-bavette en caoutchouc spécialement destiné à cet usage et que vous devez toujours avoir sous la main, car ce peut n'être que dans le cours de l'opération que vous éprouverez le besoin de l'employer. La pompe à salive gêne souvent l'opérateur ; certains malades ne peuvent la souffrir ; à d'autres, au contraire, elle est agréable. En cela, comme en tout, les préférences du patient doivent être prises en considération. Lorsqu'on ne peut se servir de la pompe, on doit donner la préférence au sac-bavette, car les serviettes n'offrent pas une protection suffisante.

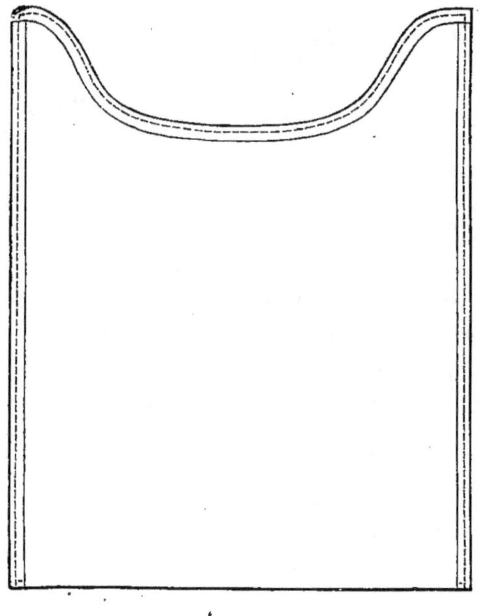

Fig. 27

La serviette de J. W. Wassal (*fig. 27*), destinée à être placée entre la digue et le menton, semble très agréable au malade. Large d'environ 25 centimètres, elle présente à sa partie supérieure une échancrure profonde en son milieu d'environ 7 ou 8 centimètres, qui s'ajuste à peu près au contour de la bouche ; les deux extrémités peuvent être remontées et placées sous le porte-digue qui les maintient en place. Le contact direct du caoutchouc sur les joues et le menton, que certaines personnes ne peuvent souffrir, est ainsi supprimé. Si vous n'avez pas sous la main cette serviette spéciale, employez tout simplement une petite serviette ordinaire.

La digue donne quelquefois des nausées ; vous pourrez souvent les éviter au patient en détournant son attention. Pour cela, vous préparerez d'abord tout ce qu'il faut pour commencer immédiatement l'opération ; lorsque tout sera prêt, vous appliquerez la digue, et vous vous mettrez à opérer vigoureusement, même avec un peu de brusquerie. Il n'est pas nécessaire de provoquer une douleur inutile, mais il faut manier les instruments avec assez de force pour que le patient oublie la digue et ne pense qu'à sa dent. Pendant quelques minutes, sans tenir compte des protestations, vous continuez à agir avec énergie et vivacité, en ayant soin de produire avec les instruments un raclement plus ou moins bruyant. Vous réussirez ainsi ordinairement à arrêter la nausée, mais vous devrez poursuivre l'opération et la terminer sans interruption ; si, trompé par la tranquillité du patient, vous le laissez un moment en repos, il pensera de nouveau à sa nausée et en sera repris. Donc, dès le début, feignez de ne pas voir les symptômes de malaise et opérez sans en tenir compte. Ce serait en vain que vous attendriez la disparition de ces symptômes, car ils augmenteraient progressivement jusqu'à ce que la digue soit enlevée.

Différentes sortes de digue de caoutchouc

L'épaisseur, ou, ce qui revient au même, le poids de la digue, est surtout une question de préférences personnelles. Certains opérateurs aiment une digue légère, d'autres la veulent lourde. La digue légère ou mince passe plus facilement entre les dents et il est plus aisé de l'appliquer ; mais, en revanche, elle tient rarement en place sans ligatures, et elle s'accroche trop facilement aux appareils rotatoires, tels que les fraises et les disques. Elle s'y enroule au moindre contact et se trouve ainsi percée ou déchirée. Une digue très lourde, au contraire, est plus difficile à poser, mais elle présente l'avantage de mieux supporter le contact des instruments rotatoires et de ne pas être lacérée si facilement. Elle reste aussi plus sûrement en place et nécessite rarement l'emploi de ligatures. Mais dans quelques cas, les faces proximales sont tellement rapprochées, qu'il est presque impossible de faire pénétrer une digue un peu épaisse dans leur interstice ; et d'une façon générale, il semble préférable d'employer une digue d'un poids moyen.

Vous aurez encore à choisir entre la digue croisée et la digue lisse. La digue croisée reste merveilleusement en position une fois qu'elle est ajustée, mais elle s'accroche à tous les instruments qui viennent à son contact. La digue lisse, au contraire, ne tient peut-être pas aussi bien à la dent, mais elle ne s'accroche pas aux instruments, elle cause moins d'ennuis et nous semble plus recommandable.

Dimensions de la digue

Les dimensions de la digue varient suivant les cas, suivant la dent traitée. Elle pourra avoir environ dix-sept centimètres de côté pour les molaires et quinze pour les incisives. Quelques opérateurs préfèrent la couper en forme de triangle isocèle. Ils placent en haut la longue base du triangle et la maintiennent par le porte-digue ; le sommet pend sur le menton. Cette manœuvre économique de couper la digue peut servir pour la partie antérieure de la bouche, mais pour les dents postérieures elle n'est pas à conseiller.

Percement des trous dans la digue

Les différents emporte-pièces peuvent être employés pour percer les trous dans la digue. Si vous ne possédez pas d'emporte-pièces, vous pouvez procéder de la manière suivante : Vous prenez un instrument à manche rond, d'environ 4 millimètres de diamètre, dont l'extrémité est légèrement ovale et parfaitement lisse. Vous tendez sur cette extrémité le point de la digue que vous voulez perforer, puis, avec un canif bien coupant, vous entaillez le caoutchouc, sur le côté du manche, tout près de l'extrémité. Vous enlevez ainsi infailliblement un morceau de digue rond et net. Pour faire le trou plus ou moins grand, il vous suffira de faire l'entaille plus ou moins loin du bout de l'instrument. Si la distance est minime, le trou sera de petite dimension ; si elle est grande, le trou sera d'un plus grand diamètre. Ce procédé donne d'excellents résultats (*fig. 28*).

Le diamètre des trous, pour les différentes dents, varie à peu près de un à trois millimètres. Avec un peu d'habitude, vous arriverez à les percer exactement de la grandeur voulue. Leur écartement doit varier suivant l'écartement des dents et l'état de la gencive qui occupe leur intervalle. Si les couronnes des dents

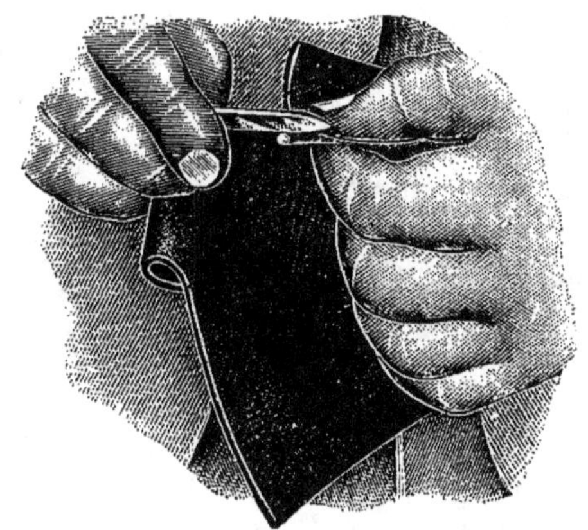

Fig. 28

sont longues, si leur point de contact est près de la face triturante, si l'espace interproximal est large et imparfaitement rempli par la gencive, les trous de la digue doivent être espacés. Si, au contraire, les dents sont courtes, si la gencive remplit les espaces interproximaux, il y a peu de place entre les dents pour le caoutchouc et les trous doivent être rapprochés. Mais la digue doit toujours pouvoir recouvrir entièrement la crête gingivale interdentaire et exclure toute humidité. Si le pont de caoutchouc qui sépare les trous est trop étroit, il se loge entre la dent et la gencive et ne recouvre qu'en partie les tissus mous. Les trous doivent être espacés de 2 à 4 millimètres dans les digues de poids moyen ; l'écartement doit être plus grand pour les digues légères. Ces règles ne s'appliquent pas aux cas où les dents sont anormalement espacées : l'écartement des trous doit alors être proportionné à la largeur de cet espace.

Clamps ou crampons destinés à maintenir la digue

On a souvent mal compris l'usage des clamps ou crampons destinés à fixer la digue et on en a beaucoup abusé. Ces clamps, s'ils sont bien choisis et bien ajustés, sont d'une grande utilité, mais, employés sans discernement, ils produisent de graves lésions sur les dents et les tissus voisins et font inutilement souffrir le patient.

Il est de la plus grande importance de ne se servir que de clamps bien appropriés aux cas en traitement, et il est nécessaire de les bien ajuster. Si le clamp ne s'adapte pas bien exactement à la dent, il est évident qu'il ne restera pas en place sans amener de graves inconvénients. Vous aurez donc un nombre suffisant de clamps pour répondre aux besoins les plus variés. Pour les bien choisir, vous devrez avoir étudié l'anatomie des dents et connaître parfaitement la forme de la couronne et du collet dans toute la série.

En ajustant le clamp, vous pouvez causer deux sortes de lésions :

1° Si le clamp est trop petit pour la dent, il la serre trop et la coupe au collet; alors, dans une longue opération, où le plus léger mouvement de la digue le fait remuer, le frottement de ses bords tranchants ébrèche l'émail.

2° Si vous le placez au delà du collet, il lèse la gencive et produit une inflammation souvent peu grave, mais qui doit cependant être évitée.

Si vous ne parez pas à ces deux écueils, vous provoquerez pour la suite la méfiance et l'appréhension du patient. Dans la grande majorité des cas, bien choisi et soigneusement appliqué, le clamp ne produira ni douleur appréciable ni lésions.

L'application du clamp est généralement facile ; elle présente cependant des difficultés lorsque les couronnes affectent la forme d'un tronc de cône, dont la petite base est soit au collet, soit à l'extrémité triturante. Dans le premier cas, la couronne est longue, la face triturante très large ; c'est tout près de cette face que sont les points de contact avec les dents voisines, et les espaces interproximaux sont larges et longs. La dent est beaucoup plus étroite au collet qu'à son extrémité triturante, ses faces latérales, par suite, se rapprochent en se dirigeant vers la racine. Les clamps ordinaires adaptés sur ces dents ont une tendance à glisser sur ces faces convergentes et à blesser la gencive, ce qui produit une souffrance insupportable (1).

Pour obvier à cet inconvénient, on a imaginé des clamps pourvus de crans d'arrêt destinés à s'accrocher sur la face triturante et à les empêcher de glisser trop loin vers la racine. Mais, souvent, malgré cette modification, les clamps s'inclinent en avant, et la pointe antérieure de leurs mors s'enfonce dans la gencive. Les crans d'arrêt ont encore l'inconvénient de cacher plus ou moins le champ opératoire. Dans ces cas, il est préférable de se passer totalement de clamp et de maintenir la digue par quelque autre moyen.

La difficulté n'est pas moindre, mais totalement différente, lorsqu'on se trouve en présence de dents courtes, plus larges au collet qu'à l'extrémité triturante. Dans ces cas, les faces latérales convergent vers la face masticatrice, et il semble presque impossible de fixer le clamp. Le plus léger mouvement tendra à le faire sauter, et on sera ainsi exposé à détériorer ou à briser une obturation commencée. Quant à la gencive et à la couronne, elles seront, dans ce cas, rarement lésées, ou bien leurs lésions seront superficielles ; l'émail, en effet, recouvert par la gencive dans sa portion voisine du collet, est très épais et résistant à l'endroit où repose le clamp, et la gencive, qui n'adhère pas à la couronne, puisqu'elle s'insère sur la racine, peut être facilement refoulée sans être lacérée. On pourrait, au besoin, anesthésier préalablement la gencive, appliquer après l'opération un léger antiseptique et masser doucement le tissu lésé.

Pour les cas extrêmement difficiles, par exemple pour les troisièmes molaires à peine poussées, vous emploierez un clamp spécial, dont nous donnerons plus loin la description.

En somme, réserve faite pour les types de dents dont nous venons de parler et pour les cavités linguales, labiales et jugales, dont nous nous occuperons plus loin, l'emploi des clamps, s'ils sont convenablement ajustés, ne doit pas causer de craintes sérieuses au patient.

---

(1) Lorsque cette forme conique de la dent n'est pas trop accentuée, on peut souvent empêcher le clamp de glisser en enduisant préalablement les surfaces sur lesquelles on veut le faire reposer d'une ou deux couches de vernis sandaraque.

DIFFÉRENTES SORTES DE CLAMPS

Clamps pour molaires et prémolaires

Avant les perfectionnements récents, la principale difficulté de l'application de la digue, sur les molaires et prémolaires, était de la passer sur les dents et de la maintenir en position pendant qu'on ajustait le clamp. Il fallait la placer avec les doigts, et cette manœuvre était excessivement malaisée, quelquefois même impossible, tout au moins pour les dents du fond.

Voici quelle était la manière de procéder : les mors du clamp étaient introduits dans le trou fait à la digue ; le clamp et avec

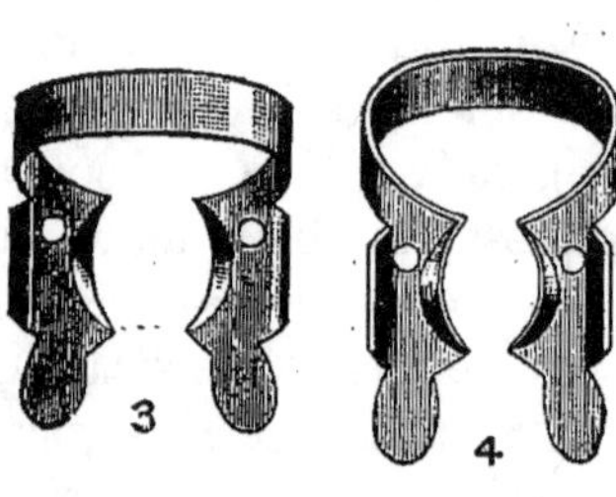

Fig 29

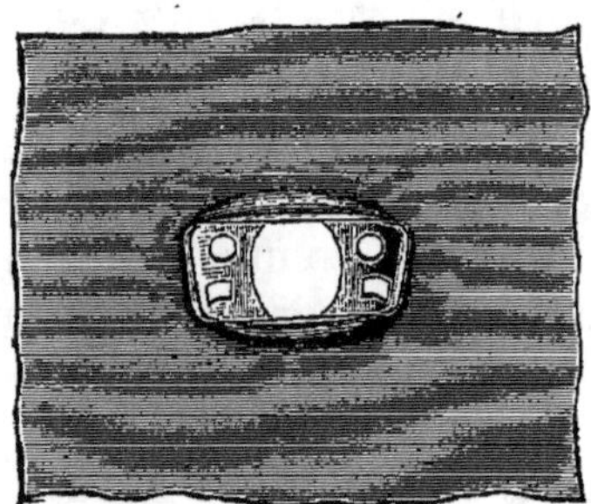

Fig. 30

lui la digue qu'il soutenait étaient mis en place sur la dent ; puis le caoutchouc était passé au-dessus des mors, de façon à venir s'appliquer entre le clamp et la gencive. Cette méthode, avec des clamps ordinaires, présentait un inconvénient : le caoutchouc ainsi tendu cachait la dent et empêchait de bien voir l'endroit où l'on devait fixer la digue. Cet inconvénient n'existe plus avec « le clamp Ivory », dont les deux mors présentent, du côté labial et du côté lingual, un prolongement recourbé ensuite vers le bas. Le rebord ainsi formé sert à tendre le caoutchouc au-dessus et de chaque côté du clamp. L'espace qui sépare les mors est ainsi laissé libre et permet de bien voir ce que l'on fait ; nous étudierons plus loin le détail de cette manœuvre.

De plus, chaque mors présente encore un prolongement antérieur, grâce auquel la digue est tendue plus en avant et plus en dehors, ce qui agrandit le champ de l'opération. Le clamp Ivory réunit donc toutes les conditions voulues : il maintient la digue sur les dents, et il la tient éloignée de la cavité en avant, en arrière, et sur les côtés. L'opérateur obtient ainsi tout l'espace et toute la lumière désirables, et il ne risque plus d'accrocher le caoutchouc avec ses instruments.

La figure 29 reproduit cet appareil ; la figure 30 montre la manière de fixer le caoutchouc sur ses rebords. La figure 31 représente une forme spéciale de mors, très pratique pour les dents

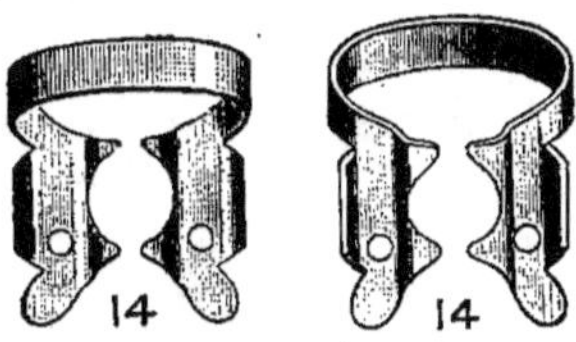

Fig. 31

courtes et tronconiques sur lesquelles les clamps glissent, comme nous l'avons signalé plus haut. On peut voir que les pointes des mors sont recourbées, de façon à s'enfoncer sous le bord libre de la gencive et à étreindre la dent le plus près possible de la racine. L'emploi de ce clamp, quelquefois douloureux, devrait être évité dans les opérations ordinaires, mais, dans les cas spécialement difficiles où aucune autre forme ne peut servir, il permet d'assujettir solidement la digue. Avec des précautions, il ne produira aucune lésion.

Clamps pour cavités du collet sur les faces jugales, labiales ou linguales

Les caries cervicales sont variées et complexes et sont souvent d'un accès difficile. Aussi on ne peut espérer qu'un petit nombre de formes de clamps suffise pour tous les cas. On a beaucoup perfectionné dans ces dernières années la série des clamps cervicaux, et quelques-uns des plus modernes, modèles d'ingéniosité, sembleraient presque universels ; mais pour la moyenne des praticiens, il sera préférable d'en avoir plusieurs variétés.

Trois ou quatre formes semblent nécessaires pour obtenir en

toutes circonstances de bons résultats. Dans les figures ci-contre, nous n'avons pas la prétention de reproduire toutes les formes pratiques de clamps en usage ; mais celles que nous décrivons suffiront cependant pour la plupart des cas.

Le clamp Keefe (*fig. 32*) a pour caractéristiques de s'appliquer par trois becs ou mors (A. B. C.) qui le maintiennent solidement, et l'empêchent de vaciller quand une vis (D), destinée à le fixer, a été tournée. Deux des mors, mobiles longitudinalement, permettent de le modifier suivant la longueur et la forme des dents et suivant la position de la cavité. Il peut donc être placé profondément sur la racine, quand la carie s'y étend. Vous essayerez d'abord soigneusement le clamp sur la dent, avant de poser la

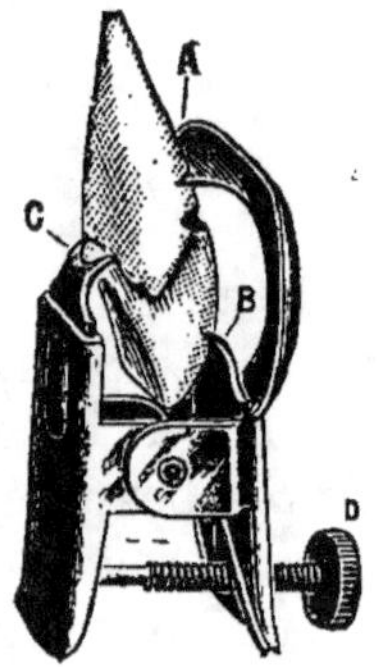

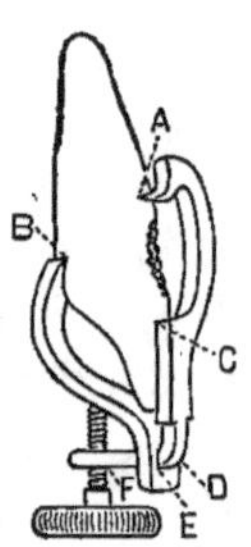

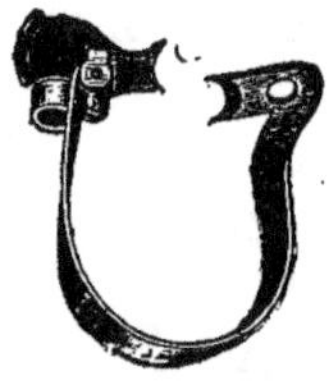

Fig. 32   Fig. 33   Fig. 34

digue, afin de pouvoir placer aisément les mors mobiles dans la position convenable. Puis, vous l'enlèverez, vous adapterez la digue et remettrez le clamp; enfin, vous serrerez la vis (D) pour le fixer solidement.

Le clamp Dunn n° 2 (*fig. 33*) est combiné pour s'adapter à presque tous les cas. Sa boucle, forte et rigide, maintenue en place par une vis, assure sa fixité. Lorsque la carie s'étend loin sur la racine, vous parviendrez, en repoussant la gencive, à placer le mors de ce clamp au delà de la cavité. Mais, le plus souvent, sur la face de l'arcade dentaire opposée à la carie, vous remarquerez que le mors vient reposer sur la gencive et la blesse ; il faut alors protéger les tissus mous par un épais tampon de papier japonais. Vous pourrez ainsi donner au clamp les positions les

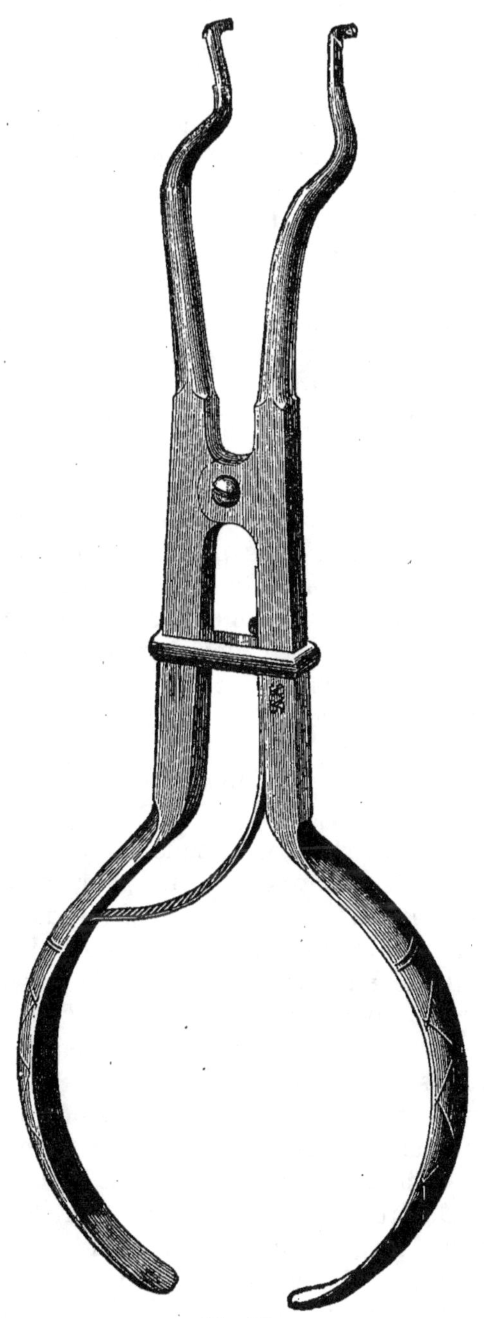

Fig. 35

plus variées, et l'employer dans la plupart des cas de carie du collet. Vous placerez le clamp sur la dent sans la serrer, vous mettrez le tampon sous le mors du côté opposé à la carie, vous pousserez doucement jusqu'à sa place le mors du côté carié, et, enfin, vous fixerez le tout, en serrant la vis.

Le clamp Libby (*fig. 34*) (dont il existe un modèle gauche et un modèle droit) a pour trait distinctif d'être muni, du côté lingual, d'un large mors articulé. Ce mors permet de mettre le clamp facilement en place, et par sa large surface, assure son point d'appui. Son extrémité repose ordinairement sur la gencive ; il faut donc la protéger. Vous y arriverez aisément en glissant, sous le mors du clamp, un petit morceau de tube de caoutchouc qui ne gênera en rien la fixité de l'appareil. Le clamp Libby sera mis en place à l'aide d'un porte-clamps ou forceps de Brewer (*fig. 35*). Avec ces trois sortes de clamps employés avec discernement et habileté, vous pourrez placer la digue dans les cas les plus difficiles de carie du collet et ne rencontrer ordinairement aucune difficulté. Quelquefois, le clamp ne pourra être parfaitement assujetti, et pour l'empêcher de bouger, vous aurez à le maintenir avec les doigts ; ceci ne peut être fait que pour les opérations de courte durée.

Des ligatures

Pour les dents antérieures, lorsque la carie est sur l'une des faces proximales, le clamp est inutile pour maintenir la digue ; vous ne devrez pas l'employer non plus, comme nous l'avons vu, pour les molaires et prémolaires tronconiques. Dans ces cas, vous retiendrez la digue par des ligatures faites au collet des dents. Vous vous servirez, pour cela, de la soie floche cirée, que sa résistance, grande pour un petit volume, permet de passer, sans la rompre, entre les dents serrées.

Quelquefois, la digue a tendance à passer par dessus la ligature et à remonter vers la couronne. Vous remédierez à cet inconvénient en enfilant de petites perles de verre sur la soie et en les plaçant à différents points autour de la dent. Prenons, par exemple, une molaire, sur laquelle la digue glisserait facilement; si l'on place une perle à chaque angle du collet (disto-jugal, disto-lingual, mésio-jugal, mésio-lingual), on peut être sûr que

la digue ne se déplacera pas. Pour arriver au même but, le
Dr E. K. Wedelstaedt conseille de placer sur la soie un peu de
coton tordu. Pour ajuster la ligature, vous introduisez la soie le
long de la face distale de la dent à opérer, vous la conduisez le
long de la face linguale et la passez enfin sur la face mésiale.
Naturellement, le fil doit être assez long pour que vous en puissiez tenir facilement les deux extrémités. Vous faites alors avec les
deux chefs de la soie rassemblés sur la face jugale un nœud de
chirurgien en passant un de ces chefs *deux fois* (*fig. 36*) autour
de l'autre. Le nœud fait de cette façon est beaucoup plus solide

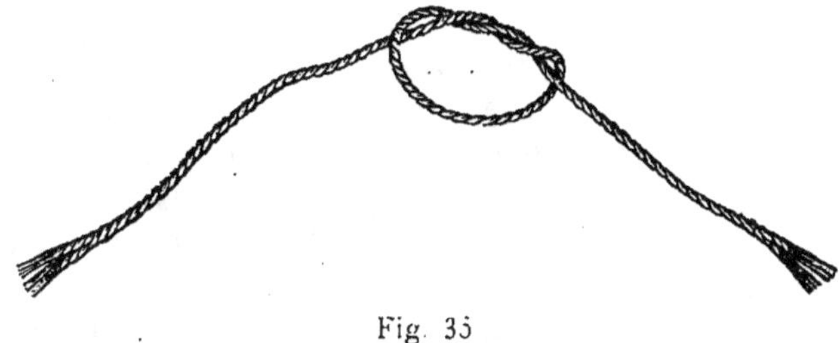

Fig. 35

et sa première boucle n'a aucune tendance à se desserrer, même
si la seconde n'est pas encore faite. Avant de faire cette seconde
boucle, avant même de serrer la première, vous pousserez la
ligature à l'aide d'un instrument mousse vers la gencive, aussi
loin qu'il est nécessaire, et vous amènerez le nœud dans l'espace
interproximal, en tirant légèrement les bouts de la soie en dehors
et vers la racine. La ligature glisse ainsi sous le bord libre de la
gencive et entraîne la digue avec elle. Vous pouvez alors serrer la
première boucle du nœud qui, comme nous l'avons dit, ne se
desserrera pas et suffira à maintenir la digue pendant que vous
ferez la seconde, pour laquelle il n'y a aucune utilité à enrouler
deux fois la soie. Quand la ligature est ainsi ajustée, vous coupez
les bouts près du nœud avec de courts ciseaux recourbés dans le
genre des ciseaux à ongles.

L'application de la ligature paraît douloureuse à quelques
patients ; d'autres, au contraire, ne semblent pas s'en apercevoir.
Cette différence tient à une susceptibilité personnelle ou à une
sensibilité excessive que les gencives peuvent avoir dans certaines

conditions, même chez des sujets non nerveux. La douleur provoquée par la ligature nous invite à nous en dispenser quand nous le pouvons, et, avec les ressources actuelles de notre technique, cela nous est souvent possible. Si la digue est d'un bon poids et soigneusement ajustée, la nécessité de ligatures est l'exception plutôt que la règle. Mais alors il est nécessaire, pour que la digue reste en place et ne laisse pas suinter l'humidité, de l'appliquer de telle façon que les bords des trous soient tournés sous le bord libre de la gencive, c'est-à-dire, dirigés vers la racine et non vers la couronne.

Cette condition n'est pas toujours facilement réalisée. Pour y parvenir, vous tendrez la digue en plaçant l'extrémité des doigts tout près du trou, aux points qui correspondent d'un côté à la face jugale ou labiale, de l'autre, à la linguale de la dent. Vous la disposerez ainsi sur cette dent en tirant contre la gencive. Si, lorsque vous le lâchez, le caoutchouc ne se tourne pas comme vous le désirez, vous pouvez le plus souvent le mettre en place au moyen d'un instrument lisse et mousse : Prenez une spatule à amalgame, par exemple ; tendez la digue vers la racine ; poussez l'instrument obliquement sous le bord de la gencive et cessez alors de tendre. Si ce moyen ne réussit pas, vous devrez employer la soie et vous arriverez ainsi à vos fins invariablement. Mais, si la ligature est contre-indiquée ou si, simplement, elle n'est pas nécessaire pour retenir la digue qu'elle a servi à mettre en place, vous pouvez l'enlever immédiatement.

Quelquefois, il est indiqué de ne ligaturer qu'une ou deux des dents comprises dans la digue. Vous ferez bien, en général, de passer le fil sur celles que vous avez à opérer, afin d'éviter d'une façon certaine le déplacement du caoutchouc et le suintement de la salive. Si la cavité est proximale, il vous faudra souvent ligaturer la dent voisine, pour tendre dans l'espace interdentaire le petit pont de caoutchouc qui sépare les trous, de façon à l'écarter du champ opératoire et à éviter l'humidité. Il peut aussi être utile de ligaturer la dernière dent comprise dans la digue (la plus éloignée de l'opérateur) pour empêcher le caoutchouc d'être déplacé par la traction des lèvres ou de la langue. Fréquemment cependant il suffira de faire pénétrer le caoutchouc entre cette dent et sa voisine à l'aide de soie floche ; cette soie laissée en place et coupée à cinq ou six millimètres

de la dent, formera une sorte de cale qui retiendra la digue.
Quand l'espace interdentaire est trop grand et que ce procédé
ne suffit pas, employez un morceau de caoutchouc ou un bout
d'élastique ordinaire, de volume convenable, que vous mettrez
en place de la même façon et que vous couperez de la longueur
voulue.

Lorsque les gencives sont résorbées et que l'espace interproximal
est ainsi devenu large, la moindre traction déplaçant la digue,
même légèrement, cause le suintement de la salive. Il faut donc,
dans ce cas, maintenir le caoutchouc bien fixé contre la gencive
et empêcher tout mouvement. On obtiendrait ce résultat en liga-
turant toutes les dents ; mais cette manœuvre est plus ou moins
pénible pour le patient et prend beaucoup de temps. Une méthode beaucoup mieux tolérée et plus rapide consiste à fouler
fortement dans chaque espace interproximal, entre la digue et les
points de contact des dents, de petites boulettes de coton qui
formeront la cale (1). Ce procédé, généralement très efficace
pour tenir le caoutchouc en place, ne doit pas causer la moindre
gêne s'il est appliqué avec soin. N'oubliez pas d'enlever les petits
tampons de coton avant d'essayer de retirer la digue, autrement
vous n'y réussiriez pas et feriez souffrir le patient.

Si vous avez lieu de craindre que le caoutchouc n'entre pas
facilement dans les espaces interdentaires, vous y passerez préalablement de la soie, pour vous assurer que ces espaces sont
libres et qu'il ne s'y trouve ni rugosités ni bords tranchants
capables de le lacérer. Il se peut, en effet, que des morceaux
de tartre soient déposés sur les faces proximales, il faut alors
les enlever. Quelquefois aussi, les caries naissantes, situées près
du point de contact sur une dent autre que celle qu'on opère,
risquent de couper le caoutchouc ou la soie qui sert à le retenir. Pour obvier à cet inconvénient, vous polirez les bords rugueux ou ébréchés de l'émail avec un instrument mince et large,
par exemple un écarteur gingival (*fig. 37*). Si vous avez eu soin
d'aiguiser les bords de cet instrument, vous le passerez facilement entre les dents, en lui imprimant un mouvement de bascule, c'est-à-dire en élevant et abaissant successivement l'extrémité

---

(1) De petits morceaux d'amadou coupés d'avance et rangés d'après leurs dimensions, peuvent être employés avec avantage partout où l'on se sert généralement
de boulettes de coton.

du manche. Quand vous arriverez à le mouvoir librement, la digue pourra être adaptée d'une façon satisfaisante.

Lorsque les dents sont ainsi préparées, il faut déterminer l'endroit où seront percés les trous de la digue.
Pour les molaires inférieures, le trou postérieur doit
être situé à environ huit centimètres du bord supérieur
de la digue et à sept ou huit centimètres du bord latéral, qui répond à la dent opérée. Ces dimensions peuvent varier quelque peu suivant la forme des joues et
des lèvres du sujet. Pour les prémolaires inférieures,
les trous peuvent être un peu plus rapprochés des
bords, mais dans tous les cas, la digue doit couvrir
entièrement la lèvre supérieure et la commissure.

Pour les molaires ou les prémolaires supérieures, le
trou le plus reculé peut être à cinq centimètres des
bords. Si, partant de ce point, vous voulez appliquer
la digue sur les dents immédiatement antérieures,
vous perforerez les trous suivant une ligne répondant
à la courbure de l'arcade dentaire.

La digue doit toujours embrasser un nombre de dents
suffisant pour que le caoutchouc bien écarté laisse un
vaste champ opératoire et vous permette de bien voir
la région où vous opérez. Si la digue n'isolait qu'un
petit nombre de dents, elle ne serait pas assez tendue,
elle se plisserait et cacherait plus ou moins la cavité ;
de plus, vous seriez exposé à accrocher continuellement le caoutchouc avec les fraises ou les autres instruments rotatoires.

Il peut cependant se rencontrer des cas où, en raison de la difficulté d'appliquer la digue, vous soyez
forcé de réduire le nombre des dents protégées ; mais,
dans les conditions ordinaires, lorsque vous opérerez
les molaires ou les prémolaires, la digue doit aller jusqu'aux incisives latérales ou même jusqu'aux cen-
trales. Il y a de plus une raison anatomique qui vous
engage à arrêter le caoutchouc sur une incisive alors
même que, fixé sur la canine, il procurerait un champ
opératoire suffisamment vaste ; c'est que les canines,

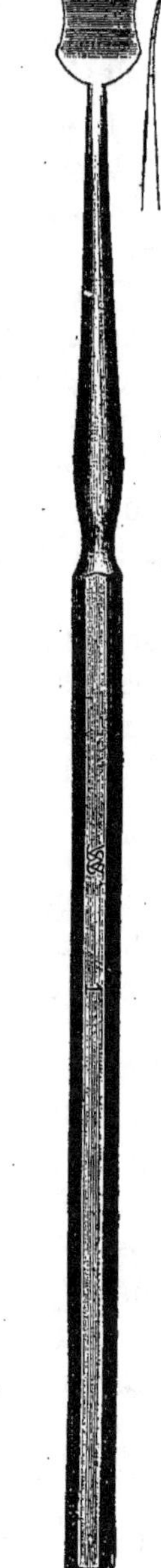

Fig. 37

avec leur forme conique, retiennent difficilement la digue, tandis que les incisives, avec leur face mésiale ordinairement inclinée en dedans et vers le collet, la maintiennent solidement.

Mode d'application de la digue dans les différents endroits de la bouche

Avant d'appliquer la digue sur une dent quelconque, vous aurez soin d'en nettoyer parfaitement la surface, en la frottant avec un tampon d'ouate imbibée d'alcool ; vous enlèverez tous les débris qui peuvent y être attachés, ou qui sont entassés près du feston gingival. Si vous négligez de prendre cette précaution, vous êtes exposé à enfoncer sous la gencive, avec la digue, ces débris toujours septiques, et leur contact prolongé avec les tissus mous, pendant l'opération, peut provoquer de l'infection et une inflammation douloureuse.

Pour bien suivre les explications que nous allons donner au point de vue de la manière de tenir tant le porte-clamp que la digue, le débutant trouvera avantage à lire le texte, ayant en mains les instruments dont il s'agit, et à se guider sur les figures qui sont jointes au texte. Il se rendra ainsi compte de la facilité avec laquelle peut être mise en pratique cette théorie qui, à la simple lecture pourrait sembler compliquée.

Pour les prémolaires et les molaires inférieures, vous choisirez pour maintenir la digue, un clamp qui s'ajuste bien sur la dernière dent qui doit y être comprise. Vous suspendrez ensuite le caoutchouc sur les rebords du clamp ; puis vous saisirez son bord supérieur entre le pouce et les doigts de la main gauche, de façon à le tendre contre la boucle du clamp et à l'empêcher ainsi de gêner la vue pendant son application. Alors, vous tenant à droite et légèrement en face du patient, et lui élevant le menton de façon à voir directement dans sa bouche, vous placez sur la dent le clamp et avec lui la digue. Le clamp doit être ajusté délicatement et avec beaucoup de douceur, de façon à provoquer le moins de douleur possible. Le malade éprouve parfois un léger agacement à la première étreinte de cet appareil, mais, si le clamp est bien choisi et soigneusement ajusté, cette sensation disparaîtra au bout d'un moment. Vous enlevez alors le porte-clamp, puis à l'aide d'une presselle ou d'une fine spatule, vous dégagez le caoutchouc de façon à ce qu'il vienne entourer la dent. Quand la digue est ainsi fixée, vous en maintenez les bords avec le porte-digue et vos deux mains sont libres pour continuer l'ajustement sur les autres dents. Connaissant le nombre de trous que vous avez percés, vous comptez ceux qui sont restés libres et vous vous assurez, en plaçant chaque trou au-dessus de la dent à laquelle il est destiné, que vous n'avez pas laissé une partie de la digue, comprenant un de ces trous, entre la dent enserrée par le clamp et celle qui lui est immédiatement antérieure. Cette vérification faite, vous passez le caoutchouc successivement sur chaque dent, en procédant d'arrière en avant, jusqu'à ce que toutes y soient comprises.

Pour cela, vous le saisissez de chaque côté et près du point où il est perforé, et vous enfoncez dans l'espace interproximal, au delà du point de contact des dents, le lambeau de digue qui sépare les trous. Si, en un point quelconque, ce lambeau semble être arrêté et rencontrer un obstacle, n'insistez pas de peur d'amener une déchirure. Tendez-le simplement au-dessus de ce point et passez aux dents suivantes ; vous vous servirez ensuite de soie floche pour l'enfoncer dans les endroits difficiles. Vous examinerez soigneusement s'il n'existe pas quelque endroit par où l'humidité pourrait suinter, et vous ne négligerez pas, dans cet examen, la face distale de la dent qui porte le clamp. Si vous craignez qu'il ne s'y trouve une porte d'entrée pour la salive, vous appliquerez plus exactement la digue à l'aide d'un fil de soie. Après cet ajustement, vous vous occuperez du bien-être du malade et emploierez, suivant les cas, d'après les indications données plus haut, les serviettes, les tampons, le sac de caoutchouc, etc. Si les bords inférieurs de la digue ont tendance à s'enrouler et à entraver votre travail, vous les tendrez à l'aide de poids.

Pour les prémolaires et les molaires supérieures, le procédé d'application est sensiblement analogue à celui que nous venons de décrire pour les dents inférieures. Cependant, quelques mouvements doivent être faits en sens inverse, la position du malade et celle de l'opérateur doivent être légèrement modifiées et le porte-clamp doit être tenu différemment. Lorsqu'il s'agit des dents inférieures, les griffes du porte-clamp sont dirigées en bas (*fig. 38*) : les branches sont tenues dans la paume de la main, le

dos de la main regardant en haut ; le pouce est placé près de
l'articulation de l'instrument, sur la branche la plus rapprochée
de l'opérateur, les autres doigts enserrant la branche la plus
éloignée. Lorsqu'il s'agit des dents supérieures (*fig. 39*), les griffes
du porte-clamp sont, au contraire, tournées en haut, le dos de la

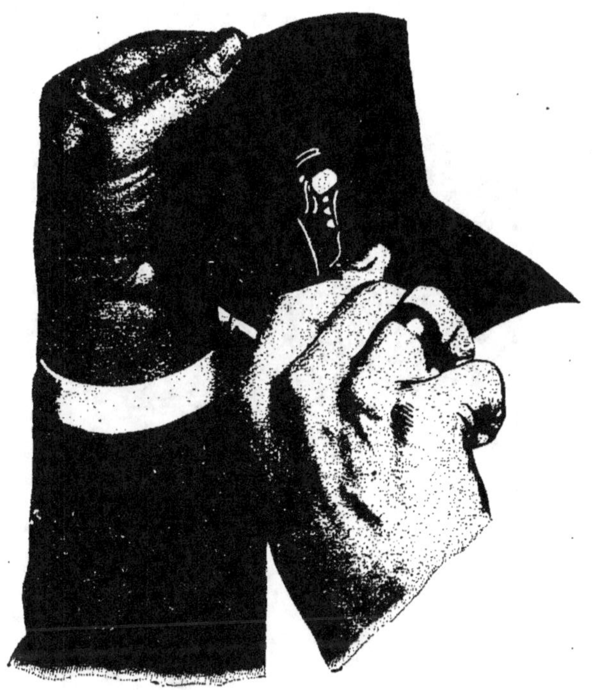

Fig 38

main de l'opérateur regarde en bas ; les branches du porte-clamp
croisent en diagonale la paume de la main passent ensuite entre
le majeur et l'annulaire et sortent entre le pouce et l'index. De
cette façon, les branches sont tenues serrées à leur extrémité
entre le pouce et l'index, et plus loin, près de leur articulation,
entre le majeur et l'annulaire. Les extrémités du majeur et de
l'index entourent et recouvrent la branche la plus éloignée de
l'opérateur, tandis que le pouce entoure et recouvre la branche
la plus rapprochée. L'extrémité de ces trois doigts est dirigée

vers les griffes de l'instrument. Ainsi, le petit doigt est le seul qui ne touche pas le porte-clamp ; celui-ci est maintenu par l'index et le pouce, et la force qui tend à l'élever pour placer le clamp est exercée par l'annulaire, puisque les branches reposent en travers sur ce doigt.

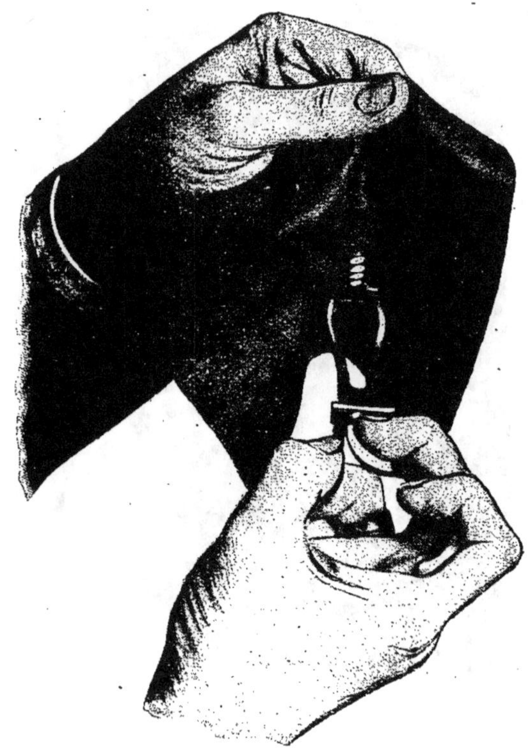

Fig. 39

Pour ajuster la digue sur les molaires supérieures, la tête du patient doit être renversée de façon à permettre de bien voir ses dents. Pour le côté droit de la bouche, tenez-vous à droite et en face du patient, et tournez sa tête légèrement vers la droite. Vous pouvez ainsi voir directement les faces triturantes des dents si le menton est élevé à une hauteur suffisante.

Pour le côté gauche de la bouche, vous approcherez plus facilement des dents, en abaissant légèrement le fauteuil et en vous plaçant un peu derrière du patient, de façon à lui passer la main et le bras gauche au-dessus et autour de la tête. Vous pourrez ainsi écarter le bord supérieur du caoutchouc pendant que la main droite maniera le porte-clamp.

Vous étudierez soigneusement les particularités de forme et de

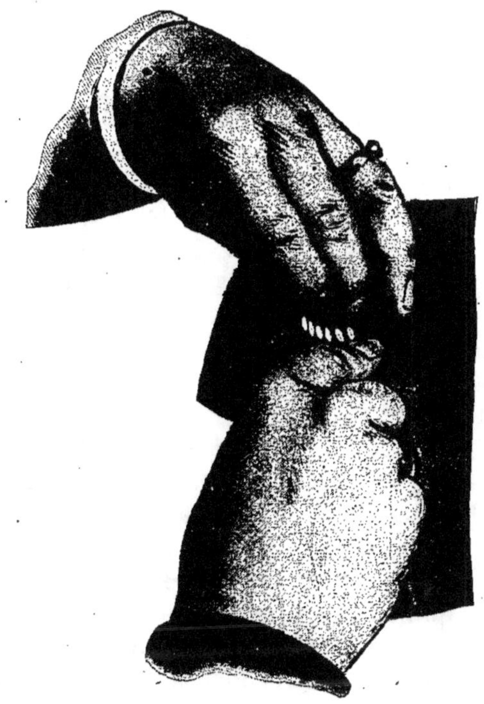

Fig. 40

position que présentent la bouche et les dents des différents individus, afin d'en tirer tout l'avantage que votre ingéniosité pourra vous suggérer, car, s'il y a toujours une manière excellente et particulièrement facile d'atteindre le but, il n'y a pas de procédé qui soit invariablement le meilleur et le plus commode. Aussi, pour obtenir dans chaque cas les résultats les plus satisfaisants, vous serez prêt à varier vos méthodes au moins dans les détails d'importance secondaire.

Pour les molaires et les canines supérieures, les trous de la digue doivent être à trois ou cinq centimètres du bord supérieur. Une distance de trois centimètres paraitra souvent très suffisante ; mais, lorsque le patient est un homme à grandes moustaches, une bande de caoutchouc de cinq centimètres sera nécessaire pour couvrir parfaitement cette moustache et l'empêcher d'être gênante.

En aucun cas, la digue ne doit reposer sur les narines et gêner la respiration du patient.

Pour les dents antérieures du bas, la ligne des trous doit être éloignée de sept ou huit centimètres du bord supérieur afin que, la bouche étant grande ouverte, la digue recouvre la lèvre supérieure,

Pour ajuster la digue sur les *dents antérieures du haut*, vous tiendrez le bord supérieur du caoutchouc avec la main gauche, le coude étant au-dessus de la tête du patient, la paume de la main tournée du côté de sa figure et les doigts dirigés vers le bas. Cette main tiendra le caoutchouc (*fig. 40*) entre le pouce et l'index d'une part, l'annulaire et le petit doigt d'autre part, de telle façon que le pouce et le petit doigt soient sous la digue, cachés par elle, et les trois autres doigts étendus sur sa face antérieure ; entre ces deux fortes prises, le médius reste libre pour tendre et élargir les trous. La partie inférieure de la digue est tenue par la main droite ; ramassée d'un côté en avant du menton par le pouce et la paume, elle est saisie, de l'autre côté, par les trois derniers doigts qui se replient fortement sur la paume, pour pouvoir tendre le caoutchouc. Ainsi, l'index reste libre. Alors, vous placez l'extrémité du médius gauche au bord supérieur du trou qui correspond à la dent la plus éloignée vers la gauche et vous appuyez l'extrémité de l'index droit sur le bord inférieur du même trou.

Tenant ainsi la digue, il vous est très facile de la mettre en place. Vous commencez toujours par la dent de gauche la plus éloignée, et vous avancez vers la droite en protégeant successivement chaque dent. Vous enfoncez complètement, dans les espaces interproximaux, les lambeaux de caoutchouc qui séparent les trous par un mouvement de scie, imprimé par les deux doigts libres et vous faites votre possible pour que le bord du trou se tourne du côté de la racine sous le bord libre de la gencive. Il ne vous reste plus qu'à fixer le bord supérieur de la digue dans le porte-digue, à appliquer les ligatures si elles sont nécessaires, puis à veiller au bien-être du malade, comme nous l'avons dit précédemment.

S'il s'agit des *dents antérieures du bas*, la position de la main gauche reste à peu près la même, mais celle de la main droite est entièrement différente (*fig. 41*).

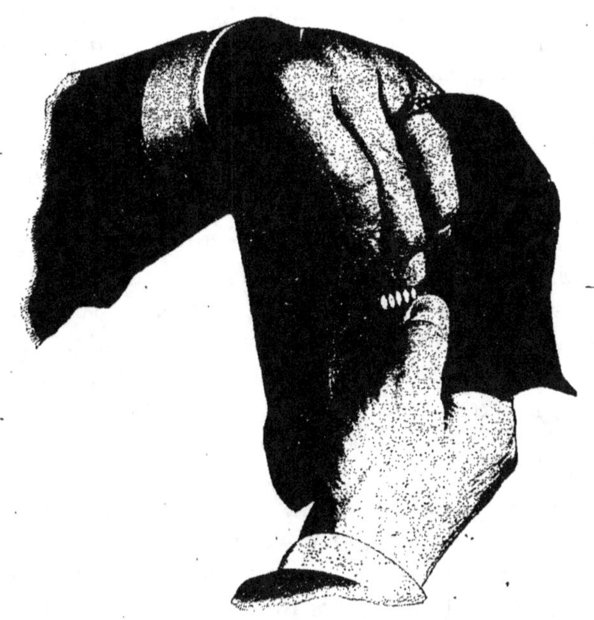

Fig. 41

Au lieu de rassembler latéralement la digue dans la paume de la main, en la prenant par les côtés, vous la saisirez de bas en haut, le pouce étant seul sur la face externe ou supérieure. Vous la maintiendrez en repliant les quatre doigts dans la paume de la main, et ainsi le pouce reste libre pour agir avec le médius gauche. La manière d'introduire la digue est aussi modifiée. Pour les dents supérieures, le médius agissait sur leur face labiale ; dans le cas présent, il cède sa place au pouce droit et va tendre le caoutchouc à l'intérieur de la bouche sur la face linguale de la dent .

Application de la digue pour les cavités jugales, labiales ou linguales

Les principales difficultés que l'on rencontre dans le traitement des cavités des faces jugales, labiales et linguales sont l'extension de la carie vers la racine et l'envahissement parfois considérable de la cavité par le tissu gingival hypertrophié. Il· faut alors refouler la gencive pour voir le bord gingival de la cavité, et placer au delà de ce bord le clamp et la digue. On y arrive de plusieurs façons. Si le tissu hypertrophié atteint un certain volume, vous l'enlèverez au bistouri ou avec des ciseaux courbes, puis vous emplirez la cavité avec de la gutta-percha, que vous ferez dépasser sur le bord gingival, afin de refouler la gencive le plus possible. Vous laisserez cette gutta deux ou trois jours en place, pour attendre le retrait et la cicatrisation des tissus. D'autres fois, il ne sera pas nécessaire de couper préalablement la gencive ; une application de gutta sera suffisante. Si la forme de la cavité rendait difficile le maintien de cette obturation provisoire, vous la fixeriez par une ligature autour de la couronne (1).

Quelquefois la carie est très étendue sur la couronne et sous la gencive, tout en étant peu profonde. Il est alors impossible d'employer la gutta, pour obtenir le retrait nécessaire ; vous chercherez alors à découvrir extemporanément les bords de la cavité en poussant la gencive au moyen du clamp ; ou si cela ne peut être fait, il ne restera qu'à inciser verticalement les tissus au-dessus de la cavité. Vous obtiendrez ainsi deux lambeaux de gencive qui pourront être facilement écartés et qui se cicatriseront vite si l'incision a été bien nette (*fig. 42*).

Il va sans dire que cette petite manœuvre doit être faite antiseptiquement. Lorsque, après la fin de l'opération, le clamp est enlevé, vous ramenez doucement les deux lambeaux de gencive à leur place et vous les maintenez avec les doigts en bonne position pendant quelques minutes. Prévenez le patient qu'il ne devra pas se servir de brosse à dents tant que la plaie ne sera pas com-

---

(1) On peut détruire presqu'extemporanément le tissu gingival hypertrophié, en y appliquant de petits cristaux d'acide trichloracétique. Le tissu fongueux blanchit immédiatement et peut être coupé sans provoquer de douleur ni d'hémorragie. Mais ce procédé ne doit pas être employé lorsque la gencive est saine.

plètement cicatrisée ; prescrivez un bain de bouche antiseptique.
à prendre plusieurs fois par jour, et recommandez un massage
prudent des tissus.

Quand vous avez ainsi découvert le bord gingival de la cavité,
une des plus grandes difficultés de l'application de la digue est
supprimée, mais il en reste une à vaincre. Sur la face opposée à
la cavité, la gencive s'étend beaucoup plus vers la couronne que

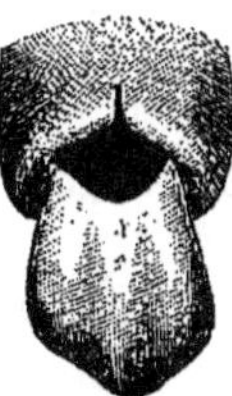

Fig. 42

du côté carié. Le clamp ordinaire, dont les mors ne peuvent dans
ce cas s'adapter sur la dent à des points directement opposés,
est donc forcément mal assuré. Vous emploierez alors l'un des
mors ajustable et à triple contact, le clamp Libby, à talon mobile
pour la surface linguale ; ou le clamp Dunn, pour lequel vous
aurez soin de préserver la gencive, du côté opposé à la cavité, avec
un tampon de coton ou de papier japonais. Vous n'oublierez pas
d'essayer les différents clamps sur la dent, avant d'appliquer la
digue pour choisir le mieux approprié au cas en traitement.

Dans ces cas difficiles, les trous de la digue doivent être plus
éloignés que d'habitude, de façon à ce que les lambeaux de
caoutchouc qui les séparent puissent supporter une forte tension, sans devenir trop minces ou trop étroits.

Application de la digue dans les cas difficiles

Sur les dents antérieures, il est rare que la digue ne puisse
facilement être appliquée et solidement maintenue ; mais quand
il s'agit des molaires, et particulièrement de la seconde et de la
troisième, le problème devient quelquefois compliqué. La forme
particulière que ces dents affectent parfois, les conditions défa-
vorables de leur position dans la bouche et leur point de contact

quelquefois imparfait, la tendance du patient à la résistance, telles
sont les principales difficultés que vous pouvez avoir à surmonter

Pour ce qui regarde la forme, nous avons déjà parlé des dents
coniques, plus larges près du collet qu'à la face triturante, et de
la nécessité qu'il y a à employer pour elles des clamps spéciaux.
Pourtant, si on les examine attentivement, on trouve en général
une légère dépression située un peu en dessous du bord gingival
dans la région où la couche d'émail s'amincit en arrivant au
cément. La gencive n'adhère pas encore à la dent à ce niveau, de
sorte que vous pouvez utiliser un clamp du type que nous avons
reproduit figure 20. Les extrémités de ses mors sont inclinées
en dedans et en bas, elles peuvent ainsi pénétrer aisément sous
la gencive, atteindre la dépression que nous venons de signaler
et assurer une prise suffisante, pourvu que le sujet consente à
subir temporairement une gêne légère. Si vous placez cet instrument avec soin, vous le trouverez très utile et peu douloureux.
Vous le poserez à l'aide du porte-clamp de Brewer, car sa boucle
est très rigide, et vous ne pourriez pas facilement ouvrir les
mors avec un porte-clamp ordinaire.

En signalant la position défavorable de certaines dents, nous
faisions particulièrement allusion aux troisièmes molaires supérieures, dont l'axe est dirigé en dehors et en bas, de façon que leur
face triturante regarde quelque peu la joue. Il arrive souvent,
dans ce cas, qu'en ouvrant la bouche, le bord antérieur de la
branche montante du maxillaire inférieur vient en avant heur-
ter la boucle du clamp. Vous n'aurez pas cet ennui avec un
clamp à petite boucle, que vous appliquerez de la manière
suivante : Introduisez-le d'abord dans la bouche, et avant d'essayer de le mettre en place, écartez fortement avec les doigts de
la main gauche, la commissure des lèvres, du côté de la dent
malade ; vous mettez ainsi en lumière la face triturante des molaires supérieures. Demandez alors à votre patient de rapprocher
les mâchoires autant qu'il le pourra (1). Ce mouvement aura pour
effet de reculer la branche montante du maxillaire inférieur, de
diminuer la tension des lèvres et de la joue, de permettre de voir
plus complètement les molaires et de fournir un espace suffisant

(1) Et veillez à ce que, dans ce mouvement, le patient ne porte pas sa mâchoire
inférieure en avant.

pour mettre le clamp en position.. Vous n'avez pas besoin, pour finir l'opération, de maintenir les mâchoires du patient largement ouvertes, car une fois la digue mise en place, vous devez pouvoir terminer tout le travail, sans avoir à vous pencher, et cela à l'aide du miroir habilement manié.

Il arrive quelquefois que le bord antérieur de la branche montante du maxillaire inférieur touche presque la face jugale de la troisième molaire du bas et s'oppose à l'application d'un clamp ordinaire. Il faut alors avoir recours au clamp Southwick (*fig. 43*). On fabrique quatre dimensions de ce modèle qui est particulièrement utile. Il peut souvent être adapté aux dents supérieures, aussi bien qu'aux dents inférieures.

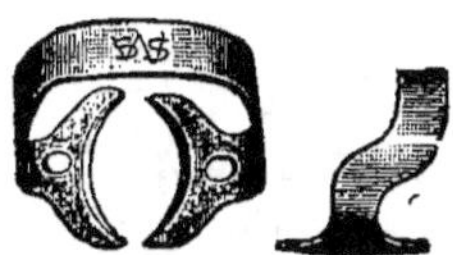

Fig. 43

Nous arrivons aux conditions défectueuses de contact. Deux cas peuvent constituer un obstacle sérieux à l'ajustement de la digue. Dans le premier, une légère carie, située près du point de contact et dont les bords d'émail sont tranchants, peut couper le caoutchouc. Nous avons antérieurement indiqué qu'il faut dans cette circonstance passer entre les dents un instrument à lame large et mince et détruire ces bords coupants.

Vous rencontrerez la seconde difficulté lorsque les faces proximales des molaires sont très usées par suite de leurs frottements réciproques ; les points de contact sont devenus de larges facettes étroitement appliquées l'une contre l'autre, et il est alors impossible d'introduire entre elles l'instrument à large lame dont nous venons de parler. Cet état des faces proximales se complique fréquemment d'une usure considérable des faces triturantes. Celles-ci sont alors larges, plates, unies et rejoignent la face proximale suivant un angle coupant. La légère dépression en forme de V, qui sépare normalement les dents au niveau de la face triturante, a disparu et l'introduction de la digue devient particulièrement difficile. Comme précaution première, vous commencerez par passer un fil de soie entre les dents, pour enlever toute parcelle de matière étrangère qui pourrait y être logée. Puis, les espaces interproximaux étant nettoyés, vous placerez la digue avec le clamp sur la dernière dent ; vous amènerez ensuite le lambeau de caoutchouc au-dessus de l'espace interproximal dans lequel il doit pénétrer et vous le tendrez avec deux doigts de la main gauche, l'un agissant vigoureusement du côté jugal, l'autre du côté lingual, et, par de légers mouvements, vous chercherez à obtenir quelque écartement. Ce procédé suffira généralement à permettre l'introduction de la digue, et vous l'emploierez pour chaque dent si cela est nécessaire. Vous pourrez encore faciliter le passage du lambeau de caoutchouc, en l'enduisant de vaseline ou de quelque autre corps gras, mais vous prendrez bien soin de ne pas en enduire la surface de la digue, car si la partie que vous devez tendre entre les doigts était lubrifiée, elle vous glisserait dans la main, quelque effort que vous fassiez. N'employez donc cet adjuvant qu'en cas de nécessité absolue (1).

Enfin, le patient lui-même peut être une cause d'ennuis par l'opposition musculaire de sa langue et de ses lèvres. Parfois il vous suffira de lui mettre en main une glace et de le prier de constater combien ces mouvements sont gênants, pour qu'il s'en rende maître et les arrête immédiatement. Mais souvent il paraîtra absolument impuissant à se dominer. Quand, pour une raison ou pour une autre, vous ne pourrez obtenir un relâchement suffisant des muscles, vous limiterez l'application de la digue au nombre de dents strictement nécessaire. Cet inconvénient se rencontre particulièrement pour les molaires inférieures, et vous ferez bien, dans ce cas, d'arrêter la digue à la première prémolaire. Pour être alors certain qu'elle ne viendra pas vous encombrer, et empêcher son déplacement par les mouvements de la langue et des joues, vous glisserez provisoirement un clamp sur la première prémolaire en tournant sa boucle vers l'ouverture de la bouche. D'autre part, vous adapterez sur la dernière molaire un clamp puissant et vous ajusterez la digue

(1) Un procédé très simple consiste à passer dans les trous de la digue un fragment de savon taillé en cône, les bords et les lambeaux de caoutchouc intermédiaires sont ainsi suffisamment lubrifiés et glissent plus aisément dans les espaces interproximaux.

le mieux possible jusqu'à la première prémolaire. Arrivé à cette dent, vous prendrez le clamp, sans modifier sa position, avec le porte-clamp et vous l'adapterez complètement sur la dent, les mors regardant toujours les molaires.

La digue est ainsi solidement fixée à chaque extrémité, et vous avez vos deux mains libres pour faire les ligatures, introduire les ponts de caoutchouc dans les espaces interproximaux, etc. Ce procédé vous sera d'un utile secours.

Certaines cavités peuvent aussi être suffisamment protégées par l'application de la digue sur une seule dent. De cette façon il vous sera facile de faire de petites obturations sur la face triturante des molaires. Néanmoins, cet arrangement présente de tels désavantages que vous ferez bien de n'en profiter que le plus rarement possible.

Emploi des serviettes et des rouleaux de coton pour maintenir la sécheresse du champ opératoire

Pour beaucoup d'opérations relativement courtes, vous pouvez vous passer de la digue et vous préserver de la salive à l'aide de serviettes ou de tampons ou rouleaux de coton préparés pour cet usage. Il vous sera peu facile d'avoir recours à cette méthode pour les dents inférieures ; cependant, avec quelque habileté, vous en tirerez parti souvent même dans ce dernier cas. Vous vous efforcerez, naturellement, d'arrêter le flot de salive, spécialement aux endroits où elle pénètre dans la bouche. Vous n'oublierez pas que, pour la mâchoire inférieure, les conduits salivaires s'ouvrent sur le plancher buccal, près du frein de la langue et sous la pointe et que, pour la mâchoire supérieure, ils débouchent sur la joue en face des molaires.

Serviettes. — Vous préparerez les serviettes désirables, en découpant dans un linge blanc et très propre des morceaux de dimension et de forme appropriées au cas traité. Naturellement, vous les jetterez quand elles auront servi. Quand vous voudrez protéger les dents inférieures, vous couperez une pièce de longueur voulue pour suivre la face interne de l'arcade dentaire en passant sous la pointe de la langue. Elle sera assez large pour qu'étant pliée en tampon, son épaisseur suffise à la faire tenir par pression entre la langue et la mâchoire inférieure. D'autre part, elle ne devra pas être trop épaisse, car la langue, incommodée, la repousserait au dehors. On voit par là que ses dimensions devront varier suivant la grandeur de la bouche.

Reste à ajuster cette serviette. Prenez-la avec des pinces par une des extrémités, demandez au patient de lever la langue vers le palais et profitez-en pour l'introduire au-dessous de la face linguale des molaires, entre la mâchoire et le bord de la langue. Contournez alors l'arcade dentaire en appliquant la serviette immédiatement sous la langue, au-dessus des orifices salivaires, et disposez-la sur l'autre côté de la bouche, comme vous l'avez fait pour le premier côté.

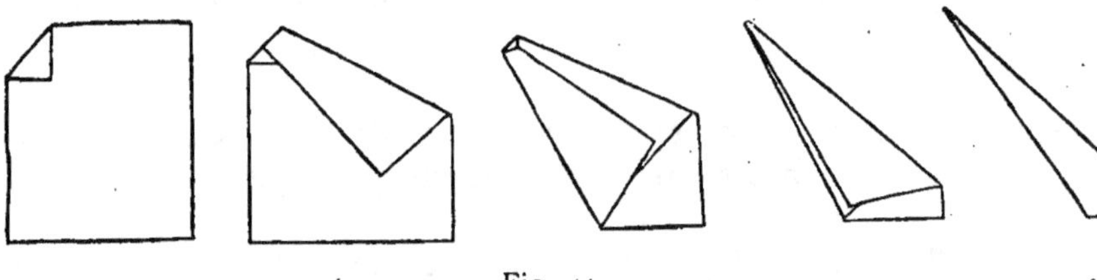

Fig. 44

Prévenez le patient qu'il peut laisser sa langue reposer sur la serviette, mais qu'il ne doit pas l'introduire en dessous, car il la déplacerait certainement. Voici donc protégée la face linguale des dents ; il faut maintenant mettre la face jugale à l'abri de la salive qui vient du canal de Sténon. Si son orifice est situé très haut, vous pouvez vous protéger en tassant une courte serviette entre la joue et les dents supérieures, mais s'il s'ouvre assez bas, la salive pourra couler le long de la joue et atteindre les dents inférieures. Vous n'éviterez cet inconvénient qu'en plaçant une serviette épaisse le long de la face jugale des molaires et des prémolaires inférieures et vous la maintiendrez avec les doigts

(1) On peut encore, avec plus de sûreté, maintenir la serviette avec un clamp ajusté sur l'une des dents de la région où l'on opère. On replie la serviette plusieurs fois sur l'un de ses angles de façon à en faire un rouleau terminé en pointe (*fig. 44*). Cette extrémité pointue est placée dans le vestibule de la bouche, et maintenue en contact avec la face jugale de la gencive par le mors externe du clamp (*fig. 45*). Vous lui faites croiser ensuite la face triturante de l'arcade dentaire sur laquelle elle est fixée par la boucle.

contre la joue et la gencive. Evidemment la salive continuera à
s'écouler, mais elle sera absorbée au fur et à mesure par la
serviette et n'ira pas plus loin. Si après quelque temps vous craignez que le linge ne laisse filtrer la salive, vous l'enlèverez adroi-
tement et le remplacerez par une serviette sèche.

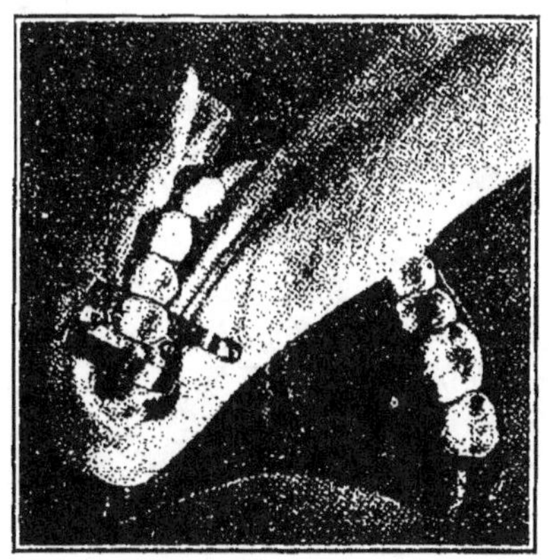

Fig. 45

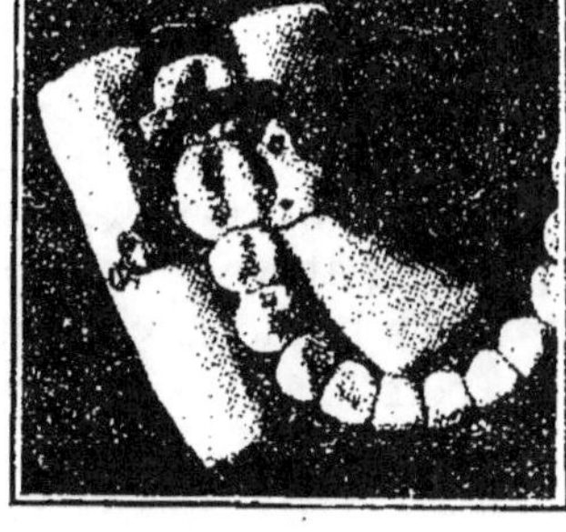

Fig. 46

Rouleaux. — Les rouleaux de coton se trouvent, dans le commerce, préparés en plusieurs grosseurs et on les coupe de longueur
appropriée au cas que l'on traite. Ils sont très pratiques pour
les opérations courtes, particulièrement pour les dents supérieures, mais ils ne rendent pas autant de services qu'une serviette bien appliquée. Ils ne restent guère en place, quand on
les emploie pour protéger toute la face interne de l'arcade dentaire et il vaut mieux limiter leur emploi à un seul côté de la
bouche (1).

Ils ne bouchent pas les orifices salivaires aussi bien que les
serviettes et, en fait, ils ne servent guère qu'à absorber la salive
qui les baigne.

Néanmoins, il est bon d'en avoir une provision, car, bien que
leur usage soit limité, ils sont extrêmement commodes lorsqu'ils
sont vraiment indiqués.

(1) On peut les maintenir en place avec un clamp *(fig. 46)*.

CHAPITRE V

CLASSIFICATION & PRÉPARATION DES CAVITÉS

Dans un rapport présenté à l'*Institut de Pédagogie Dentaire*, et approuvé par cette Compagnie, le *Comité du Syllabus* a divisé les cavités de la façon suivante :

Au point de vue du *caractère*, on distingue deux classes :

1° Les *points et les fissures ;*

2° Les *cavités des surfaces lisses.*

Les *points* et les *fissures* proviennent d'imperfections dans la structure de l'émail dues à un développement défectueux de cette couche protectrice. Il peut arriver, en effet, que deux ou trois points de calcification (1) s'approchent l'un de l'autre sans s'unir, sans coalescer. Il se produit ainsi dans la couche d'émail une solution de continuité par où peuvent pénétrer les micro-organismes de la carie. Ceux-ci s'établissent dans la crevasse protégée par les parois d'émail et poursuivent à l'aise leur travail de destruction.

On rencontre ces cavités sur la face triturante des prémolaires et des molaires, sur la face linguale des incisives supérieures et dans les deux tiers triturants des faces jugales et linguales des molaires. Or, ces portions de la dent sont ordinairement tenues propres par le frottement des aliments pendant la mastication, autant que par les mouvements de la langue et des joues Ce sont

---

(1) La calcification de l'émail des dents multituberculées débute par le sommet des tubercules et forme ainsi des îlots de calcification isolés, analogues aux *points d'ossification* des os et que l'on a par analogie appelés *points de calcification*. Ces points de calcification se réunissent bientôt pour former la couche d'émail de la face triturante. Mais la réunion est souvent incomplète.

donc les défauts de structure de l'émail qui sont responsables de cette classe de caries.

Les *cavités des surfaces lisses* se produisent sur des surfaces dont l'émail est parfaitement formé, mais qui ne sont pas exposées généralement aux frottements, par conséquent au nettoyage mécanique. Elles se distinguent des points et fissures tant par leur origine que par la façon de les préparer pour l'obturation, ainsi que nous le verrons plus loin en détail.

Ce dernier groupe de cavités se présente sur les faces proximales et sur le tiers gingival des faces labiales, jugales ou linguales.

Au point de vue de l'*étendue* et de la *situation*, on distingue les cavités *simples* et les cavités *composées*.

Les *cavités simples* sont celles qui ne s'étendent que sur une seule face de la dent, et l'on dit de la cavité qu'elle est *triturante*, *jugale*, *labiale*, etc.

Les *cavités composées* envahissent deux ou plusieurs faces et l'on peut avoir des cavités *mésio-triturantes*, *disto-labiales*, *mésio-disto-triturantes*, etc.

Les cavités sont ainsi désignées par le nom des faces de la dent sur lesquelles elle se développent. Quant à leurs parois, on donne à chacune d'elles le nom de la face ou de la partie anatomique de la dent avec laquelle elle est en rapport.

Par exemple, dans une cavité mésio-triturante d'une prémolaire supérieure, on appellera paroi *jugale* la paroi qui est la plus rapprochée de la joue, qui est adossée à la face jugale de la dent. La paroi *gingivale* sera celle qui est la plus voisine de la gencive et qui, avec les progrès de la carie, s'avancerait jusqu'à son niveau. Dans une cavité triturante d'une molaire inférieure, le fond, ou plutôt le plancher de la cavité située près de la pulpe devient la paroi *pulpaire*. Si la carie très profonde a envahi la chambre pulpaire, le plancher au-dessous de la pulpe normale devient la paroi *subpulpaire*. Toute surface parallèle au grand axe de la dent est appelée surface *axiale*, et la paroi *axiale* est celle qui approche de la pulpe dans un plan axial.

PRÉPARATION DES CAVITÉS

Cavités proximales des incisives et des canines

Cavités simples n'atteignant pas l'angle incisif. — Les cavités
de ce groupe présentent toujours une difficulté particulière qui
tient à leur situation. Il faut non seulement que la cavité soit
obturée, de façon à conserver la dent, mais encore que l'obturation ne choque en rien les regards et cette condition est une
partie du traitement. Lorsqu'il est possible de dissimuler toute
trace d'intervention, notre devoir est tout tracé, mais nous ne
le pouvons malheureusement pas toujours, particulièrement lorsqu'il s'agit d'une aurification. Et si, désireux d'arriver à ce résultat, nous avons une crainte exagérée d'augmenter les dimensions de la cavité, nous ferons une mauvaise opération grâce à
laquelle la carie pourra reparaître et progresser. Comme conséquence, nos patients perdront de plus en plus confiance dans la
valeur des interventions dentaires.

On a depuis longtemps constaté qu'il existe sur le pourtour
des obturations proximales ordinaires certaines régions où la
carie se reforme souvent. Dans les dents antérieures, ces endroits
se trouvent aux angles gingivo-labial, gingivo-lingual et à l'angle
incisif. Ce fait s'explique fort bien si l'on songe que ces parties
de la dent sont à l'abri du frottement des aliments pendant la
mastication et des mouvements de la langue et des lèvres et que
par conséquent, elles ne sont pas nettoyées mécaniquement. Il en
est de même pour les portions de la dent qui sont à proximité de
ces angles, leur situation les exclut de nettoyage naturel. Ce sont
là les raisons pour lesquelles la carie se manifeste tout d'abord
à ces endroits.

Si donc, quand vous préparez la cavité, vous en limitez le
contour à un cercle de petite dimension, vous laissez exposée
à la carie toute cette région dont nous parlons. La situation
restant identique, tant au point de vue de la protection de
ces portions menacées d'émail, que des causes qui ont amené
une première fois la carie, vous n'avez pour ainsi dire rien fait
pour prévenir le retour de la maladie. Le seul remède consiste à
étendre les contours de la cavité jusqu'aux endroits soumis au

nettoyage mécanique naturel. C'est un procédé opératoire auquel Black a donné le nom d' « *extension préventive* », et nous ne saurions trop recommander cette façon d'agir aux praticiens qui désirent donner à leurs opérations le maximum de durée.

Un autre siège fréquent d'échecs dans cette classe de cavités est le bord lingual, et l'échec tient à ce qu'on laisse souvent une paroi linguale trop mince. On sait que toute portion d'émail insuffisamment protégée doit se briser. Or, la pression des inci sives inférieures s'exerce directement contre cette face linguale, et l'émail trop faible est brisé par le choc masticatoire.

Donc, chaque fois que vous le pourrez, reculez le contour de l'émail jusqu'à ce que les prismes soient bien supportés par la dentine et si cela vous est impossible, pour quelque raison, ayez soin de tailler l'émail en large biseau pour qu'il soit protégé par l'or qui le recouvrira. Si vous opérez avec soin et habileté, l'émail restera intact dans ces conditions, tout au moins dans les cas ordinaires. Cette affirmation ne modifie en rien d'ailleurs la règle générale d'après laquelle l'émail le plus résistant est celui qui est supporté par la dentine. La figure 47 représente la face proximale d'une incisive : en *a* une petite obturation à contour arrondi ; en *b. b. b.* les points de recurrence de la carie. En *c*, le contour que doit avoir la cavité parfaitement préparée.

Cette question de l'extension réclame la plus grande attention. Nous croyons fermement qu'elle est la seule méthode capable de parer aux causes si fréquentes d'insuccès dans cette classe de cavités ; pourtant, il ne faut pas l'appliquer sans discernement. Il y a des cas où il est manifestement impossible et où ce serait même une faute de donner à la cavité les dimensions pourtant désirables. Certains patients viennent parfois nous consulter dans un état nerveux tel qu'il faut avant tout limiter notre préparation aux résections absolument indispensables ; et nous n'avons pas le droit de surmener leur système nerveux pour appliquer jusqu'au bout nos conceptions théoriques.

D'autre part, quelques individus ont une bouche si peu propice au développement de la carie que l'extension préventive semble une mesure extrêmement peu nécessaire. Dans certains de ces cas où la carie est limitée, de petites obturations pourront protéger la dent pendant des années.

L'âge du patient est aussi à considérer. Lorsque nous voyons de telles caries progresser rapidement chez les jeunes gens, nous en pouvons conclure que le milieu buccal est très favorable aux micro-organismes et nous devons employer les moyens les plus actifs pour entraver leur marche. L'extension préventive est alors absolument indiquée. Si, au contraire, nous nous trouvons en présence d'un carie accidentelle se déclarant chez un sujet d'âge déjà avancé, nous pouvons la plupart du temps, sans beaucoup de risques, ne pas faire de résections. Alors, les raisons esthétiques jouent un rôle important dans le traitement de ces dents antérieures. Dans de tels cas il faut, autant que possible, dissimuler les obturations, et la plupart des patients préféreront courir le risque d'un retour de la carie plutôt que d'accepter d'emblée de larges obturations. Soyez alors très catégoriques avec

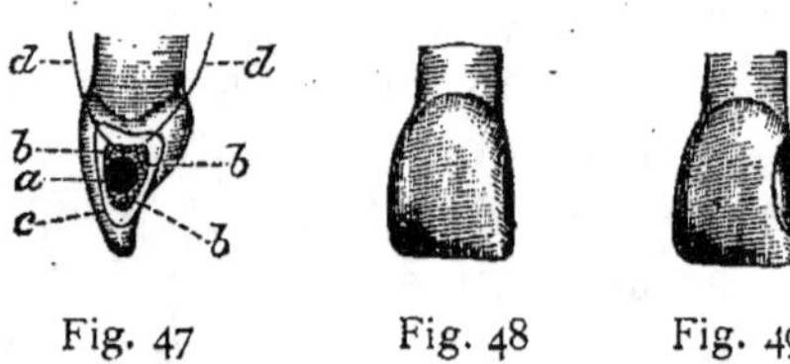

Fig. 47　　　　Fig. 48　　　　Fig. 49

vos malades, de façon qu'ils puissent en toute connaissance de cause choisir entre les deux méthodes. Expliquez-leur que toutes ces obturations, réduites et dissimulées, ne doivent être considérées que comme plus ou moins temporaires et réclament la constante surveillance du dentiste.

Bref, en ce qui concerne l'extension préventive, c'est un devoir pour l'opérateur de donner aux cavités qu'il prépare la forme la plus parfaite et qui promet les résultats les plus durables, et il ne doit pas dévier de cette règle sans avoir de bonnes raisons pour s'en écarter.

Il est un autre détail relatif à l'apparence des obturations sur les dents antérieures qu'il ne faut pas perdre de vue. Il est parfois indiqué, nous l'avons établi, de les cacher autant que possible, mais dans les cas où elles doivent être visibles, il faut les étendre du côté labial de façon qu'elles le deviennent pleinement. Si, en effet, l'aurification proximale reste dans l'ombre confinée entre les deux dents, elle prend, à la distance de deux ou trois pas, une teinte noirâtre qui simule parfaitement la carie. Si au contraire, elle s'étend assez loin pour permettre aux rayons lumineux de se réfléchir sur sa surface, la teinte éclatante de l'or devient immédiatement perceptible.

On voit par là qu'il ne peut guère y avoir de milieu entre l'obturation absolument dissimulée, et la grande aurification complètement visible. C'est ce qu'illustrent les figures 48 et 49.

Cette question de l'aspect de l'or dans les dents antérieures doit être tout autrement envisagée depuis l'apparition des incrustations de porcelaine. Grâce à la porcelaine, ces larges aurifications peuvent être évitées là où l'esthétique le réclame. Il ne faudrait pas cependant conclure de là que le bloc de porcelaine est toujours pratiquement supérieur à l'aurification, même dans les dents antérieures. Il nous donne seulement un moyen particulièrement heureux de dissimuler notre intervention.

Ecartement des dents. — Les conditions indispensables pour commencer le traitement des cavités est d'avoir un espace suffisant pour y accéder librement. On peut l'obtenir dans certains cas en commençant à écarter progressivement les dents avant l'opération. Dans d'autres cas, on pourra arriver au but immédiatement avec l'instrument appelé écarteur ou séparateur. Lorsque les dents se sont considérablement rapprochées à la suite d'une carie proximale profonde ou lorsque par le fait d'une légère irrégularité, elles chevauchent quelque peu, le séparateur est généralement impuissant à gagner l'espace nécessaire à l'établissement d'un contour correct. De même, lorsqu'on a décidé de faire une obturation aussi petite et invisible que possible, il est indispensable d'avoir un écartement très large pour la construire d'une façon parfaite. Il en est tout autrement lorsque les parois labiale ou linguale sont largement réséquées, l'accès de la cavité est alors très facile.

Les méthodes employées avant l'opération pour la séparation des dents varient avec les cas. Autrefois le caoutchouc a été très en faveur, mais en fait, il est à peu près abandonné aujourd'hui, à cause de la difficulté qu'on éprouve à le tenir en place. L'inclinaison des faces interstitielles des dents tend à le faire glisser et à le refouler dans l'espace interproximal, où sa présence peut blesser sérieusement le tissu gingival. N'employez donc jamais le caoutchouc sans avoir d'abord protégé la gencive par un tampon de coton ou de gutta-percha.

Les substances les plus appropriées à la séparation des dents sont le coton, la gutta-percha, le ruban de fil et le cordonnet de soie.

On maintient le coton de la façon suivante : On passe un fil dans l'espace interproximal et on met en place le coton ; puis on ramène les extrémités du fil vers le bord incisif de la dent et on les noue fortement pour comprimer et immobiliser le tampon écarteur. Ainsi fixé, il travaille très activement à l'écartement (*fig. 50*).

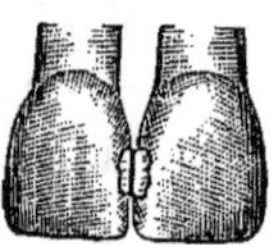

Fig. 50

Si vous choisissez la gutta-percha, ajustez d'abord le séparateur dont nous verrons tout à l'heure le mode d'emploi, écartez légèrement les dents et tassez la gutta solidement dans la cavité et entre les faces proximales. Enlevez ensuite le séparateur et laissez en place la gutta pendant plusieurs jours. Vous obtiendrez ainsi généralement, et sans infliger de souffrance, un espace très suffisant. Mais il est des cas où les faces proximales sont à peine cariées. Il est alors difficile d'employer coton ou gutta. C'est là l'occasion d'avoir recours au ruban de fil.

Prenez un ruban large d'environ quatre millimètres ; plongez-le dans une solution de chloro-percha peu épaisse, puis laissez sécher. Vous obtiendrez ainsi une bande souple, imperméable, résistante, que vous pourrez laisser plusieurs jours entre les dents, sans le moindre inconvénient.

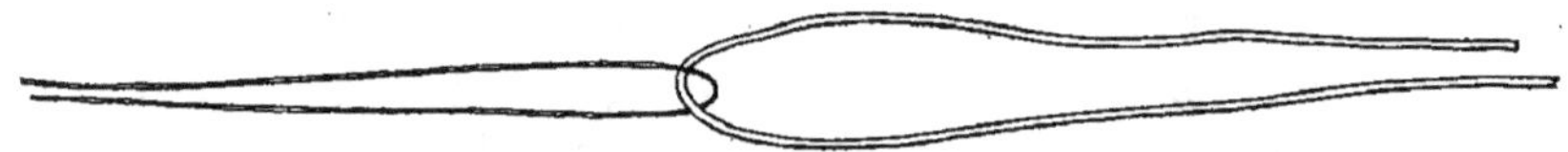

Fig. 51

Le cordonnet de soie de chirurgie est d'un emploi encore plus facile et plus général. Pour le placer entre les dents, au delà du point de contact, vous procéderez de la façon suivante :

Pliez en deux votre cordonnet et enfilez dans l'anse ainsi formée un fil de soie floche que vous repliez de la même façon (*fig. 51*). Introduisez entre les dents la soie floche avec son extrémité libre du côté lingual ; tirez sur cette extrémité, et faites ainsi passer l'anse du cordonnet vers l'intérieur de la bouche (*fig. 52*). Passez dans cette anse l'un des chefs de votre fil (le chef *a* par exemple), et tirez sur les deux chefs de façon à ce que l'anse vienne se pla-

cer à l'angle proximo-lingual des dents. Ramenez le chef *a* vers
le côté jugal (*fig. 53*) et faites un nœud que vous logerez dans
l'angle proximo-lingual.

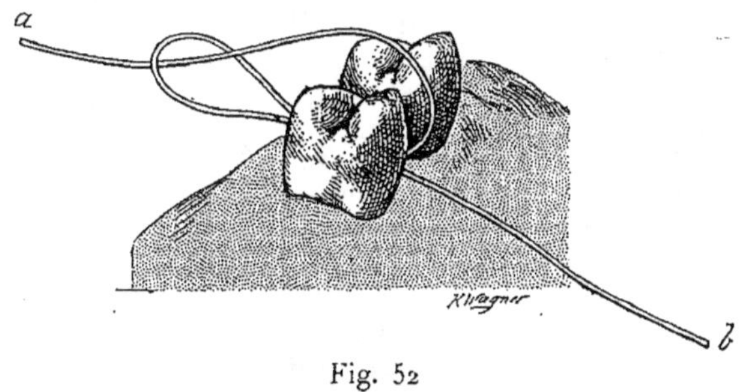

Fig. 52

Vous avez ainsi placé entre les dents un double cordonnet,
maintenu avec un seul nœud, et qui, restant éloigné de la gencive, ne produira que peu de gêne.

Dans les cas favorables ou lorsque les circonstances vous pres-

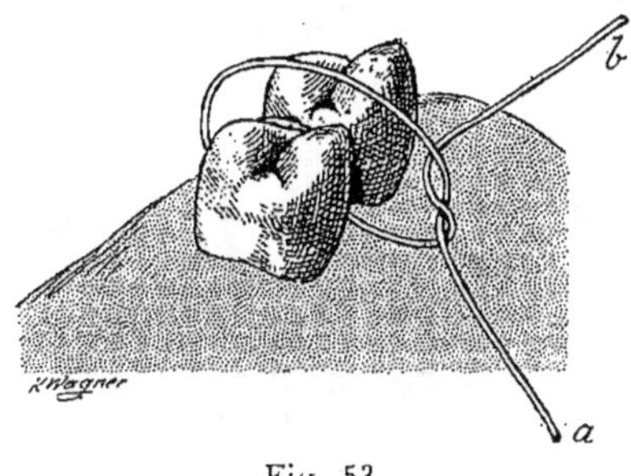

Fig. 53

sent, vous pourrez gagner extemporanément l'espace nécessaire
en ayant recours à l'instrument appelé *séparateur*. Il est dans
son emploi, certaines précautions à observer. D'abord, en plaçant l'appareil, gardez-vous de blesser les tissus mous sans nécessité. En second lieu, ne cherchez pas à obtenir brusquement
un écartement extrême mais agissez doucement en vous arrêtant
dès que le patient manifeste quelque douleur. Vous tournez la
vis graduellement et à plusieurs reprises à mesure que l'écarte·

ment progresse ; de cette façon, vous ne provoquez pas de souffrance appréciable. Pendant que vous préparez la cavité, vous pouvez ainsi gagner un espace suffisant pour pouvoir ensuite construire l'aurification dans de bonnes conditions et pendant l'opération, vous pouvez encore pousser la vis de l'appareil de façon à avoir un espace plus grand qui sera des plus utile pour le polissage et le finissage. Une fois l'obturation terminée, vous prendrez les plus grandes précautions pour enlever le séparateur. Il ne faut pas le dévisser brusquement et interrompre soudainement la pression de l'instrument, car le patient en ressentirait

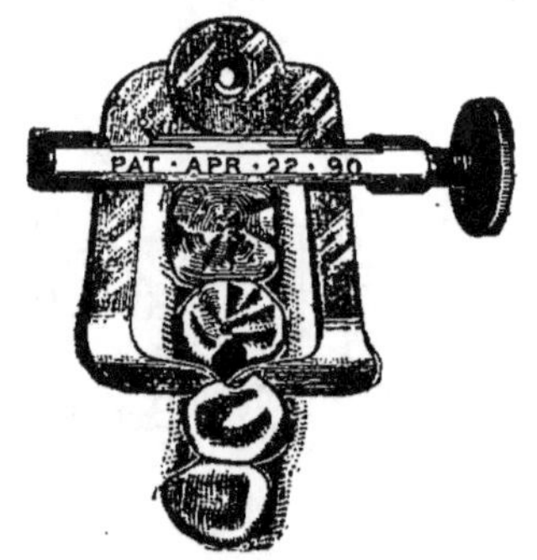

Fig. 54

une douleur violente, et il est à remarquer que la souffrance subie dans ces conditions dépasse de beaucoup celle qui accompagne l'écartement. Relâchez-le donc très lentement et très doucement jusqu'à ce que l'obturation vienne au contact de la dent contiguë.

Manipulez le séparateur avec la plus grande délicatesse possible, car manœuvré par un opérateur brusque et insouciant, c'est un appareil cruel et dangereux. Maintenez toujours d'une main les mors de l'instrument, tandis que de l'autre vous tournez la vis, afin d'éviter le balancement du séparateur. Tout mouvement de bascule ou de torsion provoque une douleur vive, inutile et en même temps peut blesser les parties molles.

Une sérieuse objection à l'emploi du séparateur est le danger que courent les bords d'émail quand les mors prennent un point d'appui trop proche de la cavité. Les fractures de l'émail peuvent compromettre absolument la valeur de l'obturation si l'opérateur ne les aperçoit pas à temps.

En résumé, le séparateur ne doit pas être employé invariablement dans tous les cas ; il faut faire un choix judicieux et raisonné et penser toujours au bien-être du patient. Si toutes les précautions sont prises, c'est un instrument doux et qui peut rendre beaucoup de services. Il n'est pas seulement indiqué pour l'écartement ; on peut aussi en user fréquemment pour conserver l'espace primitivement obtenu et maintenir fermement les dents pendant l'opération. Il s'oppose à leur rapprochement graduel pendant l'insertion de l'or et contribue à diminuer dans une large mesure la douleur du martelage.

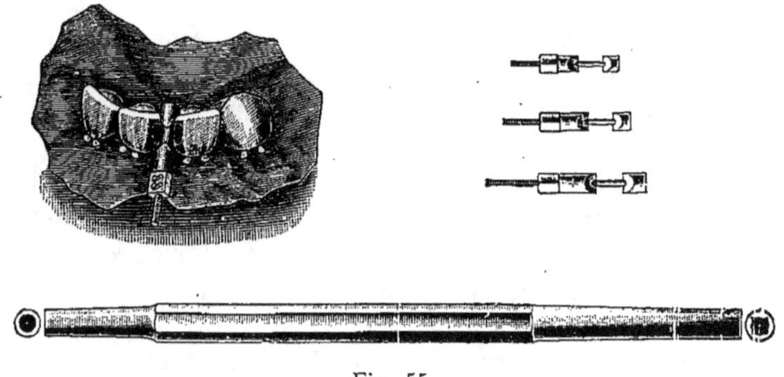

Fig. 55

On a recours aussi parfois, pour maintenir l'écartement, à de petits bouts de bois taillés en coin ; mais ces coins présentent plusieurs défauts. Ils blessent généralement le tissu gingival dans l'espace interproximal ; de plus, on ne peut les enfoncer que d'un seul coup et non graduellement. S'ils doivent servir à maintenir solidement les dents pendant l'opération, vous les choisirez le plus étroits possible. Ayez soin aussi de bien tendre le caoutchouc du côté labial avant de les mettre en place ; autrement, la digue serait entraînée du côté lingual par le coin, et en revenant sur elle-même, elle aurait tendance à l'expulser. Pour éviter cet inconvénient, le Dr George E. Hunt procède ainsi :

Il taille une mince lame de bois qu'il introduit avec des pinces dans l'espace interproximal et qu'il applique contre la digue. Le coin glisse sur cette lamelle sans déranger la digue qui n'a donc pas à revenir sur elle-même et ne peut déplacer le coin.

Détail de la préparation de la cavité

Lorsque vous aurez réséqué les parties frêles de l'émail et préparé le contour voulu, enlevez avec soin toute la dentine cariée et veillez à donner à la cavité une forme parfaitement rétentive.

Paroi gingivale. — Vous réséquerez la paroi gingivale du côté de la racine suffisamment pour que le bord de l'obturation soit bien caché par la gencive (*fig. 47*). La ligne *d* représente la courbe de la gencive sur la face interproximale ; la ligne *c* indique le contour de l'aurification recouverte en haut par le tissu gingival. Cette extension préventive est indiquée parce que l'observation courante a démontré que là où la gencive saine recouvre une obturation bien faite, le retour de la carie n'est jamais à craindre. Si vous constatez qu'au bord gingival et dans les angles gingivo-labial et gingivo-lingual, l'émail a déjà pris une apparence crayeuse, ce qui indique sa désintégration, ou encore si le processus de la carie vous paraît manifester chez l'individu une activité toute particulière, étendez largement le pourtour de la cavité du côté des angles menacés (*fig. 56*).

On a prétendu souvent que le bord gingival dans les obturations proximales est un point vulnérable même dans les obturations les mieux faites. C'est là une affirmation qui s'accorde difficilement avec les faits. En réalité, il est très rare que la carie reparaisse le long du bord gingival proprement dit, et c'est généralement dans les angles gingivo-labial et gingivo-lingual qu'elle s'établit à nouveau. De là, elle peut s'étendre et englober le bord gingival tout entier, mais le point initial n'en est pas moins, dans l'immense majorité des cas, l'un des angles que nous venons d'indiquer.

Cette prédilection s'explique parfaitement si l'on considère que ces surfaces ne sont pas protégées par la gencive et que les débris qui s'y accumulent sont à l'abri de tout nettoyage naturel. Les micro-organismes peuvent donc s'y installer, s'y développer et attaquer l'émail. Il est maintenant facile de comprendre pourquoi le pourtour de l'obturation proximale est toujours sous le risque du retour de la carie si la cavité n'a pas été étendue suffisamment loin vers la racine, si son bord gingival ne se dissimule pas sous la gencive, et si l'émail des angles gingivo-labial et gingivo-lingual n'est pas remplacé par le métal jusqu'aux parties soumises au nettoyage mécanique du frottement.

La paroi gingivale, dans les cas où vous ferez de l'extension préventive devra être plate ou bien elle devra présenter une convexité dirigée vers la cavité, et cela pour une autre raison que celle de l'extension. Il est plus aisé, en effet, de construire une obturation sur une base plate que sur une base concave et, de plus, cette forme donne à l'aurification une plus grande fixité.

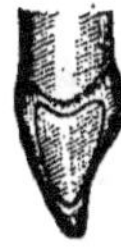

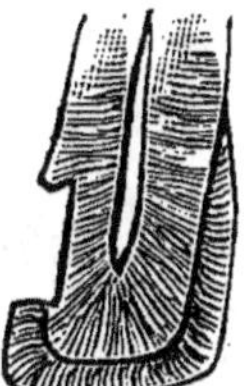

Fig. 56   Fig. 57

Certains opérateurs ont l'habitude de donner à la paroi gingivale une courbe labio-linguale dont la convexité regarde la racine. Il en résulte que, dans la plupart des cas, l'obturation remue avant d'être terminée, de sorte qu'on se trouve obligé de creuser dans la paroi gingivale des points de rétention plus ou moins profonds dont l'effet est souvent désastreux. Plane dans le sens labio-lingual, cette paroi gingivale doit être également plane dans le sens mésio-distal, pour assurer à l'obturation une rétention solide, et en approchant de la paroi axiale, elle doit encore s'incliner légèrement vers la racine (*fig 57*).

Dans certains cas, vous pourrez, au lieu de cette inclinaison, établir dans la dentine un sillon peu profond que vous ferez courir de l'angle gingivo-labial à l'angle gingivo-lingual ; il vous sera même possible de le poursuivre quelque peu sur la paroi linguale et de créer ainsi dans cet angle un point de départ facile pour l'aurification. En aucun cas, vous ne prolongerez ce sillon sur la paroi labiale, car vous éprouveriez trop de difficulté à adapter l'or dans ce retrait pour ainsi dire inaccessible.

Paroi linguale. — A propos de la paroi linguale, nous avons déjà dit qu'elle doit être largement réséquée si elle présente quelque faiblesse. De prime abord, il semble qu'il serait désirable de la conserver pour fournir un point d'appui au fouloir et mettre l'or en place avec plus de facilité ; c'est là une erreur que commet plus d'un opérateur. En effet, ou bien l'émail est soutenu suffisamment par la dentine, et dans ce cas, il faut limiter la résection aux besoins de l'extension préventive ; ou il ne l'est pas assez, et alors, vous le détruirez même jusqu'à la rencontre de la paroi axiale si ce sacrifice est nécessaire.

Cette manière d'opérer s'impose particulièrement lorsque, pour des raisons esthétiques, il est préférable de conserver la paroi labiale et de construire l'obturation en opérant du côté lingual. Mais ces cas sont très rares, étant données les difficultés que l'on rencontre à faire de cette façon un travail parfait et durable, et ils doivent être absolument limités aux cavités qui présentent une paroi labiale résistante.

Si vous avez dû réséquer largement la paroi linguale, vous ne chercherez à établir vos rainures de rétention sur cette paroi qu'au voisinage de l'angle gingivo-axial et de l'angle incisif. Dans l'angle incisif, vous pourrez établir un angle droit avec la paroi axiale, et quant à la région gingivo-axiale, vous prolongez à angle droit, dans le tiers gingival de la paroi linguale, le sillon que vous avez primitivement creusé dans la paroi gingivale. Cet angle ne contribue pas seulement à la rétention, mais il vous fournira aussi un cul-de-sac dans lequel vous fixerez facilement les premiers morceaux d'or.

Evitez en général de creuser dans ce genre de cavités des rainures profondes, d'abord parce que vous ne seriez pas sûr de condenser et d'adapter parfaitement l'or au fond des sillons, et ensuite parce que cette perte de substance affaiblit toujours les parois de la cavité. Toutefois, dans la région gingivo-linguale, cette objection perd beaucoup de sa valeur, car cette région se présente directement devant le fouloir et la pulpe est protégée en ce point par une masse de tissu très suffisante pour qu'il soit possible d'y creuser un sillon, avec précaution cependant, sans trop affaiblir la paroi. Mais, en aucun cas, même si vous conservez toute la paroi linguale, vous ne poursuivrez la rainure dans toute sa hauteur. Le plus que vous puissiez faire, c'est de préparer cette paroi de telle façon que, dans son tiers moyen, elle se rencontre suivant un angle plus ou moins prononcé avec la paroi axiale.

Paroi labiale. — Pour la préparation de la paroi labiale, vous observerez les mêmes règles générales que nous venons d'indiquer au sujet de la paroi linguale, sauf que vous vous abstiendrez d'établir le moindre sillon en quelque point que ce soit. Vous vous contenterez seulement, pour augmenter la sécurité de la rétention et dans les cas où ce sera possible, d'établir une ligne de démarcation entre cette paroi et la paroi axiale, spécialement dans le tiers gingival et le tiers incisif.

Angle incisif. — Vous creuserez l'angle incisif à angle droit avec la paroi axiale (*fig. 57*). Contrairement à la coutume générale, gardez-vous d'y établir la moindre rainure ou le plus petit point de rétention. Si vous voulez augmenter la valeur rétentive, inclinez-le légèrement vers le bord incisif à mesure qu'il approche de la paroi axiale

Paroi axiale. — La forme des autres parois détermine en fait celle de la paroi axiale. Elle doit rencontrer ses voisines à angle droit ; de plus, comme elle recouvre et protège directement la pulpe, il faut lui laisser au maximum l'épaisseur de dentine compatible avec le nettoyage complet de la cavité sans oublier, d'autre part, qu'elle doit concourir à la rétention de l'obturation.

Bords de l'émail. — Nous arrivons enfin à ce qui constitue la dernière étape de la préparation de la cavité, à la préparation des bords.

Taillez la couche d'émail en biseau, de façon à couper l'extrémité périphérique des prismes et à pouvoir recouvrir leur extrémité dentinaire par l'or de l'obturation. Comme il est parfois utile de faire une distinction entre ces deux extrémités, entre ces deux bords de la couche d'émail, nous leur donnerons, à défaut de meilleures désignations, les noms de *bord d'émail périphérique* et *bord d'émail dentinaire* (*fig. 58, a et b*).

Si la couche d'émail était, dans tous les cas, supportée par une épaisseur considérable de dentine, nous n'aurions pas à insister sur cette distinction, mais cette condition n'est pas toujours réalisée, et alors la préparation des deux bords n'est pas la même. Lorsque la paroi dentinaire est frêle, vous taillerez le bord périphérique en large biseau, et vous arrondirez légèrement le bord dentinaire.

La structure histologique de l'émail nous rend compte de la nécessité de ce biseau. On sait que cette couché est composée de prismes qui s'appuient sur la dentine et rayonnent vers la périphérie de la dent d'une façon plus ou moins régulière. S'ils sont supportés par la dentine, s'ils ne présentent aucune solution de continuité, ils peuvent résister à de fortes pressions, mais, s'ils sont minés par la carie, ils sont facilement fracturés, séparés l'un

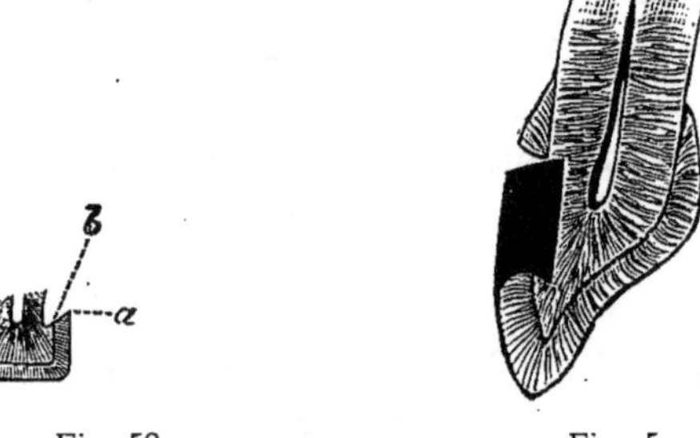

Fig. 58   Fig. 59

de l'autre, et la ligne de rupture court généralement le long des prismes. Il en faut conclure que la substance qui les unit n'offre pas une forte résistance. Si donc, dans la préparation des cavités, vous laissez subsister une partie de paroi d'émail dépourvue de son soutien de dentine, il y a beaucoup de chances pour que les prismes marginaux ne résistent pas au travail de condensation de l'or et que le martelage les détache ou les pulvérise. Résisteraient-ils à ces efforts que tôt ou tard ils se détacheront, d'autant plus que leurs extrémités dentinaires pourront avoir conservé un reste de carie ou avoir été réséquées par la fraise. Bref, il se produira une brèche autour de l'obturation (*fig. 59*). C'est pour éviter cette faute grave et établir des bords parfaits qu'il faut tailler l'émail en large biseau, afin qu'à la périphérie il n'y ait plus de prismes courts. Mais, d'autre part, il ne faut pas que l'angle du biseau soit trop aigu, ni que son bord périphérique soit arrondi ; car, dans l'un et l'autre cas, le métal se terminerait en couche trop mince sur le pourtour de l'obturation, et ce serait un élément de faiblesse. Il est malheureusement impossible d'indiquer par une figure ce que doit être le biseau parfait, car son angle varie en tous les points du bord de la cavité selon les variations de direction dés prismes. L'opérateur devra donc rechercher cette direction, et, avec quelque habitude, il y réussira bien. Lorsqu'en effet vous taillez l'émail avec un ciseau tranchant, vous constatez que le clivage s'opère plus ou moins facilement, suivant la direction de la pression de votre ciseau, c'est-à-dire suivant que cette pression s'exerce plus ou moins parallèlement à l'axe des prismes.

Vous vous accoutumerez à noter ces différences, et vous arriverez très vite à reconnaître la direction des prismes. Vous pouvez ainsi vous rendre compte de la solidité des bords, d'après la façon dont ils résisteront à l'instrument. Tant que la partie pér - phérique se détachera ou se pulvérisera sans effort, vous continuerez votre résection.

En résumé, la délicatesse du toucher et un ciseau effilé seront les éléments indispensables de la préparation de la couche d'émail; aucun autre moyen ne peut indiquer pratiquement la direction à donner au biseau à chaque endroit particulier.

Comme nous l'avons déjà signalé plus haut, le bord dentinaire de l'émail doit être arrondi partout où il est légèrement proéminent. Cette modification favorise l'adaptation de l'or contre ce bord (V. *fig.* 60, — *a*, bord périphérique du biseau — *b*, bord dentinaire arrondi — *c*, matière obturatrice parfaitement adaptée). Dans la figure 60, le bord dentinaire arrondi *b* est trop proéminent ; le biseau est trop allongé, et l'épaisseur d'or en *a* est trop réduite. La figure 61 donne des indications meilleures.

Le contour marginal de ces cavités doit suivre une courbe particulièrement symétrique et gracieuse, de façon à ne pas choquer le regard. Dans la préparation des parois, nous avons recommandé d'établir en certains points, des angles destinés à coopérer à la rétention de l'obturation ; pour des raisons esthétiques, ces angles doivent être évités, à tout prix, le long des bords ; ainsi, le bord gingival rejoindra le bord labial et le bord lingual suivant une courbe (*fig.* 47 et 56). La plupart du temps, cette courbe doit être, avant tout, nette et symétrique. Les bords qui limitent la paroi labiale et la paroi linguale seront coupés franchement, nettement, de façon à assurer à l'obturation une apparence gracieuse. N'oubliez pas que les opérations dentaires doivent être tout à la fois utiles et élégantes.

Technique. — Le premier temps de l'opération consiste à réséquer les bords d'émail qui ne s'appuient pas sur la dentine. Vous y arriverez facilement avec des ciseaux bien effilés et de forme appropriée. Parfois, vous emploierez avec avantage un excavateur court et résistant en forme de hachette pour réséquer les parois labiales frêles et surplombantes. La lame sera suffisamment courte pour qu'il soit impossible, quoi qu'il arrive, de pénétrer profondément et d'exposer la pulpe ou de blesser la dentine sensible en même temps qu'elle détruit l'émail. Ayez soin de ménager au début la sensibilité des patients, car, chez la plupart d'entre eux, elle est exagérée à ce moment et le moindre faux mouvement suffit à les effrayer. Si vous ne pouvez éviter quelque manœuvre douloureuse, retardez-la pendant quelques minutes jusqu'à ce que votre patient ait retrouvé son calme; alors, il la supportera beaucoup mieux.

Une fois ce premier temps accompli, vous donnerez à la cavité l'extension qu'elle doit avoir ; et pour cela nous vous recommandons d'employer la plupart du temps des fraises tranchantes, rondes ou ovales selon les cas. Ne promenez pas la fraise au hasard dans la cavité, mais prenez l'habitude de lui donner une position et une direction correctes. Vous ne vous servirez du tour qu'après avoir acquis une grande habileté dans le maniement de la pièce à main. Ne croyez pas que cet instrument doive être employé dans tous les cas ; s'il est souvent utile, il est souvent contre-indiqué. L'antipathie que manifestent les patients et même certains praticiens à l'égard du tour tient surtout à l'inhabileté de l'opérateur. Lorsque vous élargissez les contours de ces cavités proximales d'incisives, vous devez veiller à ce que la fraise ne glisse pas contre les bords d'émail, car elle peut alors être projetée à l'intérieur de la cavité ou bien faire un écart brusque sur la surface de la dent cariée. Vous éviterez ces accidents en tenant la pièce à main solidement d'aplomb et suivant un angle convenable (1).

Si l'orifice de la cavité est tourné vers vous, vous tiendrez la

---

(1) Lorsqu'on se sert du tour, il est bon, comme l'auteur l'a précédemment recommandé, de prendre un point d'appui avec les doigts inoccupés.

fraise perpendiculairement au grand axe de la dent et, dans cette position, elle ne pourra guère glisser. Si, au contraire, la cavité regarde du côté opposé, vous donnerez à la fraise une direction sensiblement parallèle au grand axe et vous en appuierez la tige sur quelque coin d'émail ; à l'aide de ce support, vous la maintiendrez aisément et la garantirez de tout déplacement pendant qu'elle travaille sur les bords.

Quand vous aurez donné à la cavité le contour que vous lui voulez, vous enlèverez la dentine décalcifiée. Vous y arriverez en général très bien avec un excavateur fin et tranchant ; vous

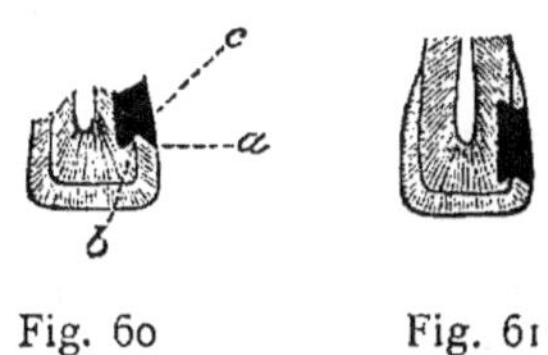

Fig. 60   Fig. 61

pourrez aussi, dans certains cas, donner quelques tours de la fraise qui vient de vous servir pour les bords. Si la carie est assez profonde, vous emploierez des excavateurs en cuiller, pour éviter de dénuder inutilement la pulpe. Les instruments à angles nets, comme les excavateurs en forme de hachette ou de houe, pénètrent la dentine trop facilement et peuvent blesser la pulpe beaucoup plutôt que les formes arrondies.

Quand tout le tissu carié sera réséqué, il vous faudra donner aux parois une forme rétentive. Pour la paroi gingivale, vous prendrez une fraise en cône renversé de grosseur convenable, sa tige étant autant que possible parallèle au grand axe de la dent ; puis vous la ferez courir dans le sens labio-lingual, jusqu'à ce que vous ayez atteint la forme voulue. Le cône renversé fait la paroi plate, suivant un angle presque droit. Cet angle ne serait strictement droit que si la fraise avait été absolument parallèle au grand axe de la dent. Mais, telle quelle, l'approximation suffit en pratique. Le principal est que vous prépariez un plancher qui soit parallèle à la pointe striée du fouloir, de façon à faciliter l'adaptation de l'or. Parfois, vous trouverez nécessaire de creuser avec la fraise un léger sillon sur la paroi gingivale ;

mais alors, agissez toujours avec soin et prudence et ne creusez pas trop, de peur d'exposer la pulpe.

Quand vous en êtes à l'angle gingivo-lingual-axial, vous pouvez poursuivre la rainure le long du tiers gingival de la paroi linguale, comme nous l'avons conseillé antérieurement. Creusée par les côtés de la fraise, cette rainure sera arrondie. Si vous le jugez utile, vous en modifierez la forme avec un excavateur et la réunirez suivant un angle à la paroi axiale.

Vous préparerez la paroi labiale en plaçant l'extrémité du cône renversé contre la paroi axiale et en tenant la fraise perpendiculairement au grand axe de la dent. Vous la promènerez depuis la paroi gingivale jusqu'à l'angle incisif, en appuyant ses lames latérales contre la paroi labiale, à laquelle vous donnerez ainsi la forme voulue ; en même temps, vous creuserez l'angle labioaxial.

Quant à l'angle incisif, s'il est d'accès facile, vous y porterez le cône renversé, l'extrémité toujours appliquée contre la paroi axiale et la fraise coupant de côté. Par sa forme, le cône vous donnera l'angle nécessaire entre les parois axiale et incisive. Si l'ouverture de la cavité ne vous permet pas d'employer ce procédé, vous taillerez l'angle incisif avec des excavateurs fins et délicats.

D'ailleurs, pour tous les détails de la préparation, vous choisirez celui des deux instruments qui paraît le mieux indiqué. Nous pensons qu'il est impossible d'aller plus vite avec une fraise bien coupante et habilement maniée qu'avec des instruments à main ; mais il ne faut cependant pas perdre de vue les avantages que présentent les excavateurs dans certaines circonstances, ni se faire d'avance l'esclave d'aucune méthode. Les conditions particulières de chaque cavité, l'état nerveux du patient sont des considérations dont il faut tenir compte pour choisir le procédé opératoire.

Enfin, vous biseauterez les bords d'émail, soit avec des fraises à finir rondes, manipulées avec les précautions que nous avons recommandé de prendre en parlant de l'extension de la cavité, soit avec des ciseaux bien effilés.

Remarques

Certains des conseils que nous venons de donner au point de vue de la préparation de la cavité peuvent paraître peu orthodoxes, étant donné les méthodes actuellement en vogue. La formation d'angles entre les parois semblera illogique et impraticable aux esprits classiques qui jusqu'ici ont recommandé la cavité arrondie comme idéale. Ils professent que l'adaptation de l'or y est très facile et ils nous objecteront que nous ne pouvons obtenir d'aussi bons résultats dans notre cavité angulaire. C'est là un reproche mal fondé. Vous arriverez tout aussi aisément à une parfaite adaptation dans les angles si vous employez des fouloirs appropriés et si vous savez vous en servir. Evidemment, ce ne sont pas les pointes arrondies ou largement aplaties qui sont indiquées. L'expérience a maintes fois prouvé que l'on arrive sans peine à adapter l'or sur tous les points d'un angle absolument droit.

D'autre part, les cavités angulaires présentent des avantages considérables : d'abord, le début de l'obturation y devient particulièrement facile ; ensuite elles procurent une rétention excellente et sûre sans qu'il soit besoin de creuser et d'affaiblir les parois. Les fondations plates et unies procurent aux obturations une fixité et une résistance aux pressions beaucoup plus grandes que ne le font les parois courbes ; et pendant son insertion même, le bloc d'or a moins de tendance à s'ébranler et à bouger.

On remarquera du reste que, dans la méthode que nous préconisons, nous conseillons rarement d'établir des angles absolument aigus, surtout dans les endroits qu'il est difficile d'obturer. Notre principe consiste, avant tout, dans la substitution des parois planes aux parois courbes, et s'il veut suivre nos conseils, l'opérateur accoutumé à celles-ci ne tardera pas à reconnaître la supériorité de celles-là. Plus son obturation avancera, plus il aura un sentiment de sécurité qu'il ne peut ressentir avec des parois courbes. Nous reproduisons dans la figure 61 la coupe longitudinale et mésio-distale d'une dent obturée selon notre méthode. On y constatera la puissance de rétention en même temps que l'absence de tout sillon ou retrait susceptible d'affaiblir les parois.

Cavités proximales comprenant l'angle incisif dans les dents antérieures

Lorsque les progrès de la carie ont détruit l'angle proximo-incisif, ou lorsque cet angle est miné si profondément qu'il serait imprudent de le conserver, le problème de l'ancrage devient plus compliqué. En reconstituant le coin disparu, vous allez exposer une portion importante de l'aurification à la pression de la mastication, et en général à toutes les forces qui tendent à la déloger.

Le procédé ordinairement employé pour maintenir ces obturarations en place est le suivant : on établit un sillon profond sur la paroi gingivale, des rainures additionnelles si possible sur la paroi linguale et la paroi labiale, et enfin on creuse un point de

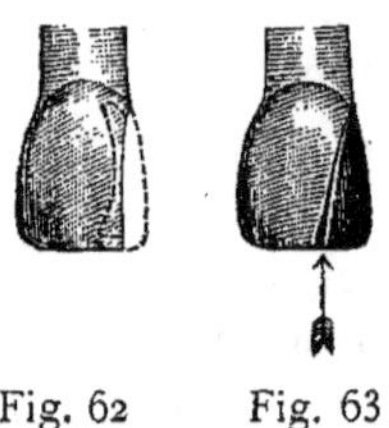

Fig. 62   Fig. 63

rétention tout près du bord incisif, dans la région où se rejoignent la lame d'émail de la face linguale et celle de la face labiale (*fig. 62*).

Bien que nombre d'obturations ancrées de cette façon aient pu durer plusieurs années, bien que cette méthode soit aussi dans quelques cas la seule pratique, nous pensons que, la plupart du temps, nous avons à notre portée un procédé meilleur et plus sûr.

Remarquez, en effet, que tout effort exercé dans le sens vertical sur le bord incisif du métal obturant, tend à le soulever de son ancrage incisif et par conséquent peut, soit le mobiliser entièrement, soit le déplacer et amener la production d'une fissure le long de la moitié incisive de son contour (*fig. 63*).

Nous sommes convaincus que vous obtiendrez une rétention incisive beaucoup plus sûre en établissant à angle droit avec le corps de l'obturation une rainure en gradin, c'est-à-dire en creusant un sillon horizontal le long du bord incisif ou plutôt en enlevant complètement la portion incisive de la lame linguale d'émail sur une longueur et une profondeur en rapport avec la force à donner à l'obturation .

En général, vous conserverez la lame labiale pour raison esthétique, de sorte que tout l'or en surplus se trouvera en arrière de la dent et qu'on n'en verra pas plus que dans l'obturation ordinaire. Les avantages de ce procédé apparaîtront clairement à tout esprit mécanique. Notre obturation, si elle est bien faite, ne peut être délogée que par la fracture du bloc d'or ou par son amincissement progressif sous les chocs répétés de la dent antagoniste au point de jonction du corps de l'obturation et de son prolongement en gradin. Remarquez encore que la pression exercée par la mastication tend à pousser et à maintenir l'obturation dans la cavité et non à la déloger, ainsi que nous l'avons reproché à la méthode communément employée.

Détails de la préparation de la cavité

Le plan général que nous avons préconisé pour les cavités proximales simples reste le même quant au tiers gingival de la cavité ; néanmoins, pour ces reconstitutions, vous chercherez à établir des ancrages plus profonds et plus larges.

Paroi labiale. — Cette paroi devra être, autant que possible, à angle droit avec la paroi axiale. La formation d'un angle en ce point prend beaucoup d'importance et ne doit pas être négligée lorsque l'étendue de la paroi labiale le permet. En effet, la pression des incisives inférieures contre l'obturation est fréquemment dirigée en haut et en avant. Par conséquent, plus large sera la surface de résistance, plus sûre sera la rétention. Ces cavités sont si accessibles, que l'adaptation de l'or dans cet angle n'offre pas de difficultés. De même, la paroi labiale de la rainure en gradin (que nous appellerons plus abréviativement *le gradin*) rejoindra à angle droit sa paroi pulpaire. Vous laisserez cette paroi labiale aussi épaisse que possible pour lui conserver une grande résistance et éviter en même temps la transparence de l'or. Si le bord incisif est par lui-même si mince qu'il ne puisse vous fournir une lame d'émail suffisamment forte, vous vous trouverez peut-être obligé de le raccourcir, pour le reconstruire en or ; mais, dans ce cas, le métal devient visible et l'esthétique est sacrifiée à la solidité (*fig. 64*). Dans tous les cas où vous pourrez conserver cette paroi, vous devrez la biseauter, comme l'indique la figure 65, et vous condenserez l'or sur le biseau avec le plus grand soin. Ainsi protégée, cette partie de la dent ne court plus de danger et la portion incisive de l'obturation est presque complètement dissimulée.

En considérant la résistance de cette paroi labiale, on pourrait objecter que son mode de jonction angulaire avec les parois voisines la prédispose à la fracture, étant donné qu'en général cet accident se produit beaucoup plus souvent à un angle qu'à tout autre endroit. Comme tout notre système comporte la formation d'angles à différents points de la cavité, nous allons répondre immédiatement à l'objection.

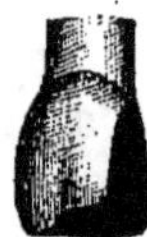

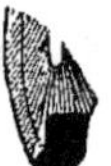

Fig. 64   Fig. 65

Si l'on veut rechercher attentivement les causes qui provoquent la fracture des parois, on arrivera toujours aux constatations suivantes : ou bien le métal avait bougé et abandonné sa position première dans la cavité, exerçant ainsi à tort une pression anormale. Là où les parois sont parfaitement protégées par une obturation absolument fixe, il n'y a pas fracture. Comment donc assurer l'immobilité de l'obturation ?

D'après les principes de mécanique les plus rationnels, la solution consiste à adapter le métal sur des parois planes réunies par des angles, et non contre des parois arrondies réunies par des courbes. Toutes choses égales d'ailleurs, le déplacement de l'or sous l'effort de la mastication est proportionnel au degré de courbure de la base sur laquelle il repose : un *cube* roule moins facilement qu'une *sphère*.

Mais, de plus, il est matériellement impossible d'établir dans la bouche des angles si nets ou si aigus qu'ils puissent provoquer la fracture et déterminer sa direction. Nos efforts, pour établir

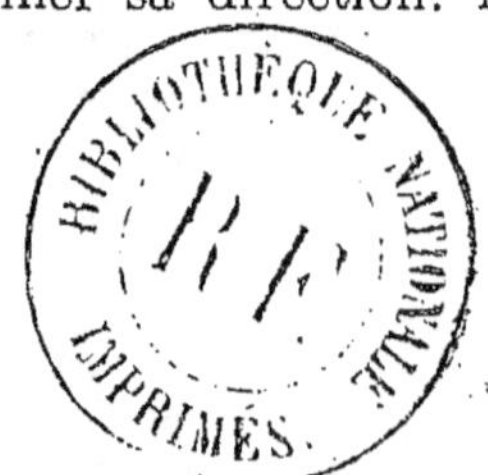

des angles, concourent à former des surfaces planes et c'est surtout à cette intention que nous les recommandons. Certes, nous croyons fermement que la cavité idéale doit avoir des parois planes se coupant à angles définis et formant une mortaise pour les matières d'obturation ; mais, encore une fois, il est excessivement difficile, sinon impossible, d'atteindre en pratique cette perfection.

Comme nous l'avons recommandé, ces angles ne seront établis qu'à *l'intérieur* de la cavité ; au contraire, les contours devront avoir, pour des raisons esthétiques, une courbe symétrique. Le bord de la paroi labiale devra donc rejoindre le bord proximal suivant une courbe courte et non suivant un angle brusque (*fig. 68*).

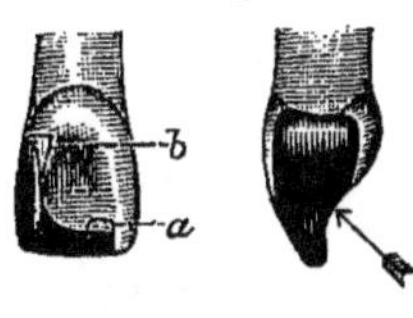

Fig. 66   Fig. 67

Paroi linguale. — Vous réséquerez largement cette paroi dans sa partie incisive, pour y permettre la condensation d'une certaine masse d'or. Cette masse doit être assez importante pour donner à l'obturation une résistance considérable au point de jonction de ses portions incisive et proximale. Là se trouve, en effet, le point faible dont la fracture amènerait la mobilité de la masse proximale.

Cette paroi doit encore avoir une forme rétentive pour maintenir l'aurification contre toute force agissant sur elle dans le sens antéro-postérieur, un choc accidentel par exemple. Vous établirez, en général, cette rétention dans le tiers gingival de la paroi, et à l'extrémité du gradin si vous ne trouvez pas d'autre moyen (*fig. 66 a et b*).

Le gradin. — La longueur mésio-distale du gradin répondra aux exigences du cas traité. Vous l'étendrez assez loin pour ancrer solidement l'obturation ; si le bord incisif de l'émail est usé au point de laisser la dentine à nu, vous le prolongerez sur toute la largeur de la dent pour protéger toute la dentine. Sa profondeur, dans le sens pulpaire, sera suffisante pour laisser place à un bloc d'or résistant, mais n'ira pas jusqu'à mettre la pulpe en danger. Sa largeur labio-linguale dépendra quelque peu de l'épaisseur de la dent. Si cette épaisseur est insuffisante, vous n'hésiterez pas à réséquer largement la lame linguale pour vous permettre d'atteindre la largeur nécessaire.

La base du gradin ou paroi pulpaire sera parfaitement plate : c'est là un des détails les plus importants dans ce genre de préparation. Si en effet elle est si peu que ce soit arrondie, la stabilité de la portion mésiale de l'obturation en sera matériellement amoindrie. Or, cette paroi est déjà si réduite qu'il ne faut diminuer en rien ses chances de rétention ; par conséquent, il est indispensable d'établir un plancher absolument plat. Vous prolongerez légèrement l'extrémité de cette paroi dans la dentine en

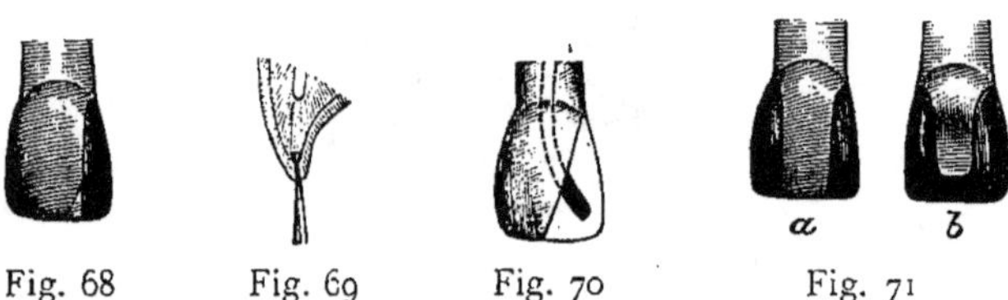

Fig. 68 Fig. 69 Fig. 70 Fig. 71

vous dirigeant vers la pulpe comme l'indique la figure 66 *a*. Ce nouvel ancrage ajoutera à la résistance de l'obturation contre les chocs de la mastication. Vous terminerez le gradin suivant une paroi parallèle au grand axe de la dent et perpendiculaire au plancher pulpaire.

Technique. — Vous suivrez la méthode que nous vous avons indiquée pour les cavités proximales simples jusqu'au moment de préparer le gradin. Vous prendrez alors une fraise en cône renversé et vous la dirigerez parallèlement au grand axe de la dent, son côté étant appliqué contre le tiers incisif de la paroi axiale (*fig. 69*). Puis, vous la pousserez latéralement en coupant le tissu de côté, jusqu'à ce que vous ayez taillé le sillon de la grandeur voulue. Vous obtenez de cette façon le plancher tout à fait plat que vous devez avoir. Il vous reste enfin à réséquer au ciseau la lame linguale d'émail qui surplombe, et vous y arriverez sans peine.

Pour tailler en biseau le bord labial et le bord lingual, le meilleur moyen est de prendre des petits disques de papier de verre montés sur le tour, pourvu que vous les manipuliez convenablement. Il faut que vous mainteniez ces disques suivant l'angle voulu, pour obtenir un biseau net. Tout balancement, toute variation dans la direction du disque vous donneraient des bords arrondis et nous avons insisté antérieurement sur les conséquences de ce défaut. Quant au bord d'émail qui termine le gradin, vous le biseauterez avec une fraise à finir ronde.

Remarques

La méthode que nous venons d'exposer comporte deux particularités qu'il vous faudra soigneusement observer pour atteindre au plus haut degré de perfection. D'abord, vous laisserez la paroi labiale aussi épaisse que possible pour éviter la transparence de l'or au travers de l'émail ; puis, vous y adapterez le métal d'un bout à l'autre avec la plus grande exactitude. S'il existe en quelque endroit une partie défectueuse, cette défectuosité pourra, avec le temps, donner naissance à une fissure qui amènera elle-même peu à peu une coloration déplaisante de l'émail.

Il est donc absolument indispensable que les fragments d'or soient placés et condensés avec une extrême minutie. Si vous suivez ces conseils dans leurs moindres détails, nous ne doutons pas que cette méthode vous procure les meilleurs résultats, même dans certains cas très difficiles et considérés jusqu'ici comme une source d'ennuis par un grand nombre d'opérateurs.

Nous avons maintenant à signaler une contre-indication à l'emploi de ce procédé : vous la rencontrerez lorsque la paroi labiale est détruite par la carie si profondément qu'il est impossible d'établir le gradin. En général, ces caries ont atteint la pulpe, et lorsque la pulpe est extraite, vous pouvez obtenir en cas de nécessité, une excellente rétention en cimentant dans la chambre pulpaire un pivot de platine iridié résistant. Vous prolongerez ce pivot jusque dans la partie incisive de la cavité, vous condenserez l'or tout autour et, de cette façon, l'aurification sera solidement maintenue (*fig. 70*). En somme, il n'y a pas de méthode universelle, chaque type de cavité réclame la sienne propre, et c'est à vous de choisir celle qui paraît convenir le mieux. Notre rôle est d'indiquer les principes, d'exposer le procédé opératoire en général ; les détails, les variations, les modifications à apporter dans la pratique concernant l'opérateur, et nul ne doit être dentiste qui n'est capable d'exercer son ingéniosité personnelle.

On peut se demander s'il est bien indiqué d'entreprendre des reconstitutions aussi étendues, aujourd'hui qu'il est si simple de remplacer la dent par une couronne artificielle. C'est là une question que se posent nombre de praticiens. Le choix entre ces deux opérations peut être parfois embarrassant ; néanmoins, nous pouvons poser en principe que toute dent capable de retenir une aurification, pendant une période convenable, doit être conservée et obturée. On voit de ces larges reconstitutions demeurer des années, et lorsque se produit la fracture finale, quand l'obturation tombe, la dent se trouve exactement, au point de vue de la pose d'une couronne, dans les conditions où elle se trouvait avant l'aurification. Vous pourrez alors poser une couronne dont les chances de durée seront les mêmes que si elle avait été posée tout d'abord. Par conséquent, nous conseillons d'obturer même les incisives dont les deux angles, mésial et distal, sont détruits et d'exécuter une reconstitution semblable à celle que représente la figure 71 (*a*, face labiale, *b*, face linguale).

Les objections que l'on pourrait élever contre ces opérations et relatives à leur longueur et à la fatigue excessive qu'elles imposent au patient, ont beaucoup perdu de leur valeur depuis les perfectionnements apportés aux procédés opératoires Le fauteuil dentaire n'est plus aujourd'hui l'instrument de torture d'autrefois, et la durée des opérations est pour ainsi dire réduite de moitié.

Cavités proximales des prémolaires et des molaires

Nous réunissons dans un même groupe les caries proximales des molaires et des prémolaires, car les mêmes règles générales président à leur traitement. Certes, il existe quelques différences dans les détails de la préparation, mais la forme de la dent les suggère à l'opérateur. La situation et la fonction de ces deux groupes de dents sont, pour ainsi dire semblables et ce sont les mêmes causes qui provoquent chez les unes et les autres le développement de la carie et sa récidive. De plus elles sont soumises à des pressions identiques et les mêmes forces tendent à déloger leurs obturations. Il n'y a donc pas lieu d'adopter deux méthodes de rétention. Pour toutes ces raisons, nous étudierons ces cavités dans un seul chapitre.

Cavités proximales simples

L'occasion se présente rarement d'obturer sur des molaires ou prémolaires des cavités proximales simples, c'est-à-dire qui ne s'étendent pas à d'autres faces de la dent, et la raison en est qu'ordinairement, quand vous avez à traiter une carie de ce genre, vous devez étendre la cavité jusque sur la face triturante. Les seules exceptions à cette règle se rapportent aux cas suivants : ou bien la carie fait face à un intervalle vide (par exemple lorsque la dent voisine a été extraite), ou bien elle a été précédée par une résorption considérable de la gencive dans l'espace interproximal, résorption qui a provoqué l'apparition d'une carie gingivale. Ce type de cavité assez peu fréquent se rencontre surtout chez les vieillards, et, alors, d'une part, la résection considérable qu'il faudrait opérer pour arriver à la face triturante n'est pas justifiable ; d'autre part, l'espace interproximal est assez largement ouvert pour permettre l'accès de la cavité par le côté jugal. Plus la carie remonte vers la racine, moins il est indiqué d'étendre la cavité, puisque l'accès y devient de plus en plus facile et que l'épaisseur de la paroi s'accroît d'autant.

Ce sont là, nous l'avons dit, des exceptions. Pour les caries ordinaires, qui se développent près du point de contact, entre deux dents, la règle est d'ouvrir la cavité sur la face triturante. Cette règle s'explique par ce fait qu'il faudrait obtenir un écartement considérable pour établir une opération parfaite, et que même alors, les bords de l'émail seraient trop rapprochés du point de contact et resteraient, par conséquent, exposés au retour de la carie, lorsque les dents auraient repris leur place normale. Nous avons suffisamment parlé déjà, à propos de la méthode d'extension préventive, des causes qui favorisent l'apparition et le retour de la maladie dans ces endroits particuliers et il n'est pas nécessaire d'insister à nouveau sur l'action du nettoyage mécanique, etc. Donc, vous agrandirez la cavité dans le sens triturant, mais, ce faisant, gardez-vous de vous arrêter à mi-chemin, quand même vous penseriez avoir porté le bord suffisamment loin du point de contact ; car, dans ce cas, vous laisseriez une paroi triturante trop faible pour soutenir l'effort de la mastication, et votre obturation n'aura, la plupart du temps, qu'un caractère temporaire.

Certes il y a, comme nous le faisons entendre, des exceptions à cette règle. Certaines aurifications purement proximales peuvent rendre d'excellents services, mais elles ne le doivent pas seulement au soin avec lequel elles sont construites ; il faut très probablement tenir compte d'une immunité à la carie, partielle ou totale, acquise par le patient juste pendant cette période. C'est là une raison pour laquelle un grand nombre d'opérations médiocres ont pu passer pour parfaites. Et nous croyons bon de rappeler l'importance de cette question, que nous avons étudiée dans un chapitre précédent, de la susceptibilité et de l'immunité périodiques des patients en ce qui concerne l'apparition et les progrès de la carie dentaire. Mais, ce qui nous importe le plus en ce moment, c'est cette constatation, confirmée chaque jour par l'expérience, que la grande majorité de ces trop petites obturations proximales entre molaires ou prémolaires n'ont qu'une durée éphémère. Vous devez vous le rappeler lorsque vous aurez à traiter une cavité de ce type.

Quoi qu'il en soit, le système d'ancrage pour les obturations purement proximales est très simple ; comme elles sont peu exposées, il suffit de creuser des parois parallèles, perpendiculaires à la paroi axiale et de biseauter les bords d'émail.

Cavités proximo-triturantes des prémolaires et des molaires

Lorsque la carie a envahi à la fois la face proximale et la face triturante, ou encore lorsque vous avez à transformer une cavité purement proximale en une proximo-triturante, comme nous venons d'en indiquer la fréquente nécessité, les conditions de l'obturation deviennent plus compliquées et doivent être bien connues. Vous devez, naturellement, d'abord arrêter la carie actuelle, puis prévenir absolument son retour ; en second lieu, vous devez, par un ancrage solide, assurer l'obturation contre tout déplacement possible ; enfin, vous avez à reconstituer la dent selon sa forme normale, et à établir ses rapports anatomiques avec sa voisine et avec le tissu gingival de l'espace interproximal.

La première de ces conditions est facilement remplie par l'excision minutieuse de tout le tissu carié et par l'insertion soigneuse d'une aurification dans une cavité à bords bien préparés. Pour nombre de praticiens, pour la majorité, tout est là, et ils sont convaincus d'avoir opéré le mieux possible, lorsqu'ils ont pris ces précautions. C'est là une erreur à laquelle ils doivent attribuer la majorité de leurs déceptions et de leurs insuccès au point de vue de la durée de leurs obturations.

Les règles d'extension préventive que nous avons établies pour les cavités proximales des dents antérieures doivent être appliquées dans le cas présent et avec d'autant plus de soin que les considérations esthétiques ont une importance considérablement réduite et même nulle lorsqu'il s'agit de prémolaires et de molaires. Dans ces obturations, les parties du pourtour particulièrement exposées à la récidive de la carie sont l'angle gingivo-jugal et l'angle gingivo-labial ; et si les dimensions juguo-linguales de la cavité sont étroites, ce sont le bord jugal et le bord lingual tout entiers qui peuvent être atteints.

Un échec d'un autre genre vous attend si vous laissez à la cavité un orifice trop étroit, dans la région de la crête marginale, car alors l'émail se brise très fréquemment aux angles proximo-triturants. Cette partie d'émail est en effet très exposée à la mastication, et elle doit fatalement céder, laissant une large brèche autour de la partie triturante de l'aurification. La figure 72 rend parfaitement compte de cet accident (*a*, obturation trop étroite ; *b b*, points de récurrence de la carie ; *c c*, émail fracturé ; *d*, ligne d'extension qui évitera ces échecs).

Quant au système d'ancrage approprié, vous l'établirez d'après les principes de mécanique connus, après avoir examiné à la fois la situation de la cavité et les pressions probables que l'aurification devra supporter. La force déployée pour la mastication varie considérablement avec les individus et l'opérateur doit en tenir compte pour choisir son procédé.

Vous pourrez prévoir la durée probable de votre obturation et la *quantité* de rétention nécessaire à son maintien, en examinant attentivement les traces d'usure produites dans la bouche par le travail masticatoire. Vous trouverez ces traces bien marquées sur les dents et sur les obturations, et elles vous permettront d'estimer, au point de vue qui nous intéresse, la force moyenne exercée par le sujet pendant ses repas. L'usage du gnathodynamomètre ne vous serait dans ce cas d'aucun avantage. C'est un instrument très utile dans les recherches d'ordre scientifique, pour l'étude des forces de la mastication, mais il pourrait vous donner ici des résultats erronés. La force maxima d'occlusion des mâchoires, chez un individu, n'est aucunement comparable à la force déployée par ce même individu pendant son repas, et il n'y a pas entre ces forces une proportion invariable. Celui-ci mastiquera à peine, dont les muscles sont très puissants, et cet autre, dont la musculature est plus faible, déploiera en mangeant une force plus considérable que le premier. Ainsi, en vous fiant uniquement à la puissance d'occlusion des mâchoires, vous vous exposeriez à donner à vos obturations une étendue et un ancrage disproportionnés, soit en plus, soit en moins, avec leurs besoins.

Il est certain qu'en principe, on doit viser à la plus grande résistance et à la meilleure rétention possibles ; mais il faut compter avec les exigences particulières de chaque cas. D'un côté, la carie ne laisse pas toujours une masse suffisante de tissu sain, et d'autre part la sensibilité du patient n'est pas un facteur à négliger. Ce que nous avons dit en parlant de l'extension des cavités des dents antérieures est vrai pour toutes les cavités. Nous n'avons pas le droit de surmener le système nerveux de nos patients pour appliquer jusqu'au bout une théorie radicale. Ces intransigeances sont en grande partie la cause de l'aversion inspirée par le fauteuil dentaire et ne concordent pas avec l'attitude que doit prendre l'opérateur vis-à-vis de ses patients. Ceci ne signifie aucunement que vous devez faire bon marché des bonnes méthodes et vous refuser à infliger toute douleur. Il est parfois impossible d'éviter cet ennui, mais au moins vous devez apprendre à connaître suffisamment votre sujet et réduire ses souffrances à un degré tolérable. (Nous envisagerons plus loin ce point au chapitre concernant le traitement de la dentine sensible.)

Mais, revenons aux traces d'usure que nous vous engagions à rechercher dans la bouche. Vous les reconnaîtrez à ces facettes brillantes et polies que vous trouverez sur les parties des dents en contact pendant la mastication et que vous ne pourrez confondre avec l'abrasion chimique ; vous en verrez la marque à ces entailles profondes creusées dans les aurifications par les chocs vigoureux et répétés des tubercules des dents antagonistes ; et parfois, des parties d'émail fracturées, ébréchées, vous donneront encore une nouvelle preuve d'un travail local particulièrement rude. Considérez attentivement tous ces signes, vous en pourrez déduire exactement l'intensité des efforts fournis et cette connaissance vous sera très souvent d'utile secours pour choisir votre méthode d'ancrage.

La question de la rétention dans ces obturations proximo-triturantes de prémolaires et de molaires offre en effet un intérêt particulier. Le procédé presque universellement employé autrefois consistait à établir une rainure le long de la paroi jugale et de la paroi linguale et quelquefois le long de la paroi gingivale. Certes, nous devons reconnaître que parfois cette méthode peut donner une rétention suffisante. Mais il faut pour cela que les deux conditions suivantes se trouvent réunies, à savoir : 1° Mastication peu puissante ; 2° Constitution histologique parfaite de l'émail dans le sillon mésio-distal, qui doit être peu profond, et par conséquent absence de fissure. Dans ces cas, et dans ces cas seulement, la formation d'une paroi gingivale plane et de rainures jugale et linguale pourra suffire.

Mais, dans l'immense majorité des cas, cette façon de faire comporte deux gros inconvénients : d'abord l'ancrage ainsi obtenu ne peut pas résister aux fortes pressions ; ensuite la présence de ces rainures peut affaiblir les parois, surtout dans les cas où, pour les besoins de l'extension préventive, vous avez fortement réséqué le bord jugal et le bord lingual de la cavité. Et alors, ou bien vous creusez des sillons larges et profonds et vous diminuez notablement la résistance des parois, ou bien vous les laissez superficiels et étroits et tout choc peut déplacer l'aurification et produire une fissure entre le métal et le tissu de la dent.

D'un autre côté, ce type d'obturation présente ordinairement un aspect général défectueux. On sait que, surtout dans les prémolaires, le sillon mésio-distal est fréquemment très profond et se change en fissure. L'aurification vient donc se terminer contre cette fissure et il est impossible de raccorder parfaitement la surface du métal et la surface de la dent dans le fond du sillon. Il reste donc là une sorte d'épaulement de métal qui devient un lieu d'appel pour une récidive de la carie. Ce n'est pas tout, la fissure est par elle-même un défaut dans la structure de l'émail, dû, comme nous l'avons vu, au défaut d'union de deux points de calcification ; c'est une crevasse qui présente toutes les conditions favorables au développement des microbes producteurs de la carie. Ce doit être, par conséquent, une règle d'agrandir complètement ces fissures chaque fois qu'on les rencontre et de les comprendre dans la cavité.

Cette méthode présente, on le voit, de nombreux défauts, et on doit de beaucoup lui préférer la suivante, tant au point de vue de la rétention qu'à celui de la protection de l'obturation. Elle consiste à prolonger la cavité sur la face triturante à angle droit avec la face proximale et assez loin pour que l'aurification

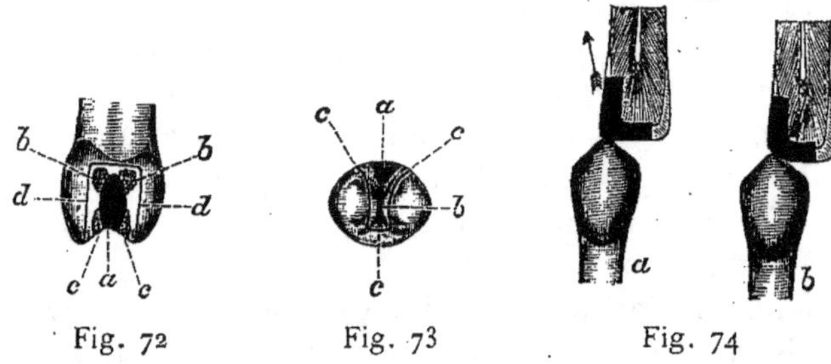

Fig. 72   Fig. 73   Fig. 74

soit solidement ancrée. Ce prolongement est, en un mot, le gradin, dont nous avons parlé à propos des incisives. De cette façon, vous supprimez la fissure, et vous construisez une obturation qu'il est facile de finir parfaitement. La figure 73 représente la face triturante d'une prémolaire avec *a*, la cavité originale et la forme que lui donnent nombre d'opérateurs, *b*, la fissure, et *c*, la ligne d'extension nécessaire.

Avec notre méthode d'ancrage, l'aurification ne peut être délogée à moins d'une fracture ou d'un amincissement considérable du métal au point où la partie proximale rejoint la partie triturante. Cet amincissement peut être produit par les chocs répétés des tubercules antagonistes. Vous éviterez cet accident en creusant assez profondément la cavité en cet endroit ; vous pourrez ainsi y insérer une masse d'or assez épaisse, donc assez forte, et dont vous augmenterez encore la résistance par une condensation aussi soignée que possible.

La forme de la surface triturante de l'aurification, comme la forme des tubercules antagonistes, joue aussi un rôle dans le déplacement de l'obturation. Il est entendu qu'en règle générale, vous devez reproduire aussi exactement que possible la forme naturelle de la dent. Pourtant, nous conseillons de la modifier souvent dans le traitement des cavités. Normalement, la crête marginale primitive ressort beaucoup plus que la partie d'émail comprise entre les deux tubercules. Elle supporte donc une pression plus considérable pendant la mastication. Si vous reproduisez exactement cette crête, vous exposerez votre aurification aux mêmes pressions, et cela, en un point où leur direction tend à arracher le bloc de métal de ses ancrages. C'est là une chose à éviter, et vous y arriverez en changeant complètement ces conditions ; vous enlèverez autant que possible la partie intermédiaire aux deux tubercules et vous continuerez l'obturation en l'inclinant doucement vers le point de contact, de façon à éviter la construction de la crête marginale. Ainsi, la surface triturante se présentera en face du tubercule antagoniste de telle façon que l'occlusion des mâchoires tendra à repousser le métal contre la paroi axiale, au lieu de l'en écarter comme dans le cas précédent. Les figures 74 (*a* et *b*) rendent parfaitement compte de ces différents états de chose. En *a*, la coupe mésio-distale d'une prémolaire obturée avec la reproduction de la crête marginale et la direction de la force produite par le choc du tubercule opposé. En *b*, l'obturation que nous préconisons et la nouvelle direction de la même force.

Cette méthode ne diminue en rien la valeur masticatrice de la dent, mais quand même cela serait, les modifications que nous conseillons d'apporter resteraient justifiables. Une dent dont la surface triturante est réduite de moitié, mais qui contient une aurification solidement ancrée et dont l'émail est sauvegardé contre tout accident, vaut encore mieux qu'une dent à surface triturante complète, mais dont l'obturation et les bords d'émail sont exposés, l'une au déplacement, les autres à la fracture. Il ne s'ensuit pas, d'ailleurs, que la largeur mésio-distale, au niveau du point de contact, doive être aucunement diminuée. Pour des raisons que nous expliquerons plus loin, cette dimension doit être conservée autant que possible. Le pis qui puisse arriver est que vous soyez obligé, dans quelques cas, de reculer légèrement le point de contact vers la racine. Avec un peu de soin, vous pouvez apporter ce changement sans altérer l'efficacité du contact et sans blesser le tissu gingival de l'espace interproximal.

Il est aussi d'une importance particulière, dans l'obturation des prémolaires, de s'occuper des tubercules antagonistes. Si le tubercule d'une prémolaire inférieure articule si profondément avec la prémolaire supérieure que vous soyez forcé de faire une aurification trop mince pour être forte, ou encore si sa pointe s'enfonce comme un coin entre les tubercules de la dent opposée et risque de la fendre en deux, vous emploierez la meule pour raccourcir ce tubercule et le transformer en une large facette d'articulation.

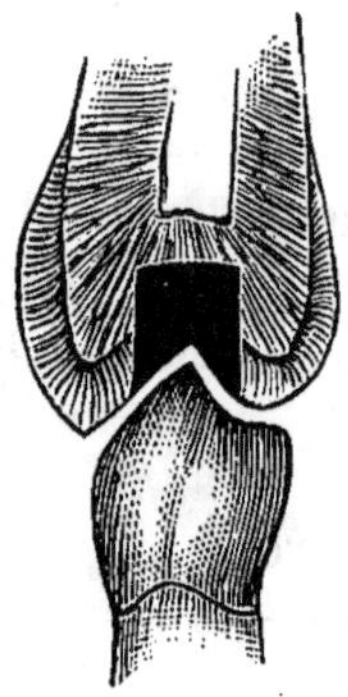
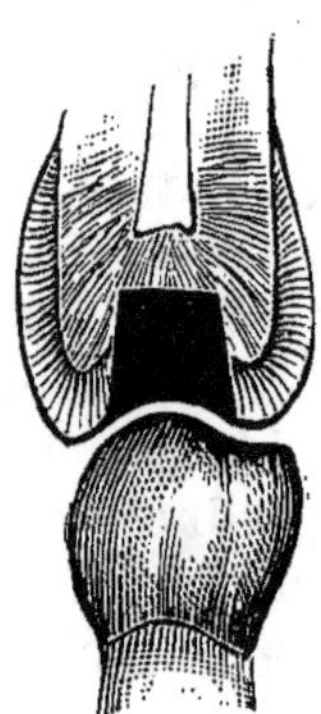

Fig. 75   Fig. 76

Cette manœuvre vous permettra d'établir une obturation plus épaisse et plus résistante et réduira au minimum le danger que court la dent supérieure en modifiant la direction de la force qui la frappe. Lorsqu'en effet le tubercule antagoniste se termine en coin, il exerce surtout des pressions latérales (linguale et jugale) contre les versants internes des tubercules supérieurs ; si, au contraire, son sommet représente une facette large et aplatie, la direction de la force devient presque parallèle au grand axe de la dent supérieure et offre moins de tendance à la fendre en deux. Les figures 75 et 76 indiquent les avantages apportés dans ce cas, par le meulage du tubercule inférieur. Ce meulage, s'il est judicieusement fait, n'amoindrit en rien l'utilité de la prémolaire inférieure et n'altère pas son intégrité. Remarquez que

la couche d'émail en cet endroit est très épaisse et que ces portions
de la dent sont très peu exposées à la carie. Vous pouvez donc
fréquemment modifier la forme des tubercules inférieurs, pointus
et proéminents, pour le plus grand bénéfice de vos travaux.

Un des détails les plus importants, dans le traitement de ces
caries, se rapporte à la restauration du contour proximal. Vous
devez le reproduire de façon que la dent soit maintenue à sa
place exacte dans l'arcade dentaire, et que le feston gingival
interproximal soit absolument protégé et reste normal. Lorsque
les dents sont normales et présentent leurs rapports réguliers,
elles s'appuient l'une contre l'autre par leurs points de contact,
laissant entre ces points et le rebord alvéolaire un espace interproximal occupé par la gencive. Le tissu gingival s'y termine
suivant une courbe jugo-linguale dont le sommet touche le point
de contact ; il s'oppose ainsi à l'entrée des matières alimentaires
qui, poussées par la mastication, dévient soit du côté jugal, soit
du côté lingual. Tant que ces conditions existent, l'espace interproximal est conservé propre ; si parfois des substances fibreuses,
comme des particules de viande, s'introduisent entre les contacts, elles n'y peuvent rester fixées, étant donné que ces surfaces
contiguës sont de dimensions extrêmement réduites. Le frottement successif des aliments qui glissent sur les deux faces gingivales, les entraînent, provoquant ainsi un nettoyage mécanique.

Lorsqu'une carie proximale s'est déclarée et a détruit ces contacts, les dents privées de leur soutien, ont tendance à se rapprocher, repoussent la gencive et rétrécissent l'espace qui les séparait.
Plus la maladie progresse, plus elles se resserrent, et il arrive un
moment où elles oblitèrent l'espace interproximal. La gencive
est alors complètement rejetée sur le rebord alvéolaire, et les
languettes gingivales du côté de la joue et du côté de la langue
s'étendent plus sur la couronne que la portion de cette muqueuse
qui se trouve dans l'espace interproximal. La courbe dont nous
avons parlé plus haut est complètement modifiée, et il existe alors
entre les dents une poche toute prête à recevoir et à retenir les
débris alimentaires. La figure 77 reproduit la surface proximale
d'une molaire inférieure saine, recouverte par la gencive suivant
une courbe normale. La figure 78 représente la même face cariée,
la nouvelle courbe du tissu gingival et la formation de la poche.
Dans de pareils cas, vous devez rétablir les conditions normales

de la gencive, et, pour cela, séparer les dents et les maintenir à leur place par une obturation à contour proximal bien compris.

Si vous ne veillez pas à établir un point de contact correct, les dents s'arc-bouteront par des surfaces larges et plates qui retiendront les particules alimentaires fibreuses jusqu'à complète décomposition. Cette accumulation de débris est une cause de gêne pour le patient et une source d'échecs au point de vue de l'obturation même. Non seulement la gencive s'enflamme, mais l'inflammation gagne la membrane péricémentaire. En conséquence, votre opération ne sera bonne que si vous avez rétabli l'espace interproximal dans sa forme propre et si vous avez protégé comme il convient le tissu gingival.

Ne croyez pas que vous puissiez arriver au même but en formant de larges contacts très serrés. Vous ne pouvez atteindre une perfection telle qu'il soit impossible aux particules alimentaires de pénétrer parfois entre les dents, à la faveur de leur mobilité individuelle. Elles s'y introduisent et y sont alors retenues solidement ; la seule façon d'opérer est d'établir un contact étroit et arrondi, assez dense pour retenir la dent en place, et pour résister à l'usure que provoquent ses mouvements individuels. Cette usure est parfois très prononcée, ainsi qu'en témoignent les facettes que l'on remarque sur l'émail de la face proximale de nombreuses dents saines et elle peut gêner beaucoup le patient, même en l'absence de toute carie.

Lorsque vous découvrirez, en face d'une cavité proximale, des facettes d'usure très accusées sur la face correspondante de la dent voisine, vous les arrondirez légèrement sur les bords, de façon à donner une forme ovale à la face de la dent ainsi atteinte. Votre attention ne doit pas être étroitement concentrée sur le seul organe que vous soignez ; vous devez examiner aussi les parties contiguës et veiller au parfait état des dents et de la gencive dans la région où vous opérez.

Vous verrez sur la figure 79 la face jugale de deux prémolaires et d'une première molaire inférieure. Il n'y a pas de carie entre les prémolaires ; le contact est normal et la gencive est saine. La seconde prémolaire et la première molaire portent chacune une carie sur la face proximale, de sorte que ces deux dents tombent l'une sur l'autre et obstruent l'espace. Vous voyez du côté jugal la situation qu'occupe le feston de la gencive hypertrophié. La figure 80 représente les mêmes dents, mais reportées à leurs places par une obturation qui a rétabli l'espace interproximal ; le tissu gingival a repris sa position normale. La figure 81 montre la face triturante des deux dents atteintes avec les contours des aurifications et leur point de contact. La figure 82 est une coupe mésio-distale faite au point de contact.

L'importance de ces détails nous engage à étudier avec soin la forme et la dimension précises de ces parties contiguës sur les dents saines et de formes typiques. Un simple examen oculaire dans la bouche nous en donne rarement une idée exacte ; l'alignement des dents, la présence de la gencive font croire que les contacts de l'émail sont beaucoup plus étendus qu'ils ne le sont

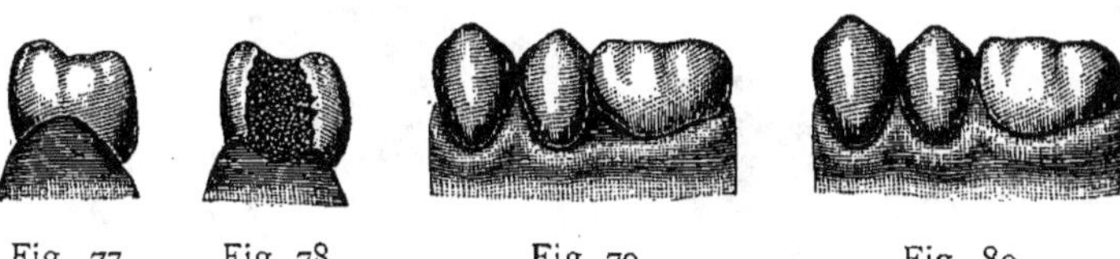

Fig. 77   Fig. 78   Fig. 79   Fig 80

en fait. La présence des matières étrangères, de la salive, entre les faces proximales nous empêche de voir et de bien juger ce point. L'examen des dents extraites ne peut non plus être satisfaisant, à moins qu'elles ne présentent les facettes usées, qui ne peuvent être alors considérées comme typiques et normales. Les variations de largeur des faces proximales des différentes dents feraient supposer qu'il existe des variations analogues dans l'étendue des contacts ; mais il n'en est rien. En fait, il est presque impossible de leur attribuer une mesure quelconque, même lorsqu'il s'agit des plus larges molaires, et voici le plus sûr moyen de le prouver : Prenez deux de ces dents extraites, placez-les l'une contre l'autre en rétablissant les rapports qu'elles avaient dans la bouche, et regardez-les à la lumière par leur face jugale. Vous verrez que leur point de contact est si réduit qu'il échappe pour ainsi dire à toute évaluation. Si vous les tournez alors du côté triturant, vous ferez la même constatation et elle vous convaincra encore plus, si possible. C'est là une expérience si facile et si instructive que tout praticien, sans s'en tenir à notre affirmation, devrait la répéter lui-même.

N'en concluez pas que toutes les faces proximales aient la même forme, ni que les points de contact soient localisés à la même place sur toutes les dents. Au contraire, il existe de grandes variations à ce double point de vue. Par exemple, sur une seconde prémolaire inférieure, la face proximale est généralement, au point de contact, légèrement arrondie dans le sens jugo-lingual, et à partir de ce point, le degré de courbure est sensiblement le même en dehors et en dedans, le contact se trouve donc environ au milieu de cette face et l'obturation reproduira cette forme généralement arrondie. La face mésiale de la première molaire supérieure est au contraire aplatie, le point de contact est beaucoup plus rapproché de la face jugale que de la face linguale, et, partant

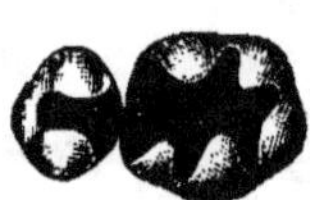

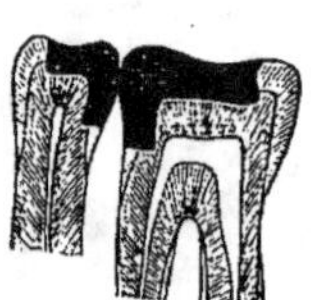

Fig. 81   Fig. 82

de ce point, la face proximale s'écarte et se dirige brusquement vers la face linguale, tandis qu'elle rejoint plus graduellement la face jugale. En règle générale, vous établirez le contact plus près de la face jugale dans les molaires et prémolaires supérieures, tandis que dans les inférieures, vous le placerez environ au milieu de la face proximale.

Dans le sens gingivo-triturant, vous le trouverez placé au même niveau dans les deux mâchoires ; il est situé ordinairement près de la partie triturante ; de ce point, la face proximale va s'unir brusquement suivant une courbe accusée à la face triturante, tandis que son autre portion rejoint doucement et graduellement la gencive.

Fréquemment, vous remarquerez dans les deux mâchoires, une différence dans la proéminence du point de contact sur les faces mésiales et sur les faces distales. Sur celles-ci, la proéminence est plus accusée et plus arrondie que sur celles-là, et par conséquent la courbe qui rejoint la gencive est plus marquée. Il en résulte que le sommet des espaces interproximaux se dirige en arrière et qu'ils sont eux-mêmes plus développés dans leur partie mésiale que dans leur partie distale.

Vous acquerrez une idée de la forme réelle des espaces inter-proximaux et des variations de forme des faces proximales en étudiant ces détails sur une mâchoire typique de squelette. L'examen de cette mâchoire fait des trois côtés — jugal, lingual et triturant — vous éclairera beaucoup mieux qu'une description, si soigneuse qu'elle puisse être.

Dans la bouche, vous pourrez vous rendre compte de l'étendue des surfaces en contact, qu'il s'agisse des dents saines ou d'obturations, en passant entre les dents un fil de soie floche. Si le contact est normal, le fil sera arrêté fortement près de la face triturante, mais la pression le poussera bientôt au delà de ce passage étroit, et il sautera pour ainsi dire dans l'espace inter-proximal où il sera complètement à l'aise. Le même saut se produira lorsque vous retirerez le fil en le faisant repasser par le même chemin, mais il ne sera alors arrêté par les contacts que tout près de la face triturante. Si la soie est accrochée, ou si elle est éraillée dans ce passage, c'est que les contacts sont anormaux, qu'il s'agisse des surfaces de l'émail ou du métal obturant.

Ecartement des dents

Lorsque la carie n'a pas encore fait de sensibles progrès, et que la face proximale au point de contact n'est que très peu détruite, les dents n'ont pu se rapprocher beaucoup, naturellement, et vous pouvez souvent obtenir avec le séparateur l'espace qui vous est nécessaire. Mais si l'écartement doit être considérable, vous opérerez plus sûrement en provoquant une séparation lente et graduelle et vous infligerez au patient une gêne beaucoup moindre. Pour ces détails, nous renvoyons à ceux que nous avons donnés en parlant de l'écartement des dents antérieures (1). Mais vous pourrez faire ici de la gutta-percha un usage beaucoup plus étendu que nous ne l'avons conseillé à ce moment. Maniée avec soin, elle est la substance idéale pour le cas présent; et la généralisation de son emploi lutterait avantageusement contre la crainte que manifestent les patients au sujet de l'écartement des dents

(1) Voir page 80.

Voici la façon d'opérer : Vous réséquez la paroi triturante de la cavité, puis vous enlevez rapidement, avec un large excavateur en cuiller les débris de dentine ramollie. Vous imbibez la cavité d'une huile essentielle quelconque et vous en laissez les parois humectées. Vous y tassez alors un tampon de gutta-percha appuyé solidement contre la dent contiguë. Sur la face triturante vous laisserez un excès de gutta destiné à être pressé par les dents antagonistes à chaque occlusion des mâchoires. Ces chocs répétés tendent à le refouler dans la cavité et par conséquent à écarter les dents. Cette méthode est pour ainsi dire indolore dans la grande majorité des cas. Elle a l'inconvénient d'être lente, mais, dans les occasions pressantes, vous pouvez gagner du temps en écartant d'abord les dents autant que possible avec le séparateur et en tassant seulement alors la gutta. Si vous n'employez pas le séparateur, vous pouvez laisser les choses en l'état pendant huit jours ; si l'écartement n'est pas suffisant au bout de ce temps, ajoutez un peu plus de gutta et attendez une autre semaine.

Il est à peine besoin de dire que si vous avez plusieurs obturations à faire dans la même bouche, vous commencerez, dès la première séance, à préparer les écartements qui vous seront nécessaires, et vous ferez les autres opérations en attendant. A chaque séance, vous renouvellerez, s'il y a lieu, le tampon de gutta.

Parfois, la paroi gingivale a une inclinaison si brusque, de la paroi axiale au bord gingival, que la gutta-percha glisse dans l'espace interproximal, et n'exerce aucune pression latérale. Vous aurez soin, alors, d'aplanir la dite paroi et de préparer une base assez large pour que le tampon soit solidement maintenu et qu'il ne puisse agir que dans les directions voulues.

Quand vous emploierez la gutta, soit pour obtenir un écartement, soit pour enfermer des médicaments dans une cavité proximale, soit pour tout autre usage temporaire, vous avez une précaution à prendre. Vous devez la placer de telle façon qu'elle agisse sur les festons jugal et lingual de la gencive et les refoule au niveau de la partie gingivale qui se trouve entre les dents, et cela pour deux raisons. D'abord ce déplacement les met à l'abri des instruments pendant l'opération ; ils ne sont pas blessés par les limes ni les rubans à finir, l'accès de la cavité est dégagé et, en somme, le tissu gingival se trouve dans les meilleures conditions pour reprendre sa place normale, une fois l'obturation terminée. En second lieu, si ces languettes gingivales ne sont pas refoulées et restent à un niveau plus rapproché de la couronne que la partie intermédiaire, elles forment une sorte de poche où peuvent s'accumuler les débris et dont nous avons signalé déjà les dangers. Préservez donc à la fois la forme et l'intégrité de ce tissu, pour qu'il revienne rapidement et en bon état, reprendre sa place dans l'espace interproximal.

Détails de la préparation de la Cavité

La façon de réséquer la paroi triturante, lorsque vous avez à la détruire, n'est pas sans présenter quelque importance. La voûte d'émail qui surplombe cette partie de la cavité est souvent très résistante, et pour l'enlever au ciseau, comme font souvent les opérateurs, vous devez infliger au patient un choc assez douloureux. Or, c'est là une des premières parties de votre opération et la douleur causée à ce moment peut inquiéter le patient et lui donner une certaine appréhension qu'il conservera parfois pendant toute la séance. Nous l'avons déjà dit, évitez autant que possible toute manœuvre pénible, surtout au début.

Vous pourrez ouvrir ces cavités, sans que votre patient ait lieu de se plaindre, en creusant une fente, comme l'indique la figure 83. Vous détruisez ainsi la clef de voûte de la crête d'émail et lui enlevez toute résistance. Pour cela, montez sur le tour un foret étroit, et lancez le rapidement ; la fente est vivement faite, et vous coupez ensuite l'émail au ciseau, comme le montre la figure 84. Tenez l'instrument selon l'angle voulu et pressez-le fortement contre l'émail pour l'empêcher de glisser. Si vous avez donné à votre lame la direction qu'elle doit avoir, le plus léger coup de maillet suffira à briser l'émail. Vos ciseaux doivent être naturellement très affilés pour mordre à l'endroit où vous les placez, autrement ils glissent et dérapent sur la surface en produisant une sensation particulièrement pénible au patient.

Voici la cavité ouverte, passons aux parois.

Paroi gingivale. — Vous reculerez le bord de cette paroi suffisamment vers la racine, pour qu'il soit bien protégé par la gencive, et vous établirez le contour représenté par la figure 72. Le degré d'extension doit varier selon les cas. Dans les caries légères et lorsque la gencive emplit normalement l'espace interproximal jusqu'aux points de contact, il n'est pas besoin de beaucoup d'entension pour amener le bord presque sous le tissu gingival.

Mais si ce tissu s'est résorbé laissant l'espace vide, s'il y a une grande tendance à la carie proximale, vous devez réséquer plus largement les tissus de la dent, pour assurer la durée de votre obturation.

Vous pourrez encore rencontrer un troisième groupe de cas où la gencive, bien que fortement rétractée, est restée ferme et présente ses caractères normaux. Si la carie fait alors son apparition près du point de contact, le bord gingival de la cavité se trouve séparé de la gencive par une large bande d'émail dont la destruction deviendrait une opération trop radicale. Vous n'appliquerez donc pas là la théorie de l'extension préventive, d'autant plus que ces circonstances ne se présentent guère que chez les adultes, c'est-à-dire chez les individus déjà moins exposés au retour de la carie.

La paroi gingivale doit être plate dans le sens jugo-lingual ; elle doit être assez étendue pour fournir un plancher solide à l'aurification et porter l'angle gingivo-jugal et l'angle gingivo-lingual dans les régions où ils n'ont plus rien à craindre de la carie. Elle doit être également plate dans le sens mésio-distal et rejoindre la paroi axiale à angle droit. Parfois, lorsque l'obturation réclame une rétention spéciale ou lorsque le début de l'aurification semble devoir être particulièrement difficile, vous pourrez l'incliner légèrement vers la racine à mesure qu'elle se rapproche de la paroi axiale, mais *ne creusez pas de rainure le long de la paroi gingivale*, comme on conseille souvent de le faire. Etablir une rainure en cet endroit, c'est créer le long du bord de la paroi une arête sur laquelle il est difficile d'adapter l'or sans ébrécher l'émail.

La paroi gingivale doit rejoindre la paroi jugale et la paroi linguale suivant un angle très net dans la région axiale, mais suivant une courbe peu prononcée dans la région superficielle. L'angle ainsi formé dans le coin gingivo-linguo-axial vous permet de fixer solidement les premiers morceaux d'or, et si vous avez donné à la paroi gingivale la forme que nous venons de conseiller, vous avez une base solide sur laquelle vous pouvez condenser le métal, sans crainte de le voir s'ébranler sous la pointe du fouloir. Une base courbe offre beaucoup moins de sécurité et rend le départ de l'aurification beaucoup plus difficile.

Vous proportionnerez la longueur mésio-distale de la paroi à la surface du tissu disponible. Vous l'agrandirez autant qu'il vous sera possible de le faire sans exposer la pulpe. Il va de soi que vous devez connaître la situation de la chambre pulpaire dans chaque dent, de façon à savoir à quel moment il faut arrêter l'extension. La figure 85 représente la coupe mésio-distale d'une prémolaire avec la paroi gingivale préparée.

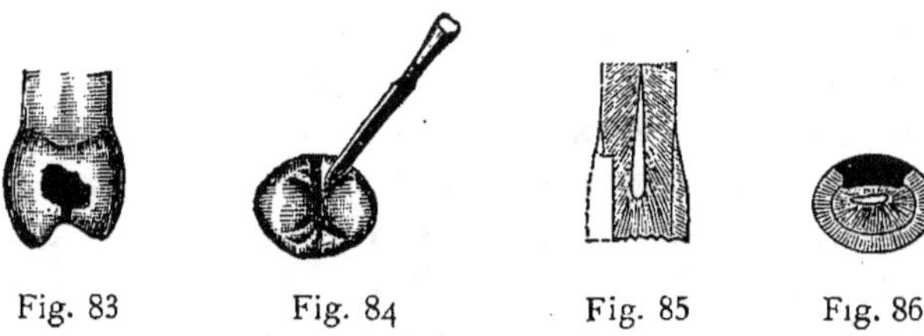

Fig. 83   Fig. 84   Fig. 85   Fig. 86

Paroi jugale et paroi linguale. — Nous avons déjà signalé l'habitude qu'ont certains opérateurs de creuser des rainures sur la paroi jugale et la paroi linguale et nous avons aussi indiqué les raisons pour lesquelles nous n'approuvons pas, sauf exceptions précédemment signalées, cette méthode d'ancrage.

Il est des cas, il est vrai, où on doit néanmoins l'appliquer, par exemple lorsqu'il s'agit d'une première prémolaire inférieure dont le tubercule jugal, très développé, est réuni au tubercule lingual, très réduit, par une couche d'émail sans défauts. Dans ces cas, nous n'avons pas l'occasion d'établir un gradin et, en somme, nous n'en avons pas besoin. En effet, la dent est conique et, par conséquent, l'aurification n'a pas de fortes pressions à supporter. La portion triturante d'une obturation proximale dans une telle dent oppose au tubercule antagoniste un plan incliné et ne court donc pas grand risque d'être délogée. En conséquence, la rétention légère qu'offriront deux sillons superficiels sur les parois jugale et linguale, aidée par une paroi gingivale large et plate, suffiront à maintenir l'aurification.

Mais, dans les cas ordinaires, abstenez-vous de cette pratique. Vous donnerez seulement aux parois en question une forme rétentive en les réunissant à la paroi axiale, suivant un angle tel que leur écartement jugo-lingual, à la paroi axiale, soit légèrement plus grand que celui qu'elles présentent au bord, près de l'émail (*fig. 86*). Vous y arriverez facilement sans les affaiblir matériellement et cette mortaise contribuera à retenir solidement l'obturation. Vous établirez cette mortaise sur toute la hauteur de la cavité depuis la paroi gingivale, jusqu'à la face triturante où les parois jugale et linguale devront se terminer suivant la forme représentée sur la figure 73 en *c*. L'or peut être adapté sans difficulté sur ces parois, et le bloc, enclavé entre ces murailles perpendiculaires, est absolument fixe. La construction de l'aurification dans une telle cavité est extrêmement simple.

Le gradin. — Ce gradin sera perpendiculaire à la partie proximale de la cavité et sa base sera plate pour les raisons que nous avons déjà indiquées. Sa largeur jugo-linguale et sa profondeur dans le sens pulpaire seront calculées d'après la forme de la dent. Si la dent est courte et épaisse, le gradin sera proportionnellement large et superficiel ; si, au contraire, elle est longue et mince, la rainure devra être étroite et profonde. En tout cas, vous devez pouvoir y condenser une masse d'or suffisante pour qu'elle soit résistante, et cela spécialement au point de jonction du gradin et de la partie proximale de l'aurification. Bref, donnez-lui les plus grandes dimensions possibles, en veillant à ne pas miner les tubercules, et à ne pas affaiblir la dent au point de l'exposer à être fendue. Cette possibilité d'une fente de la dent est particulièrement à éviter dans les prémolaires, et par conséquent il ne faut pas creuser trop profondément le gradin. Au reste, vous agirez toujours sûrement en vous arrêtant dès que vous aurez atteint le fond de la fissure. Vous serez ainsi certain de ne pas affaiblir la dent plus qu'elle ne l'était déjà par le fait de cette crevasse même.

Les parois jugale et linguale du gradin doivent être perpendiculaires à la paroi pulpaire et la rejoindre suivant un angle (*fig. 87*), et le sillon doit se terminer également à angle droit dans le tissu sain. Dans les cas où la fissure se termine dans une dépression accentuée, vous élargirez l'extrémité du sillon dans le sens jugo-lingual, et vous obtiendrez ainsi une nouvelle mortaise de rétention.

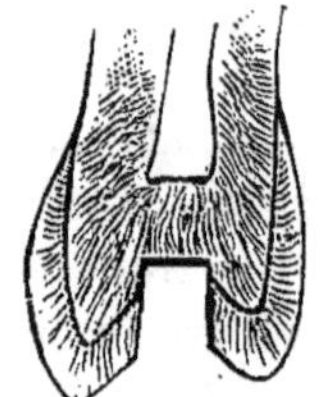

Fig. 87

Paroi axiale. — La forme de la paroi axiale dépend matériellement de la profondeur de la carie. Si la carie est superficielle,
cette paroi devra être perpendiculaire et à angle droit avec la
paroi gingivale. Si au contraire, elle est profonde avec une paroi
axiale concave, il pourra être indiqué de construire au ciment
une nouvelle paroi axiale qui protégera la pulpe en même temps
qu'elle donnera une meilleure forme à l'aurification. Mais la couche
de ciment ne doit pas être trop épaisse, car la minceur de l'obturation nuirait à sa résistance, et de telles aurifications ne pourraient avoir de durée. Ne laissez jamais la paroi axiale se diriger
en pente depuis le gradin jusqu'à une paroi gingivale étroite, car,
sous la force de la mastication, l'obturation aurait tendance à
glisser sur ce plan incliné et à sortir de la cavité.

Bords de l'émail. — Les bords jugal et lingual doivent être taillés en un biseau plus large que toute autre partie des contours.
Le bord gingival ne doit être que très peu biseauté, étant donné
qu'il n'a pas à supporter de pression latérale et qu'il est d'autre
part aussi malaisé d'établir un biseau parfait en cet endroit que
d'y condenser l'or convenablement. Sur la partie triturante, l'inclinaison naturelle de la surface d'émail vers la cavité et la
forme des parois réduisent à son minimum la nécessité du biseau-
tage. Cependant, vous prendrez soin d'enlever tous les prismes
d'émail qui n'ont pas leur support de dentine. Autrement, ils
céderaient très vite sous l'effort de la mastication.

Technique. — En ouvrant la cavité, vous commencerez par
réséquer au ciseau toutes les portions d'émail friables ou surplombantes ; et, ce faisant, vous vous appliquerez à donner à
l'instrument l'inclinaison nécessaire pour opérer le clivage dans
les meilleures conditions. On sait qu'une légère différence dans
l'angle d'application de la lame suffit à rendre plus ou moins
facile la séparation des prismes. Cherchez donc la position qui
vous permettra d'employer le moins de force possible ; on ne peut
donner ici des indications précises à ce sujet, étant donné les
variations de direction des prismes. Vos observations personnelles
vous instruiront plus qu'une description si claire soit-elle.

La nature de la force exercée sur le ciseau a aussi quelque importance. Si vous avez à cliver, soit un angle d'émail, soit une
masse appréciable de ce tissu, vous y arriverez très bien en
appliquant sur le manche du ciseau un coup de maillet net et

décidé. S'il s'agit seulement d'agrandir la cavité, de détruire des bords frêles ou de simples rugosités, la pression manuelle sera préférable. Evitez alors que le ciseau glisse dans la cavité et blesse les tissus sensibles et pour être sûr de vos mouvements, arc-boutez contre les dents ceux de vos doigts qui restent libres. Dans certains cas, vous tiendrez le manche du ciseau dans la paume de la main et vous appliquerez l'extrémité du pouce contre une dent.

Ce travail terminé, vous donnerez une forme correcte aux parois Vous prendrez une fraise en cône renversé, assez large pour recouvrir mésio-distalement toute la paroi gingivale ; vous en appliquerez l'extrémité sur cette paroi (*fig 88*) et la promènerez de l'angle jugal à l'angle lingual, et *vice versa*, jusqu'à ce que vous

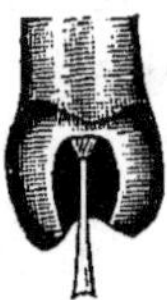 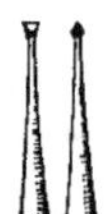

Fig. 88   Fig. 89

ayez atteint l'extension nécessaire. Vous obtiendrez ainsi une paroi plate, réunie à la paroi axiale, suivant un angle droit. Prenez garde que les taillants de la fraise ne pénètrent trop près de la pulpe. Vous pourrez fréquemment préparer les parois jugale et linguale avec la même fraise en la dirigeant alternativement de haut en bas et de bas en haut sur ces parties de la cavité, — elle coupera alors sur le côté. Pour les dents inférieures ou pour les cavités distales peu accessibles des dents supérieures, vous aurez avantage à fixer un cône renversé sur l'angle droit.

Vous aurez ensuite à préciser et à finir les angles jugo-axial et linguo-axial, de même que les coins gingivo-jugo-axial et gingivo-linguo-axial. Vous y arriverez avec un cône renversé de petite taille qui vous permettra d'approfondir les angles et vous aurez un résultat encore meilleur avec les excavateurs en forme de hachette ou de houe.

Quand vous terminerez la paroi gingivale avec le petit cône renversé, vous presserez avec le côté de la fraise contre la paroi jugale et la paroi linguale et vous la promènerez le long du tiers gingival de ces parois. Vous créerez ainsi une sorte de petite poche où vous pourrez assurer vos premiers morceaux d'or. C'est là une forme très pratique pour les opérateurs novices qui, la plupart du temps, trouvent assez ardu le début de ces obturations. S'il reste sur la paroi axiale une certaine quantité de dentine ramollie, vous l'enlèverez avec des excavateurs en cuiller.

Pour établir le gradin, vous ouvrirez la fissure de la face triturante avec un foret de petite dimension ; vous fabriquerez vous-même, si vous le voulez, cet instrument en meulant sur deux côtés une fraise en cône renversé usée, jusqu'à ce qu'elle ait un bord tranchant (*fig. 89*). Vous porterez ce foret réduit et affilé entre les deux parties d'émail bordant la fissure, en imprimant au tour un mouvement rapide et vous le promènerez d'avant en arrière de façon à ce que les coins tranchants mordent dans l'émail. Quand vous aurez ainsi creusé une étroite tranchée, vous l'agrandirez avec un ciseau ; après quoi, vous formerez la base du gradin à l'aide d'un cône renversé dont vous poserez l'extrémité sur ce qui sera le plancher. Cette base du cône préparera au gradin une base plate et en même temps ses côtés tailleront les parois suivant la forme voulue.

Vous donnerez au bord gingival le léger biseau qui lui est nécessaire, avec un ciseau approprié ou un excavateur à longue tige. D'autres fois, quand l'accès de la cavité sera très accessible vous emploierez une fraise ronde. Quant aux bords lingual et jugal, vous les biseauterez avec un ciseau très mince et très affilé, mais vous recueillerez de meilleurs résultats encore en employant les disques de papier de verre. Ils vous donneront le biseau nécessaire avec des angles nets ; les bords seront bien définis et symétriques; mais ayez soin de ne pas les arrondir, et, pour cela, maintenez le disque suivant un angle invariable. N'employez pas non plus des disques d'un grain trop fin, de crainte d'obtenir des bords parfaitement polis, car, dans ce cas, il vous serait beaucoup plus difficile de construire une aurification parfaitement étanche.

Remarques

Dans la majorité des cas, la méthode que nous recommandons vous permettra d'obtenir la forme de cavité la meilleure pour ces caries proximo-triturantes. Malheureusement, vous ne pourrez pas l'appliquer partout et toujours dans tous ses détails. La carie est parfois si étendue qu'il ne vous reste qu'à tirer le meilleur parti des parois et du tissu qui subsistent, ne perdez cependant pas de vue les principes qui précèdent ; ils vous seront toujours d'un utile secours et vous devrez les observer autant que vous le permettront les conditions particulières de la carie.

Certains opérateurs prétendent que la préparation de ces cavités diffère suivant qu'elles sont destinées à une aurification ou à un amalgame. C'est là une opinion très exagérée : la forme générale de la cavité doit rester identique ; vous accentuerez seulement les procédés d'ancrage pour l'amalgame. Lorsque votre or est bien condensé, il est si stable et reste si uniforme que vous pouvez être sûr de sa fixité et de sa durée ; mais l'amalgame, avec ses bizarreries et ses modifications, est loin d'offrir la même sécurité. De plus, pour soutenir la même pression, il vous faut, étant donnés les alliages actuels un volume d'amalgame plus important que si vous employiez l'or ; par conséquent, les ancrages doivent être plus larges et plus profonds ; mais vous taillerez les bords suivant un biseau moins accusé. Ce sont là les seuls changements à apporter au plan primitivement tracé.

Il nous faut insister à nouveau sur la « quantité de rétention » que réclame chaque cas particulier et sur la façon d'en faire l'estimation. Trop souvent, les opérateurs obturent les cavités sans examiner assez attentivement les services que leurs obturations doivent rendre ; et lorsque, par hasard, ils cherchent à établir un rapport entre l'étendue des ancrages et les forces masticatrices, la question se présente à eux de cette façon : Quelle est la quantité de rétention nécessaire pour supporter la pression d'une force de tant de kilos ? Ils négligent ainsi l'un des facteurs les plus essentiels du problème, car c'est la *répétition* de ces pressions beaucoup plus que la force de l'une d'entre elles qui tend à détériorer les obturations, de même que la chute répétée d'une goutte d'eau arrive à creuser la pierre.

Bien que le nombre des mouvements masticatoires et aussi leur

puissance varient beaucoup suivant les individus, on peut estimer
à un millier au grand minimum, le nombre de ceux qui sont
nécessaires pour la moyenne des repas ; et ce chiffre est souvent de beaucoup dépassé. Qu'en résulte-t-il pour l'obturation ?
L'effort de ces occlusions n'est pas toujours supporté par la mâchoire tout entière, ni par la même partie. Admettons que chaque
côté en supporte la moitié et que le quart seulement du nombre
total affecte l'obturation. — En fait, cette estimation est basse
étant donné que, chez beaucoup de sujets, la mastication se fait
des deux côtés à la fois et que le bol alimentaire recouvre plusieurs dents. — Par conséquent, et d'après cette évaluation modérée, l'obturation supportera, à chaque repas, environ trois cents
chocs dont la violence variera suivant les habitudes de l'individu
et la nature des aliments. Or, ce travail se reproduit deux ou trois
fois par jour et pendant trois cent soixante-cinq jours par année.
Ajoutez cette considération à celle que vous envisagez pour cal-
culer vos ancrages ; nous ne doutons pas qu'à cette pensée vous
ne pratiquiez vos opérations avec encore plus de soin et de minutie.

Au reste, nous recommandons à tout dentiste d'étudier sur lui-
même le travail de la mastication au point de vue que nous
venons d'examiner. De cette auto-observation, il estimera la valeur de la force qu'il déploie, et la façon dont elle l'applique selon
les aliments. Lorsqu'il aura acquis l'intelligence de ces choses, il
sera mieux préparé à construire des obturations parfaites.

Cavités jugales, labiales ou linguales

Les mêmes principes doivent être respectés dans la préparation
de toutes les cavités jugales, labiales ou linguales. Seules, font
exception à cette règle les petites cavités arrondies que nous avons
appelé *les points* et qui se développent dans des dépressions sur
la face jugale des molaires inférieures et sur la face linguale des
dents antérieures du haut. Ces cavités, au point de vue du caractère de la maladie, diffèrent totalement des caries ordinaires qui
se développent près de la gencive sur les faces jugale et linguale et la façon de les préparer est si évidemment simple qu'il
est inutile d'y consacrer de longs détails. Le fait qu'elles sont
provoquées par des défauts dans la structure de la dent et qu'elles

sont soumises continuellement au nettoyage mécanique, rend inu·
tile toute extension préventive. Il· suffit d'enlever tout le tissu
carié et *malformé*, de bien préparer les bords et d'assurer une
forme rétentive à la cavité.

Il est plus difficile d'arrêter la carie lorsqu'elle se développe
près de la gencive en forme de croissant, suivant ainsi le contour
du tissu gingival. Certains opérateurs considèrent ces cas comme
les plus compliqués qui se puissent rencontrer. Néanmoins, il
suffit de les traiter convenablement pour obtenir des résultats
excellents.

Contour de la cavité. — L'extension des bords est d'une importance capitale pour le succès de l'opération. L'agrandissement
trop timide de la cavité et la résection insuffisante du tissu atteint
sont les causes des échecs que subissent maints opérateurs dans
les obturations de ce genre. L'étude de l'allure spéciale de ces
caries nous éclairera sur la façon de les traiter.

Il arrive parfois que ces cavités, bien que profondes en un
point donné, présentent des bords très nets, recouverts d'une
couche d'émail absolument sain. La façon de procéder est alors
très simple : l'extension des bords doit être réduite au minimum.
Mais, dans la grande majorité des cas, les limites du tissu atteint
sont mal définies et la couche d'émail est plus ou moins désagré-
gée sur toute la surface qui s'étend du bord de la cavité au bord
de la gencive. Il faut alors invariablement réséquer tout ce territoire atteint et le comprendre dans l'obturation pour que l'opération ait des chances de durée. Le début de décalcification est
une preuve probante que les agents responsables de la carie ont
trouvé en cet endroit un champ favorable à leur activité. Il faut
donc en modifier radicalement les conditions pour éviter le retour
de la maladie, et le plus sûr moyen d'y parvenir est de supprimer
complètement le tissu sur lequel agissent les micro-organismes et
de le remplacer par une matière obturatrice à l'abri de leur
action.

Vous devrez donc examiner soigneusement l'état des parties
d'émail voisines. Quelquefois elles présentent une coloration en
forme de croissant, susceptible de tromper l'opérateur quant à
leur état véritable. Cette coloration superficielle, tantôt cache
un émail parfaitement sain, tantôt dissimule une décalcification
profonde du tissu. Vous éviterez toute erreur en commençant par

frotter soigneusement la tache avec une brosse montée sur le tour et de la pierre ponce. Si vous réussissez à l'enlever, et si la surface apparaît blanche et brillante, vous saurez que l'émail est intact ; dans le cas contraire, vous réséquerez tout le territoire atteint, même quand la décalcification n'aurait pas pénétré complètement la couche d'émail.

La préparation correcte de la cavité, du côté de la racine, comporte l'extension du bord jusque sous la gencive. Deux raisons nous démontrent cette nécessité. Nous avons déjà indiqué la première à propos des cavités proximales ; tout bord bien recouvert par la gencive est à l'abri d'une récidive de la carie. La seconde est relative à ce fait que la gencive reste beaucoup plus saine lorsqu'elle recouvre une aurification bien finie que lorsqu'elle s'étend sur le tissu de la dent, surtout lorsqu'elle a rétrocédé quelque peu. Au premier abord, cette affirmation parait paradoxale ; pourtant elle est confirmée absolument par l'observation clinique, et il est en somme facile de l'expliquer d'une façon plausible Dans tous les cas de carie étendue, remontant sous la gencive, le tissu gingival est atteint de l'une des façons suivantes : ou bien, son bord libre, irrité et enflammé, pénètre dans la cavité, ou bien il recule progressivement avec les progrès de la carie et remonte jusque sur le cément. Cette dernière condition se réalise généralement lorsque la carie est peu pénétrante et que son bord gingival est mal défini. Bref, rétrocédée ou non, la gencive est dans un état maladif. Si, dans la préparation de la cavité, vous pouvez doucement la refouler suffisamment loin pour porter le bord de l'aurification très haut vers la racine, vous verrez le tissu gingival redevenir rapidement sain. Bien plus, dans nombre de cas, il recouvrira à nouveau le collet de la dent et même l'obturation et s'avancera bien au delà de la position qu'il occupait avant l'opération. Il supporte évidemment beaucoup mieux le contact d'une surface d'or polie que celui du cément qui peut être dénudé ou de l'émail qui peut être rugueux. On a cité des exemples frappants de reformation de la gencive, spécialement à propos des canines où l'on a pu voir le tissu gingival recouvrir une aurification, sur une longueur de deux millimètres. De tels résultats récompensent suffisamment l'opérateur de la peine qu'il a prise et le patient de la gêne douloureuse qu'il a dû supporter.

La figure 90 représente une incisive centrale avec en *a*, la cavité pénétrant au delà de l'émail ; en *b*, le territoire d'émail défectueux autour de la cavité, et en *c* le contour à donner à l'obturation.

Parois de la cavité. — Le système d'ancrage dans ces aurifications (jugales, labiales ou linguales) est excessivement simple. Il n'est pas nécessaire d'établir de profondes rainures, comme le font certains opérateurs ; il suffit de creuser la cavité en mortaise, et, par conséquent, de faire la paroi axiale plate et les autres parois perpendiculaires à sa direction. Néanmoins, pour assurer le maintien de l'obturation, il est bon d'élargir quelque peu les extrémités mésiale et distale de la cavité, et de les tailler en queue d'aronde. La paroi axiale devra donc être légèrement plus large, dans le sens mésio-distal, que ne l'est l'orifice de la cavité au bord de l'émail. Cette précaution s'impose, surtout lorsque vous obturez à l'amalgame des cavités linguales ou jugales

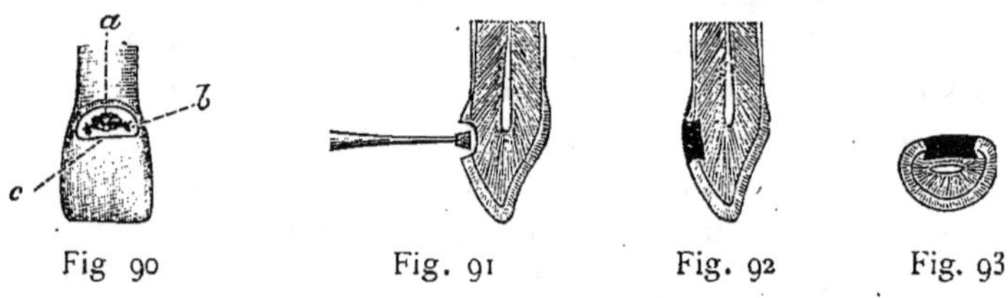

Fig 90   Fig. 91   Fig. 92   Fig. 93

des molaires. L'amalgame, nous l'avons dit, réclame des ancrages plus larges et plus profonds que l'or et vous devrez vous souvenir de cette particularité dans les molaires, où la cavité s'étend si loin qu'elle empiète sur les faces proximales. C'est dans ces cas que l'on voit si fréquemment l'amalgame sortir pour ainsi dire de la cavité, créant de la sorte une crevasse autour des extrémités. Ainsi, vous devrez le retenir solidement en place à l'aide d'ancrages en queue d'aronde bien accusés. (Nous étudierons plus loin la préparation de cette classe de cavités, — pour les incrustations.)

Technique. — Dans la plupart des cas, alors que l'émail est complètement désagrégé et pour ainsi dire dissous, la dentine n'a pas encore subi de changement de forme ; elle est ramollie, elle est décalcifiée très profondément, mais elle ne présente pas encore de solution de continuité. Vous enlèverez cette masse de tissu avec un excavateur en hachette à lame fine, délicate et très affilée.

Attaquez la cavité par une de ses extrémités et enfoncez hardiment, profondément et jusqu'à la dentine saine, la lame de l'instrument. Puis, soulevez sur cette lame toute l'épaisseur de dentine cariée. Si vous opérez avec habileté, vous verrez toute cette masse, particulièrement sensible, sortir de la cavité d'un seul coup d'excavateur. En général, cette excision ne sera pas très douloureuse, à condition toutefois que vous agissiez énergiquement. N'oubliez pas que toute hésitation, tout tâtonnement rendront l'opération aussi pénible que difficile. C'est là une de ces circonstances où vous devez allier la douceur à la force attentive et la décision à l'habileté.

Cela fait, il vous faut donner aux parois de la cavité la forme voulue. A cet effet, vous emploierez la fraise en cône renversé dont vous appliquerez l'extrémité contre la paroi axiale (*fig. 91*), et que vous dirigerez alternativement vers les extrémités de la cavité. Vous obtiendrez ainsi la mortaise désirable (*fig. 92*). Puis, vous fraiserez légèrement la paroi mésiale et la paroi distale pour leur donner cette forme en queue d'aronde que nous avons conseillée plus haut et que nous représentons figure 93 sur la coupe transversale d'une incisive. Pour les dents postérieures que la pièce à main ordinaire ne peut atteindre, vous emploierez l'angle droit.

Vous biseauterez ensuite les bords de l'émail avec un ciseau bien coupant ou de préférence avec une fraise à finir ronde. Mais vous la maintiendrez solidement et éviterez de la laisser glisser sur la surface de la dent. Quand vous le pourrez, vous appuierez la tige de la fraise sur quelque surface voisine de la cavité. Vous la conserverez ainsi plus facilement et plus sûrement selon l'angle voulu. Vous obtiendrez, avec un instrument rotatoire comme la fraise, des bords beaucoup plus symétriques que si vous les taillez au ciseau. Ceci reste spécialement vrai pour les courbes que suit le contour marginal de la cavité.

Remarques

Nous avons déjà dit que la plupart des praticiens redoutent ce genre de cavités. Il est indubitable qu'elles présentent des difficultés particulières, mais si l'opération a été conduite selon des principes corrects, elle peut compter à maints égards au nombre des plus satisfaisantes. La question de rétention est extrêmement simplifiée puisque les obturations n'ont à supporter aucune pression susceptible de les déloger. Les bords, s'ils sont convenablement préparés, sont relativement à l'abri de la carie : le bord gingival est protégé par la gencive et les autres sont continuellement frottés par les joues, les lèvres ou la langue. D'autre part, l'accès facile de ces cavités permet de déceler et de corriger toute imperfection des bords, de mettre en place et de condenser l'or aussi parfaitement que possible.

Les principales difficultés de l'opération consistent d'abord à repousser la gencive assez loin pour découvrir parfaitement le champ opératoire, ensuite à assurer la sécheresse de la cavité ; on prétend ainsi que la dentine présente, dans ce genre de caries, une sensibilité particulière. Si cette dernière proposition est vraie, elle est du moins contrebalancée, à la fois pour le patient et l'opérateur, par la rapidité du travail ; et, en fait, la somme totale des douleurs éprouvées par le patient n'est pas supérieure à celles que provoque la préparation de toute autre cavité d'égale grandeur. Si la gencive a envahi la cavité, il est facile de la refouler et de bien exposer le bord gingival en obturant provisoirement avec un tampon de gutta-percha, grâce auquel on comprimera les parties hypertrophiées. Dès le deuxième jour, les bords seront bien dégagés.

Quant à l'exclusion de l'humidité, c'est là une simple question d'habileté, et l'opérateur arrivera vite à acquérir, pour cela, le tour de main nécessaire.

Cavités triturantes des prémolaires et des molaires

Les cavités de la face triturante des prémolaires et des molaires sont ordinairement le résultat d'imperfections dans la structure de la dent. Les points de calcification, qui débutent au sommet de chaque tubercule, ne se réunissent souvent qu'imparfaitement et laissent entre eux une brèche, une fissure où stationnent forcément les matières étrangères.

Le traitement de ces caries comporte les opérations suivantes : 1° la résection des parties d'émail surplombantes ; 2° l'ablation de tout le tissu carié ; 3° le fraisage (afin de les obturer également) des imperfections de structure qui communiquent avec la cavité ;

4° la préparation de cette cavité, en vue de lui donner une forme rétentive pour la substance obturatrice.

Ces caries triturantes diffèrent de celles que nous avons étudiées déjà, en ce sens que la maladie apparaît ici, appelée presque uniquement par les défauts de structure des tissus ; tandis qu'ailleurs, elle débute souvent sur des parties d'émail. Cette différence s'explique fort bien, si l'on réfléchit que les faces triturantes sont toujours exposées aux frottements de la mastication. Il faut donc que les agents de la carie s'abritent dans quelque crevasse ou fissure, pour échapper au nettoyage mécanique. Et c'est pour cette raison que ces cavités ne réclament pas d'extension préventive, à moins que l'on ne considère comme telle la destruction de toutes les fissures aboutissant au siège de la carie.

Le traitement des fissures fait partie intégrale des obturations des faces triturantes. Nombre d'opérateurs semblent croire qu'ils n'ont à détruire les fissures qu'au cas où la carie les a envahies. Ils oublient deux points importants : le premier est qu'il est bien difficile d'obtenir, pour l'obturation, un bord satisfaisant, au point où elle rencontre une fissure ; le second concerne la signification réelle et les conditions de ce défaut anatomique. Si vous conservez quelque doute au sujet de la nécessité d'excaver ces crevasses, faites simplement un examen microscopique des coupes de couronnes passant au travers de la brèche et vous n'hésiterez plus. Dans la plupart des cas où l'orifice de la fissure est presque trop étroit pour admettre la fine pointe d'une explorateur, vous découvrirez, au microscope, une fente traversant toute la couche d'émail et telle que la représente la figure 94. C'est là une menace sérieuse et continuelle pour l'intégrité de la dent, et l'opérateur manque à son devoir s'il laisse son obturation exposée à ce danger. Ce sont ces minuties qui valent surtout en art dentaire.

Il faudrait que le praticien pût examiner au microscope des cas similaires à ceux qu'il soigne chaque jour; ce serait une révélation pour lui de toucher du doigt, pour ainsi dire, les imperfections sans nombre que son œil n'a pu découvrir. Cette fissure qui lui paraît si négligeable et que les explorateurs émoussés que l'on trouve généralement sur la tablette d'opération n'ont pu pénétrer, le microscope la lui montre assez vaste pour recevoir une armée de microbes, capables, si les conditions leur sont favorables, de détruire la dent en peu de mois. Ce n'est que grâce à une attention laborieuse que nous pouvons lutter avantageusement contre la carie dentaire.

Vous détruirez et obturerez ces fissures, pour cette autre raison que vous pourrez ainsi donner à la dent une forme plus parfaite Quand en effet, vous rencontrerez ce défaut de structure, vous constaterez qu'en général il siège au fond d'une dépression accentuée et que l'espace angulaire ainsi formé retient certaines sortes d'aliments dont l'amas produit une gêne qui n'est pas indifférente au patient. Les grains de raisin, de groseille, etc., se logent facilement dans ces dépressions et chacun probablement sait par expérience, combien la mastication en est gênée. C'est le rôle du

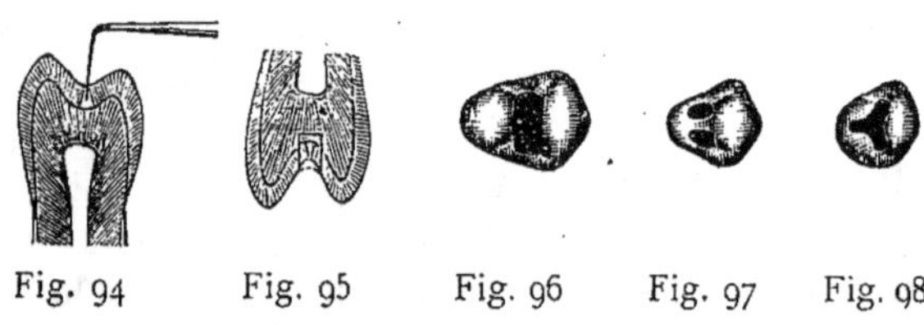

Fig. 94   Fig. 95   Fig. 96   Fig. 97   Fig. 98

dentiste de corriger toutes ces imperfections de forme, et dans le cas présent, il y arrivera aisément en remplaçant ces fissures par une obturation dont nous donnons le modèle figure 95. Cette modification ne diminue en rien l'efficacité de la mastication. Le travail des tubercules antagonistes contre la paroi nouvelle, paroi semi-concave, sera aussi effectif, sinon plus, qu'il l'était lorsque cette portion de la face triturante affectait la forme d'une dépression angulaire.

Nous venons de dire qu'il faut détruire les fissures, mais nous nous hâtons d'ajouter que vous ne devez pas confondre *fissure* et *sillon*. Il existe une différence très nette entre le sillon qui s'enfonce légèrement dans la couche superficielle de l'émail, sans jamais atteindre la dentine, et la fissure qui est en somme une crevasse intéressant toute la couche d'émail. Vous pourrez sans crainte respecter le sillon, sauf dans les cas où sa présence s'opposerait à la perfection des bords de l'obturation.

Contours marginaux. — Le contour des différentes cavités *triturantes* varie considérablement, suivant les cas et suivant les dents. Le nombre des tubercules, la direction des fissures, l'extension de la carie sont les facteurs qui déterminent la forme de la cavité. Nous représentons dans les figures suivantes les contours qui peuvent être considérés comme typiques pour chaque dent :

La figure 96 représente une aurification triturante d'une prémolaire supérieure. C'est la forme qui. convient à cette classe de cavités, la carie ne commencerait-elle qu'à apparaître et n'aurait-elle même atteint que l'une des dépressions qui terminent le sillon central. La plupart du temps, en effet, le sillon est fissuré sur toute sa longueur, ou, s'il ne l'est pas, il est si profond qu'il s'oppose au raccord et au finissage parfait d'une obturation partielle.

Dans les prémolaires inférieures, et particulièrement dans la première, la crête transversale d'émail qui rejoint le tubercule jugal et le tubercule lingual, est fréquemment très proéminente et parfaitement constituée. Il n'existe donc pas de sillon central, et les dépressions mésiale et distale sont complètement séparées. Elles peuvent être alors obturées à part comme dans la figure 97.

Dans la seconde prémolaire inférieure, le contour peut parfois ressembler à celui des prémolaires supérieures ; d'autres fois, l'existence de trois tubercules nécessite la forme indiquée dans la figure 98.

Dans les molaires supérieures, vous trouverez généralement deux cavités, correspondant aux deux dépressions centrale et distale (*fig. 99*). Mais, le sillon disto-lingual peut être fissuré sur toute sa longueur et demande à être traité comme dans la figure 97. Si la carie a été très développée et si la crête d'émail qui court obliquement entre les deux cavités, est si profondément minée que sa résistance soit douteuse, détruisez-la et reproduisez l'obturation indiquée figure 101.

C'est une question parfois délicate de choisir entre la conservaton et la résection de cette portion de la dent. Vous ne vous déciderez qu'après avoir examiné soigneusement l'étendue de la dentine saine qui supporte la crête d'émail et la profondeur du sillon distal. Si la muraille de dentine est trop mince, détruisez-la, car en la respectant, vous laisseriez entre les deux obturations une partie faible ; si le sillon est trop profond, faites-la encore disparaître pour améliorer les conditions de la face triturante et remplacez la dépression angulaire par une surface concave. Envisagez uniquement les conditions nécessaires à la durée de votre obturation, sans tenir aucun compte du temps qui s'est écoulé depuis que la muraille intermédiaire subsiste entre ces deux cavités. Ce que nous disons pour cette paroi reste vrai pour toutes les autres, et nous devons insister ici sur une erreur commise trop fréquemment par des opérateurs inattentifs. De ce qu'une paroi a résisté à la fracture jusqu'au moment de l'opération, ils concluent qu'elle peut être laissée en place sans inconvénient. Si, disent-ils, elle s'est montrée suffisamment solide lorsqu'elle limitait une cavité, à plus forte raison le sera-t-elle lorsqu'elle s'appuiera sur une obturation.

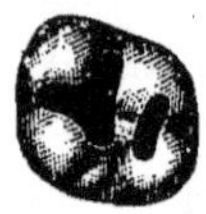 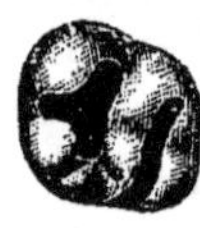 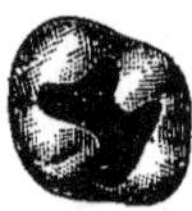 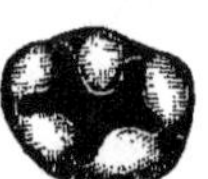

Fig. 99   Fig. 100   Fig. 101   Fig. 102

C'est là un raisonnement erroné, car il ne tient pas compte du fait suivant : Lorsque la carie apparaît, la dent devient plus ou moins sensible aux pressions et le patient prend inconsciemment l'habitude de mastiquer de l'autre côté de la bouche ou de diminuer l'effort masticateur. La maladie progresse cependant et mine l'émail dont les parois frêles peuvent néanmoins, dans ces conditions, subsister longtemps encore. Mais, lorsque la cavité sera obturée et la dent rétablie, le patient reprendra peu à peu l'habitude de s'en servir et ces parties seront infailliblement brisées. N'oubliez donc pas d'examiner toutes les considérations que nous venons de passer en revue, pour établir votre ligne de conduite en toute connaissance de cause.

Le contour de la cavité dans les molaires inférieures diffère de celui que nous venons d'établir dans les supérieures. Il existe même des variations entre la première et la seconde molaires inférieures. La première a cinq tubercules, séparés par des sillons souvent fissurés ; l'obturation prend alors la forme que reproduit la figure 102. Parfois la fissure suit les sillons jugal et disto-jugal dans toute leur longueur ; l'obturation doit donc comprendre toutes ces parties, et l'extrémité jugale de la cavité, par exemple, affecte la forme illustrée figure 103.

La seconde molaire, n'ayant que quatre tubercules, réclame une préparation reproduite figure 104.

Quant aux troisièmes molaires du haut et du bas, leur forme est si variable qu'il est impossible d'indiquer un type de cavité. Chaque dent a ses propres exigences.

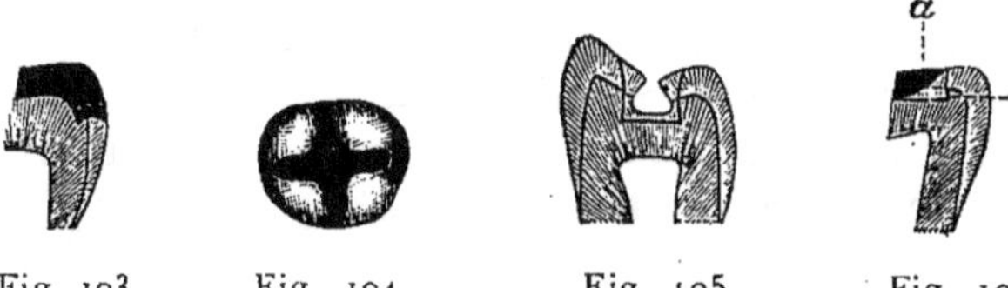

Fig. 103   Fig. 104   Fig. 105   Fig. 106

Parois de la cavité. — Les parois de la cavité doivent être perpendiculaires ou plutôt parallèles au grand axe de la dent. Le plancher pulpaire sera horizontal, plat et à angle droit avec les autres parois (*fig. 105*). Cette condition sera spécialement respectée aux extrémités mésiale, distale, labiale et jugale de la cavité. La difficulté réelle qu'on rencontre à creuser perpendiculairement la terminaison des fissures fait qu'on les laisse fréquemment dans l'état que nous indiquons en *a*, figure 106. Cette préparation constitue une grosse faute, quelle que soit d'ailleurs la qualité des ancrages établis dans les autres points. Vous devrez suivre invariablement le modèle que représente la figure 106 en *b*. On comprend facilement que l'extrémité d'une obturation bâtie suivant le modèle *a*, soit exposée à être soulevée dans la mastication des matières adhérentes, comme par exemple les caramels, etc.

L'étendue de la cavité dans le sens pulpaire, est déterminée par la profondeur de la fissure dans les parties fissurales. Vous aurez soin de creuser celles-ci assez profondément, car autrement, vous obtiendrez un fossé trop superficiel et la minceur du métal obturateur nuirait à sa résistance. C'est là la seule raison des insuccès nombreux constatés dans ces parties de l'obturation. Nous avons déjà dit et nous répétons qu'il n'existe aucune objection sérieuse à l'extension de la fissure dans sa pleine profondeur, puisqu'elle est, par définition, un manque d'union entre deux massifs, et par conséquent un endroit sans résistance. On ne peut guère constater le moment exact où la fraise a atteint la partie la plus profonde de la brèche : les poussières d'émail s'y entassent et la dissimulent. Mais vous la ferez apparaître aisément en y instillant deux ou trois gouttes d'une huile essentielle. Tous ses contours deviennent noirs et très distincts.

Les dimensions mésio-distale et jugo-linguale de la cavité doivent être suffisantes pour lui assurer des parois résistantes et bien soutenues ; dans les parties fissurales, la largeur doit être gouvernée surtout par l'étendue du sillon qui conduit à la fissure. En tout cas, la largeur ne doit pas avoir moins d'un millimètre et demi. Dans les cavités étroites et resserrées, l'adaptation et la condensation de l'or sont beaucoup plus difficiles, et, d'autre part, le volume réduit du métal le rend impuissant à résister au travail continuel qui fatigue ces surfaces.

Technique. — Les parois surplombantes seront réséquées au ciseau et les fissures ouvertes au foret. Vous préparerez la cavité avec une fraise en cône renversé dont vous appliquerez l'extrémité sur la paroi pulpaire, et que vous promènerez latéralement, jusqu'à ce que vous ayez obtenu l'extension voulue. Si vous ne pouvez employer la pièce à main ordinaire — ce qui arrive pour les dents inférieures et pour les dents supérieures gauches — prenez l'angle droit. Quand la carie sera très étendue, vous exciserez la dentine ramollie avec des excavateurs en cuiller, pour éviter d'exposer inutilement la pulpe. Vous biseauterez les bords avec une fraise ronde. Vous remarquerez que la préparation de ces cavités est très rapide, si, d'une part, vos instruments sont bien affilés, et si, d'autre part, vous avez arrêté dans votre esprit, avant de commencer l'opération, la forme et les contours que vous allez donner à la cavité.

Remarques

De toutes les obturations que le dentiste est appelé à faire dans la bouche, celles que nous venons d'étudier donnent les résultats les plus sûrs et les plus satisfaisants. La carie reparaît très rarement autour de ces cavités, à moins que l'opérateur n'ait fait un travail insuffisamment soigné, dont les défauts constituent par eux-mêmes une cause de récidive. La fatigue qu'ont à supporter ces obturations est considérable, mais on peut être persuadé que le système d'ancrage que nous conseillons répond pleinement à

leurs exigences. Le plancher plat de la cavité les garantit contre
toute mobilité et la direction des parois ne permet la conservation
d'aucune partie d'émail surplomblante. L'obturation des fissures
améliore de beaucoup la forme de la surface, et supprime toute
possibilité de refuge pour les micro-organismes dans cette partie
de la dent. Certes, ces opérations doivent être, comme toutes les
autres intelligemment comprises et soigneusement exécutées, mais
leurs résultats sont moins douteux que dans toute autre portion
de la dent.

Traitement de la dentine ramollie dans les cavités profondes

Vous trouvez fréquemment dans le fond des larges cavités, et
recouvrant la pulpe, une masse importante de dentine, complètement ou partiellement décalcifiée. Le traitement de cette portion
ramollie a depuis longtemps attiré l'attention des praticiens.

Autrefois, la conduite généralement admise était de laisser en
place une grande partie de cette dentine, de façon, disait-on,
à protéger la pulpe. On prétendait que cet organe accepterait le
contact et la protection de ce tissu malade plus facilement qu'il
ne supporterait la présence d'un coiffage quelconque. Certains
auteurs ont même avancé une théorie d'après laquelle la dentine
ramollie recouvrerait sa dureté par une nouvelle calcification,
quand on la laisse intacte dans la cavité, mais protégée de toute
irritation externe par une obturation.

Sans entrer dans l'étude histologique de la formation des tissus
dentaires, ou du processus pathologique de leur destruction, nous
pouvons affirmer hautement que la recalcification du tissu décalcifié est absolument impossible, et que cette hypothèse, dénuée de
tout fondement, doit disparaître au plus tôt de l'esprit du dentiste,
pour le plus grand bénéfice de ses patients. L'observation clinique
minutieuse et les recherches récemment poursuivies, au point
de vue de la marche de la carie, prouvent, au contraire, qu'il y a
un très grand danger à abandonner sous l'obturation une masse
importante de dentine décalcifiée. Miller a montré que les canalicules dentinaires sont bourrés de micro-organismes, longtemps
avant le délabrement des tissus (1). Plus récemment, Léon Wil-

<hr>

(1) Galippe et Vignal ont fait la même constatation dans leur étude sur *Les
micro-organismes de la carie dentaire* (Journal des Connaissances Médicales, 1889).

liams nous a fourni une démonstration éclatante des effets éloignés
de la carie. Le *Dental Cosmos* reproduit, dans son numéro d'avril
1897, une photographie, dont la figure 107 est une bonne esquisse.
Cette photographie montre à quelle profondeur les
tissus dentaires peuvent être affectés par l'acide
responsable de la carie, puisqu'on les voit atteints
jusqu'au voisinage de la pulpe, bien avant qu'on
en trouve à la surface des signes manifestes. La dent
sur laquelle a été faite la coupe *ne montrait exté-*
rieurement aucune trace de cavité. Il est probable
qu'on aurait pu passer un explorateur sur l'émail,

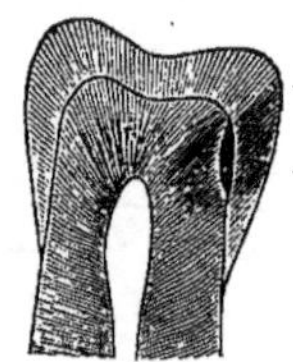

Fig 107

sans y déceler la moindre modification ; et pourtant, l'acide fourni par la masse de micro-organismes attachés
à sa surface avait déjà dissous la substance unissante des prismes,
creusé une cavité perceptible entre l'émail et la dentine et ramolli
ce dernier tissu sur une épaisseur notable.

Quelle que soit l'insouciance de l'opérateur, des faits si patents
ne peuvent le laisser indifférent ; si tels sont déjà les effets de la
carie avant même qu'elle devienne extérieurement perceptible,
quel doit être l'état de la couche de dentine qui recouvre la pulpe,
lorsque la désintégration de l'émail est complète et que nous nous
trouvons en face d'une cavité profonde? Il est impossible de négliger une maladie dont les effets néfastes précèdent de si loin
ses manifestations visibles.

Quelle est la nature de ce tissu décalcifié que l'on nous apprenait
autrefois à laisser sous les obturations? Il est en grande partie
désorganisé, il est complètement envahi par les micro-organismes;
il est infiltré de toxines. Si nous l'enfermons sous l'obturation,
nous ne changeons absolument rien à l'état de choses pré-existant,
et nous laissons la pulpe absolument exposée aux influences per-
nicieuses qui la menaçaient auparavant. Qu'on ne dise pas que les
microbes ainsi emprisonnés deviendront inoffensifs et périront
par suite de leur séparation d'avec l'extérieur. Mourraient-ils
qu'ils n'en deviendraient pas pour cela une matière inerte. Ne
sait-on pas que les poisons les plus toxiques proviennent justement des micro-organismes morts? On ne peut non plus avoir
l'espérance de tourner la difficulté en soumettant la cavité à
l'action d'un antiseptique. Certes, on arrivera à détruire plus ou
moins les microbes dont la dentine est peuplée, mais détruira-t-on

par là les toxines qu'ils ont produites Dans les expériences de laboratoires, on tue ces microbes à l'aide d'agents chimiques et l'on extrait ensuite de la masse les toxines qu'elle contient. Il serait bien désirable qu'on pût nous procurer un agent capable tout à la fois de tuer les uns et de neutraliser les autres.

Mais, la conclusion qui nous intéresse le plus en ce moment, c'est qu'en suivant les enseignements erronés d'autrefois, en conservant la dentine décalcifiée, on laisse simplement au voisinage étroit de la pulpe une masse de produits toxiques qui ont toutes chances de la mortifier. Et c'est là l'accident qui s'est produit dans la plupart des cas dits *inexplicables*, où la pulpe est morte sous l'obturation, bien qu'elle n'ait pas été exposée. S'il y a lieu de s'étonner, c'est qu'un nombre encore plus considérable de pulpes ne meurent pas de ce traitement, et ce fait s'explique uniquement par la grande résistance de l'organe qui s'est protégé contre l'envahissement par des dépôts de dentine secondaire. Même dans les cas où la pulpe triomphe, elle manifeste pendant un temps très long, après l'obturation, une sensibilité qui est le résultat direct de l'irritation qu'elle subit du fait de l'infiltration de la dentine ramollie au fond de la cavité, sous le prétexte de protéger la pulpe et d'atténuer les chocs thermiques, on va juste à l'encontre du but que l'on vise. Cette masse de tissu est excessivement irritable ; elle est plus susceptible que la dentine normale aux impressions de toute nature, thermiques, chimiques ou mécaniques. Il semble donc théoriquement que moins on la laissera subsister, moins la dent manifestera de sensibilité après l'obturation : et la théorie est ici amplement confirmée par la pratique. L'observation clinique révèle que les patients se plaignent rarement d'une exagération de sensibilité dans les dents où toute la dentine ramollie a été soigneusement et complètement excisée.

Il ne faut pas conclure de ce qui précède, que l'on peut tailler à tort et à travers dans toutes les cavités. Jamais il ne faut exposer une pulpe, à moins d'indications spéciales ; par conséquent, nous le répétons, vous emploierez près de la pulpe des excavateurs en cuiller, qui vous feront autant que possible éviter tout accident. Vous choisirez ces excavateurs très minces et bien tranchants, pour qu'ils vous permettent d'enlever le tissu malade par couches, avec beaucoup de délicatesse et sans efforts.

En résumé, votre conduite vis-à-vis de la dentine décalcifiée, sera la suivante : vous exciserez soigneusement et complètement tout le tissu décalcifié chaque fois que cette ablation n'entraînera pas la dénudation de la pulpe. Si ce tissu est malade jusqu'à la chambre pulpaire, vous en enlèverez tout ce que vous pourrez, mais vous éviterez encore la mise à nu de l'organe central. Si, enfin, la pulpe est entourée de larges portions de dentine en décomposition, cette fois vous débarrasserez complètement la cavité, même s'il doit en résulter une ouverture de la chambre pulpaire. La pulpe sera plus en sûreté sous une coiffe, que s' elle est soumise à l'influence de cette masse infectée.

La dentine colorée n'est pas nécessairement infectée. Si elle est dure et pierreuse, vous pourrez la laisser en place malgré sa teinte.

Quoique l'effet des médicaments sur la dentine décalcifiée soit encore peu déterminé, c'est cependant, semble-t-il, une sage précaution de laver largement avec un antiseptique toute cavité où l'on abandonne quelque peu de tissu ramolli (1).

Autre recommandation : Le plancher pulpaire reste parfois si mince qu'il se laisserait refouler par la substance obturatrice et supporterait mal les coups du maillet pendant l'aurification ; de plus, il ne tiendrait pas la pulpe suffisamment à l'abri des variations thermiques. Dans ces cas vous protègerez le tissu pulpaire en étendant une couche de ciment non irritant entre l'obturation métallique et la dentine ; mais vous prendrez garde à laisser un vide assez grand dans la cavité pour permettre l'introduction d'une épaisseur d'or suffisamment forte et résistante.

Hyperesthésie de la dentine

Depuis que l'on traite la carie dentaire, la question de l'hyperesthésie de la dentine est toujours restée un problème à l'ordre du jour et il ne semble pas que nous soyons beaucoup plus près de la solution aujourd'hui qu'autrefois. La difficulté se présente sous des aspects si variés qu'il est impossible de suggérer un remède

(1) M. Choquet a proposé un moyen de stérilisation de la dentine : il dessèche la dentine par des lavages successifs à l'alcool à différents titres (en commençant par les plus faibles), puis place sur cette dentine desséchée une solution d'hydronaphtol dans le xylol.

unique et souverain dont chacun puisse obtenir des résultats toujours uniformes. Il est encore une autre raison, la plus importante peut-être c'est que les conditions essentielles au succès sont de celles qui échappent à toute discussion et à tout enseignement. Ce qu'il faut à l'opérateur, c'est la compréhension immédiate de la difficulté *réelle* qui se présente et la perception rapide du traitement qui y est le plus approprié. Trop fréquemment, c'est le dentiste qui a besoin d'être traité et non la dentine. Souvent aussi c'est le patient qu'il faut soigner avant la dent.

Pour apporter un peu d'ordre dans cette question compliquée, nous commencerons par grouper les différentes conditions dans lesquelles le dentiste peut se trouver appelé à opérer, c'est-à-dire, nous essaierons de classer les patients d'après leur tempérament, les cavités d'après le caractère de leur sensibilité.

Et, d'abord, tous ceux qui viendront vous consulter éprouveront plus ou moins, et plutôt plus que moins, une certaine crainte du fauteuil dentaire. La façon dont vous les approcherez aura déjà une grande influence au point de vue de leur appréhension et vous devez apprendre à lire dans l'attitude de votre patient quelle est la meilleure façon de l'aborder ; c'est là une des choses fondamentales de notre profession. Il ne faut pas que le public conserve plus longtemps cette impression profonde que toute opération dentaire est fatalement une souffrance ; c'est là une croyance générale qui est depuis trop longtemps à la honte des dentistes. Ce n'est pas insulter la mémoire des opérateurs héroïques du vieux temps que de leur reprocher un oubli trop fréquent de la sensibilité de leurs patients. Ils les traitaient vraiment comme une matière inerte, et nous en subissons aujourd'hui les conséquences. La tradition conserve au fauteuil dentaire le renom qu'ils lui ont donné d'un siège de tortures, et pourtant les méthodes modernes bien appliquées ne justifient que bien peu cette réputation. C'est aux dentistes d'aujourd'hui qu'il appartient d'effacer cette impression, souvenir pénible d'un passé regrettable.

Sans multiplier les divisions, nous classerons les patients au point de vue de leur attitude et de leur tempérament en quatre groupes.

Nous rangerons dans le premier groupe tous les individus de tempérament nerveux, particulièrement sensibles aux impressions de toute nature, soit physiques, soit mentales. Cette sensibilité naturelle subit à un haut degré l'influence du milieu et des préoccupations actuelles. Avec cette classe de patients, le dentiste doit faire preuve d'un tact particulier, tant dans son allure générale que dans sa façon d'opérer. Ce sont, pour la plupart, des gens cultivés, hommes ou femmes, des littérateurs, des artistes, musiciens, peintres, etc. ; en même temps, heureusement pour nous, ils sont généralement doués d'une intelligence développée. Leur jugement est rapide et ils savent reconnaître et estimer les soins et l'habileté de l'opérateur. Ce n'est pas là la clientèle que doit désirer le dentiste médiocre ; elle ne convient qu'aux meilleurs des praticiens.

Il faut pour traiter ces patients, une sûreté de main absolue, presque dans les moindres détails ; une exécution rapide, mais toujours calme, de toutes les parties de l'opération, une attention de tous les instants ; et il faut éviter toute fausse manœuvre avec le plus grand soin. En un mot, il faut être parfait. Ces patients consentiront à souffrir pendant un court moment, pourvu que la douleur imposée ait servi à quelque chose de précis ; mais ils ne toléreront aucune hésitation maladroite.

Aussi, vous n'irez jamais au hasard, mais vous saurez toujours d'avance ce que vous voulez faire et comment vous opérez. La moindre maladresse, la moindre indécision, votre malade les perçoit immédiatement, et sa confiance en vous diminue. Vous affinerez de plus en plus la délicatesse de votre toucher, mais vous saurez y joindre la force en temps et lieu. Vos rendez-vous seront de courte durée, et vous accomplirez cependant le plus de travail possible. En somme, ces patients seront pour ainsi dire vos entraîneurs ; grâce à eux, vous perfectionnerez de jour en jour votre façon d'opérer et vous aurez la satisfaction de savoir qu'ils reconnaissent et apprécient vos efforts. Le tact, l'intelligence, l'habileté, la rapidité portés à l'extrême, telles sont les qualités que vous acquerrez à leur contact. Il est inutile d'ajouter que cette tension continuelle fatigue considérablement l'opérateur. Aussi, bien que cette clientèle soit particulièrement enviable, nous ne vous conseillerons pas de viser uniquement à celle-là.

Nous réunissons, dans un second groupe, tous les individus grands et robustes, de santé florissante, mais qui tremblent à l'annonce de tout malaise physique, de toute souffrance. Ils peuvent manifester partout ailleurs une volonté et une résistance suffisantes; mais il semble parfois, à notre point de vue purement dentaire, que leur courage est inversement proportionnel à leur développement physique. Chez eux, toute influence morale, tout encouragement échoue. Il n'y a qu'une façon de procéder, c'est d'éviter soigneusement la douleur par l'usage répété des calmants, de faire des obturations plastiques, et d'attendre qu'ils surmontent leurs craintes pour vous permettre d'établir des obturations plus durables. Si, dès l'abord, vous voulez entreprendre des opérations complètes, ils quittent votre cabinet pour n'y plus revenir et laissent la carie devenir incurable. Lorsque les complications apparaissent, ils cherchent quelque dentiste qui les anesthésie, et extraie leur dent.

Une autre catégorie comprend les individus efféminés, irresponsables pour ainsi dire, sans résistance physique ou morale et qui ont besoin d'une direction dans toutes les circonstances de la vie. Ils viendront vous trouver, décidés par la souffrance ou amenés par un de leurs amis, et il vous faut user vis-à-vis d'eux d'un difficile mélange de douceur et de fermeté. Vous commencerez par leur imposer cette conviction que vous ne leur infligerez que la douleur indispensable, mais vous leur ferez aussi comprendre qu'ils doivent supporter ce minimum. Vous ne devez jamais être dur avec aucun patient, mais il sera quelquefois bon de manifester vis-à-vis de ceux-ci une certaine sévérité et de ne pas tolérer une mauvaise volonté puérile. S'il vous a fallu user avec eux de quelque rigueur pendant l'opération, n'oubliez pas de modifier complètement votre attitude avant qu'ils ne quittent le fauteuil. Ils doivent emporter de votre cabinet le sentiment que vous êtes naturellement doux et compatissant, et que vous n'avez été sévère que dans leur intérêt. Si vous avez bien su comprendre leur caractère et vous montrer à propos doux et ferme, vous acquerrez souvent au bout de peu de temps une complète autorité sur eux.

Sachez aussi faire immédiatement la distinction entre les souffrances réelles et les souffrances simulées, car ils se plaignent souvent sans raison. Vous les verrez reculer alors que vous appuyez votre excavateur sur l'émail d'une dent saine ; vous ne devez pas supporter longtemps ces manifestations ridicules. Dès que vous vous apercevrez de ces supercheries ne craignez pas de les signaler immédiatement ; montrez à ces patients que vous n'êtes pas leur dupe et que vous ne consentirez pas à être leur jouet. Par contre, dès que vous devez infliger une douleur réelle, soyez la douceur et la patience mêmes et faites de votre mieux pour les encourager ; vous vous mettrez ainsi à l'abri de leurs supercheries et ils se convaincront que vous n'exigez d'eux rien qui ne soit commandé par le souci de leur intérêt propre. De la franchise dans vos paroles et dans vos actes, alliée à beaucoup de tact, telles sont les conditions du succès avec cette classe de patients, comme d'ailleurs avec tous .

L'attitude à prendre vis-à-vis des enfants est un autre problème très délicat. Evitez autant que possible de leur causer la moindre souffrance lorsqu'on vous les amène pour la première fois et même jusqu'à ce que vous ayez gagné leur amitié et leur confiance. Recevez-les et parlez-leur avec beaucoup d'affabilité et imprimez cette idée dans leur esprit que la visite qu'ils vous font n'a rien qui puisse motiver leur crainte. Malheureusement, ils ont déjà entendu parler du cabinet dentaire comme d'un lieu de souffrances et manifestent naturellement une certaine appréhension lorsqu'on les y amène. Vous devez donc lutter d'abord contre cette crainte ; et les résultats que vous pourrez obtenir à ce point de vue dès leur première visite, grâce à l'amabilité de votre accueil, à votre tact, à votre jugement, sont merveilleux. Mais il est vrai de dire aussi que seuls arriveront à ces résultats les praticiens qui aiment réellement les enfants. Si vous n'avez pas pour eux une certaine prédilection, envoyez-les plutôt à ceux qui l'éprouvent, car ils seront pour vous une source d'ennuis, et vous n'arriverez qu'à augmenter leur terreur et leur antipathie pour les soins dentaires.

N'essayez jamais, sous aucun prétexte, de tromper vos jeunes patients ; n'insistez pas non plus sur les souffrances qu'ils peuvent avoir à endurer. Si votre opération doit être quelque peu pénible, préparez leur esprit à la subir, tant par une causerie à leur portée sur ce sujet que par l'habileté de vos manœuvres opératoires. Quand vous aurez gagné leur confiance et leur sympathie, vous pourrez obtenir, même des plus jeunes, une bonne volonté et une endurance extraordinaires. Encore une fois, le tact, l'amabilité, la franchise, la rapidité à les soulager quand ils souffrent.

et de courtes séances, telles sont les conditions du succès avec les enfants.

Si vous agissez avec vos patients de la façon que nous venons d'esquisser rapidement, vous aurez déjà à moitié résolu le problème de l'hyperesthésie de la dentine ; et vous pourrez même croire que les dentistes ont de beaucoup exagéré l'importance et la difficulté de cette complication. Vous vous convaincrez rapidement que chez la moyenne des patients — nous entendons des patients bien soignés — la crainte du fauteuil ne s'explique pas seulement par le fait d'une dentine hypersensible, mais qu'elle est causée pour une part égale par les désagréments qui accompagnent toute opération, c'est-à-dire par la digue, le séparateur, le maillet, les disques et rubans à finir, le grattage des excavateurs, la vibration des instruments rotatoires, etc.

Néanmoins, vous rencontrerez assez souvent des cas indubitables d'hyperesthésie.

Le traitement de ces cas consiste dans le choix approprié à la fois des instruments et de la médication, l'un ayant autant d'importance que l'autre. Votre habileté opératoire pourra réduire à un fort minimum le nombre des cas qui réclament des médicaments ; aussi, nous vous recommandons d'étudier soigneusement la manière d'aborder la dentine sensible, de façon à pouvoir l'exciser dans les meilleures conditions.

Il est possible de diviser approximativement les cavités en trois classes, présentant chacune une sensibilité différente, passible d'un traitement particulier. Le premier groupe, le plus important, comprend toutes les cavités remplies d'une masse de dentine ramollie que les parois d'émail recouvrent encore en grande partie. Cette dentine est sensible au toucher en presque tous les points de sa surface et le contact de l'instrument suffit à provoquer la douleur. Vous commencerez d'abord par détruire les parois surplombantes de façon à mettre complètement à nu la dentine. Puis vous choisirez un excavateur à lame fine et très affilée et vous enlèverez d'un seul coup toute la masse ramollie. Vous y arriverez généralement sans infliger une grande souffrance en enfonçant profondément votre excavateur contre une paroi et en soulevant tout le tissu atteint. La couche que vous mettez ainsi à découvert est généralement beaucoup moins sensible que la surface, et la cavité est rarement douloureuse.

Si néanmoins le patient souffre, vous pourrez déshydrater la dentine à l'alcool et sécher avec l'air chaud. Si cette déshydratation rapide est mal supportée, vous commencerez par faire une application d'acide phénique à 95 % : après quoi vous assécherez la cavité dans de meilleures conditions.

Le Dr Jenkins (de Dresde) recommande l'application d'acide phénique chaud, la chaleur augmentant dans ces cas le pouvoir anesthésique de cet agent. Le Dr Geo. Gow pense que le meilleur moyen d'atteindre ce but consiste à bourrer dans la cavité une boulette de coton imbibée d'acide phénique, puis à appliquer sur la boulette un brunissoir fortement chauffé.

Quand vous placez dans la cavité un médicament quelconque, ayez soin de faire remarquer à votre patient que vous agissez ainsi pour anesthésier les tissus. Vos paroles le rassurent et exercent une influence psychique souvent plus puissante que l'effet réel du médicament.

Nous rangeons dans la seconde classe les cavités ovales superficielles qui se développent surtout sur les faces labiales et jugales des dents ; la dentine est fort peu ramollie, elle est plutôt dure et comme rongée. Vous avez donc à couper dans un tissu résistant pour donner à la cavité une forme rétentive et préparez les bords. Nous avons dit déjà que la majorité des dentistes redoutent ces cas, étant donné leur sensibilité bien connue. Pourtant cette hyperesthésie n'est localisée la plupart du temps qu'à la surface et le premier contact est le plus douloureux. Appliquez la digue, séchez la cavité et pressez la fraise en cône renversé que nous avons conseillé d'employer pour ces cas ; lancez votre tour rapidement et attaquez la carie à sa partie la plus profonde. Détournez l'attention du patient en lui parlant et profitez de ce moment pour pénétrer dans la couche sensible : le plus difficile est fait. Vous pouvez alors pousser la fraise de côté, coupant avec les lames latérales, l'extrémité agissant sur le fond de la cavité. Ce travail profond est moins douloureux de beaucoup que ne le serait la plus légère manipulation à la surface. Ainsi vous minerez, pour ainsi dire, avec les côtés de la fraise toute la couche superficielle avant de la réséquer elle-même. Mais n'ayez pas d'hésitation et n'usez pas de demi-mesures. Vous devez savoir absolument ce que vous devez faire et accomplir ce que vous avez décidé avec la plus grande précision et le plus rapidement possible. Vous devez avoir, particulièrement dans ces circonstances, une main sûre, vigoureuse en même temps que très délicate.

Parfois, vous pourrez diminuer la sensibilité superficielle de ces cavités au moyen de certains médicaments et de l'air chaud L'acide phénique, suivi d'une déshydratation à l'alcool et d'un courant d'air chaud semble donner les meilleurs résultats avec le minimum d'ennuis. Il va de soi que vous devrez vous abstenir d'employer des médicaments dont l'action sur la dentine est plus douloureuse que la préparation même de la cavité. Il n'est à cette règle qu'une exception : elle se rapporte aux rares individus qui préfèrent toute espèce de souffrances à la douleur causée par l'instrument.

Vous verrez aussi très fréquemment que la sensibilité semble être localisée en un ou deux points de la surface ; vous creuserez habilement tout autour ces parties hyperesthésiées, de façon à pouvoir les enlever ensuite rapidement en un tour de fraise. Evitez soigneusement de les toucher avant de pouvoir les exciser complètement.

Nous arrivons enfin au dernier groupe, le moins nombreux. Nous avons alors affaire à de l'hyperesthésie vraie ; la moindre pression provoque une douleur violente et il est impossible de faire le moindre essai de préparation sérieuse. Le meilleur traitement dans ce cas consiste à faire une obturation temporaire au ciment, lequel ne réclame pas une préparation très minutieuse de la cavité. Vous attendrez ainsi, pendant quelques semaines, la disparition ou la très grande diminution de la sensibilité (1). Un

(1) On peut encore, dans ce cas, placer sous l'obturation temporaire une pâte composée d'*acide phénique* et d'*oxyde de zinc*. Au bout de cinq ou six jours la sensibilité a beaucoup diminué, sinon complètement disparu. On peut d'ailleurs, en cas de besoin, recommencer cette application, ce qui fait perdre très peu de temps si l'on songe que l'obturation provisoire étant faite, dans ce cas, à la gutta-percha, toute la manipulation prend à peine trois minutes, et que l'on peut ensuite, pour ne pas déranger le malade pour une si courte séance, s'occuper d'une autre opération. Il ne faut pas laisser trop longtemps en place ce pansement, car au bout d'une quinzaine de jours la sensibilité de la dentine reparaît. Ceci prouve que l'application de l'acide phénique, qui supprime temporairement la sensibilité de la dentine, n'en détruit cependant pas la vitalité.

M. Pierre Robin, qui nous a fait remarquer ce fait, conseille d'ajouter à la pâte d'acide phénique et oxyde de zinc un peu de formol. On obtient ainsi une insensibilisation plus rapide (24 ou 48 heures) et plus sûre; mais ce procédé provoque souvent une douleur qui persiste pendant plusieurs heures après son application.

(Voir *Revue de Stomatologie,* mars 1903.)

grand nombre d'opérateurs subissent des échecs en employant le ciment comme obturation temporaire, parce qu'ils le laissent trop longtemps en place et lui permettent ainsi de se désagréger peu à peu. Ils vont ainsi directement à l'opposé du but qu'ils se proposent d'atteindre.

Voici la méthode qu'il faut suivre dans ces cas : Vous commencez par nettoyer la cavité autant que possible, puis vous l'obturez hermétiquement de façon que la dentine reste à l'abri de toute irritation externe. Vous laissez le ciment en place trois ou quatre mois seulement. Pour l'enlever, vous commencez par poser la digue, et du même coup, vous préparerez définitivement la cavité restant toujours à l'abri de la salive. Dans ces conditions votre opération est bien tolérée. Si, au moment de faire l'obturation au ciment vous ne pouviez nettoyer suffisamment la cavité, vous enfermeriez pendant trois ou quatre jours un tampon de coton saturé d'essence de girofle ; ce pansement vous permettra ordinairement d'enlever en une seule fois les tissus cariés de la façon que nous avons indiquée plus haut.

En résumé, et sauf dans les cas exceptionnels que nous avons signalés, le traitement de la dentine sensible exige ces trois conditions nécessaires et suffisantes : de l'habileté manuelle, du tact vis-à-vis du patient et des instruments bien affilés.

CHAPITRE VI

MATIÈRES OBTURATRICES

La matière obturatrice *idéale, universelle* n'existe pas ; c'est la conclusion à laquelle nous amène l'examen critique des différentes substances qui s'offrent aujourd'hui à notre choix. Elles ont toutes, évidemment, leur valeur propre, mais cette valeur varie avec les circonstances, elle n'atteint son maximum que dans des conditions bien déterminées, qui diffèrent pour chacune d'elles.

Il nous faut donc, en premier lieu, parfaitement connaître les particularités et caractéristiques de toutes ces substances, et ensuite, apprendre à fixer notre choix d'après les modifications qui peuvent se présenter dans le milieu buccal. Mais que l'on ne s'attende pas à trouver, pour chaque cas, une règle directrice immuable. C'est à l'opérateur surtout qu'il appartient de prendre une décision, en tenant compte des considérations esthétiques, économiques, etc., etc., en même temps que des chances de durée que présentent les différentes matières obturatrices dans le cas particulier.

L'or et ses combinaisons

L'or ne cède le pas à aucune des matières obturatrices aujourd'hui connues, et nulle autre n'offre, au point de vue de la durée, de plus sérieuses garanties. Mais ce n'est pas entre les mains du premier opérateur venu qu'il manifeste ses qualités. Il a des exigences impérieuses, il ne veut être employé qu'à bon escient et dans les cas où il est judicieusement indiqué ; enfin, sa manipulation est des plus délicates et réclame de l'opérateur une habileté toute particulière, en plus d'une connaissance complète de tous ses caractères. Que l'une de ces conditions ne soit pas respectée, et l'on court à un échec certain ; le sont-elles toutes au contraire, l'or devient la matière obturatrice de confiance qui donne les résultats les plus sûrs et présente les avantages les plus nombreux dont nous citerons seulement les principaux : d'abord, il acquiert, par une condensation soignée, une dureté qui lui permet de résister à l'usure mécanique de la mastication. En second lieu, il résiste parfaitement à l'action chimique des liquides buccaux qui sont impuissants à modifier sa couleur et son intégrité. Ensuite, il conserve une forme immuable s'il a été bien condensé. Enfin, l'aurification présente, dans tous ses points, une *constitution*, une *résistance* identiques, si du moins l'opérateur a suivi, du commencement à la fin de l'opération, une méthode uniforme. Cette dernière considération est beaucoup plus importante qu'elle ne paraît au premier abord, et c'est à cette identité de « constitution » que l'aurificateur doit la certitude, la similitude et la durée des résultats de ses opérations.

Les autres matières obturatrices sont loin d'offrir la même constante sécurité ou, si elles l'offrent, il est beaucoup plus difficile de l'atteindre. En insistant sur l'uniformité des résultats dûs à l'emploi de l'or, il est bien entendu que nous ne considérons que le bloc d'or lui-même ; nous n'entendons en aucune façon établir que ce genre d'obturation peut invariablement sauver toutes les dents, si bien manipulé que soit le métal. A côté de la valeur intrinsèque de la substance employée, d'autres facteurs concourent, en effet, soit à la conservation, soit à la perte de la dent obturée, et l'or ne fait pas exception à cette règle.

Cette réserve faite, il est indubitable que, grâce à ces qualités, il occupe la première place au point de vue de la conservation de l'organe ; et, en conséquence, tout praticien doit s'efforcer de posséder à fond les secrets de l'aurification.

Après les avantages, résumons maintenant les inconvénients. C'est d'abord, au point de vue de l'opérateur, la nécessité d'une minutie et d'une habileté spéciales. C'est en second lieu, pour ce qui concerne le champ opératoire, l'exclusion absolue et indispensable de toute humidité. Un troisième inconvénient tient à la couleur du métal, qui le rend très visible dans les dents anté-

rieures, surtout chez certains types d'individus ; et nous pouvons
enfin lui reprocher sa conductibilité thermique.

A ces objections toutes techniques, le patient en ajoutera d'autres.
Il se plaindra de la longueur de l'opération, de l'endurance que l'o-
pérateur réclame de lui et il ajoutera que l'aurification l'entraîne à
des dépenses relativement élevées. Si justifiés que soient ces reproches, il faut cependant bien remarquer qu'ils sont beaucoup atté-
nués par l'habileté de l'opérateur. Certes, l'or est ingrat à manier,
mais cette difficulté n'est peut-être pas un désavantage. C'est elle
qui, plus que toute autre cause, a contribué à développer dans notre
profession l'adresse dont font preuve les dentistes dignes de
leur titre. Si nous n'avions jamais eu à notre disposition que des
substances plastiques, jamais l'art dentaire n'aurait compté les
opérateurs brillants qui l'honorent. L'or reste le stimulant dans la
dentisterie et la maintient à un niveau constant par les heureuses
exigences que certains lui reprochent. Grâce à son adresse péni-
blement acquise, grâce à l'entraînement auquel il est constamment
soumis, le bon opérateur devient et demeure capable de parfaire
tous les autres travaux dentaires.

On conçoit sans peine que l'or ait été fréquemment dénigré, et
à tort. Maints opérateurs l'ont rendu responsable d'échecs dont
ils n'auraient dû chercher la cause que dans leur inhabileté, dans
l'ignorance où ils étaient des propriétés physiques du métal et
des difficultés de sa manipulation ou même dans leur vanité à
entreprendre des opérations impossibles.

L'aurification réclame un champ opératoire parfaitement sec.
Est-ce donc là un mal aussi grand que certains l'affirment ?

N'oublions pas que notre but, c'est la perfection même, et
qu'aucune obturation, quelle qu'en soit la nature, ne peut être
sertie dans une cavité humide aussi parfaitement que dans une
cavité sèche. L'aurification se manifeste donc là encore comme
un excellent travail d'entraînement et développe chez le dentiste
l'habileté qui lui est nécessaire pour maintenir à l'abri de la salive
toutes les cavités qu'il opère.

L'objection tirée de la couleur est plus sérieuse ; rien n'est, en
effet, plus disgrâcieux que cette orfèvrerie qui étincelle si souvent
dans la bouche des Américains. Pourtant, cette difficulté n'est pas
insurmontable et il est possible de donner aux aurifications
des dents antérieures un aspect plus esthétique.

Insistons d'abord sur ce fait d'observation que l'effet déplaisant de la teinte de l'or ne se manifeste pas au même degré dans toutes les bouches. Chez les uns, même sur une incisive, une aurification bien finie, parfaitement polie, pourvu qu'elle ne soit pas brunie à étinceler, attirera à peine le regard et n'offensera pas l'œil le plus délicat. Chez les autres au contraire, toute aurification des dents antérieures paraît insupportable. D'où vient cette différence ? De ce que l'on a appelé le « tempérament », du teint du patient, aussi bien que du sens artistique de l'opérateur ; car l'opérateur doit donner à ses obturations une forme esthétique et éviter soigneusement les courbes disgracieuses, que l'on rencontrait autrefois si fréquemment, et qui produisaient une impression déplorable. Quant aux individus, il est bien connu que la couleur de l'or s'harmonise beaucoup mieux avec le teint des blonds qu'avec celui des bruns. — Chez les blonds, l'aurification bien faite ne choque en rien le regard, à la distance de quelques pas. Chez les bruns, elle s'affiche, elle est en complet désaccord avec la physionomie, elle est intolérable et doit être évitée autant qu'il est possible.

Au reste, il n'est pour ainsi dire pas de cas où l'on ne puisse tourner la difficulté. N'oublions pas que nous avons en effet, sous la main et pour ces circonstances, un genre d'obturation à peine visible à la distance d'une conversation de salon. C'est une combinaison d'or et de platine que nous étudierons plus loin. Les fabricants ont fait varier, dans cette combinaison, les proportions des composants et ont ainsi établi une gamme de teintes répondant chacune à un numéro. Il devient dès lors très simple, avec quelque habitude de choisir celui qui répond à un type intermédiaire donné entre le blond et le brun. D'autre part, les perfectionnements apportés dans la fabrication des blocs de porcelaine nous fournissent une autre méthode dont les résultats, dans les dents antérieures sont éminemment esthétiques. Vous pourrez recourir à ce genre d'obturation, lorsque l'or sera contre-indiqué.

Nous arrivons maintenant à la question de la conductibilité thermique de l'or, au sujet de laquelle les malentendus se sont multipliés avec les discussions. Il est certain qu'il est trop bon conducteur, mais on peut obvier à cet inconvénient en prenant certaines précautions. Voici par exemple une grande cavité, dans laquelle la pulpe est loin d'être exposée ou dont la dentine n'est pas hyperesthésiée : l'or sera fort bien toléré. Si au contraire la pulpe est proche, commencez alors par la protéger par une légère couche de ciment (1). Y a-t-il hyperesthésie de la dentine ? Traitez d'abord cette hyperesthésie ; et c'est sans doute l'acide phénique à 95 % qui donnera à ce point de vue les meilleurs résultats.

Un autre facteur important, et qui n'a rien à voir avec la substance obturatrice, vient encore — et surtout venait autrefois — compliquer la question des troubles thermiques. C'est l'abandon, au fond des cavités un peu grandes, d'une couche de dentine décalcifiée, destinée, dit-on, à protéger la pulpe. Il n'est plus besoin aujourd'hui d'insister sur les erreurs grossières de cette méthode recommandée par nos devanciers. Nous savons que cette couche hyperesthésiée de dentine décalcifiée, qu'il aurait fallu exciser en préparant la cavité, était la cause d'accidents à tort imputés à l'or. Si toutes les précautions que nous recommandons ont été prises, les ennuis dûs aux variations thermiques n'auront qu'une durée temporaire, avec une importance minime.

En somme, l'opérateur consciencieux devra toujours, et dans chaque cas, examiner avec soin si les circonstances sont favorables à l'emploi de l'or ou si elles en sont une contre-indication. Chaque fois que l'aurification sera possible et réunira les caractères d'utilité et de durée il faut, sans hésitation, aurifier. Mais ne tentez jamais cette opération dans les cas où il est manifestement impossible d'obtenir un résultat parfait.

N'oubliez pas non plus que vous devez être sûr de l'obéissance de votre patient, qu'il soit jeune ou vieux. Ce serait une erreur de commencer le travail chez un individu incapable de supporter la fatigue physique ou nerveuse de l'aurification, ou sur une dent dont la membrane pédidentaire souffrirait par trop des chocs du maillet.

Bref, agissez donc avec discernement et ne compromettez pas le bon renom de la meilleure des matières obturatrices par une partialité trop aveugle.

(1) On peut encore déposer sur les parois de la cavité une légère couche de *baume du Canada,* ou encore d'un produit connu dans le commerce sous le nom de *caviline* et qui est une solution de trinitrocellulose dans l'alcool méthylique. Ces deux liquides laissent après leur évaporation, un léger enduit qui est un merveilleux isolant.

Combinaisons de l'or avec d'autres substances

Or et platine. — Ce mélange, appelé or-platine, fait une obturation plus dure et plus résistante que l'or employé seul. Il est manufacturé — nous l'avons déjà dit — en plusieurs teintes, de façon à ce que l'on puisse approprier la couleur de l'obturation au teint du patient. Cette gamme de nuances correspond à des variations réciproques des quantités d'or et de platine, grâce auxquelles on obtient une gradation insensible du jaune de l'or au gris du platine. Il est donc très simple de choisir la nuance convenable. Le gris pâle convient parfaitement dans la bouche d'une brune. Il suffit d'un peu d'attention pour aller de ce point de départ jusqu'au blond clair, en passant par les teintes intermédiaires.

Cette combinaison devrait avoir trouvé auprès des dentistes plus de faveur qu'ils ne lui en ont jusqu'ici témoigné. Sa manipulation, que nous étudierons plus loin, est peut-être un peu plus délicate que celle de l'or, mais les résultats sont supérieurs, non seulement au point de vue esthétique, mais aussi au point de vue de la résistance et de la durée.

Or et étain. — La combinaison d'or et d'étain présente des qualités qui la recommandent à l'attention favorable des dentistes. Bien employé, et seulement où il doit l'être, ce mélange satisfait pleinement le patient et l'opérateur à la fois. Il est donc désirable que chaque praticien soit bien au fait de ses particularités et des détails de sa préparation.

On a prétendu que l'or-étain ne possédait en propre aucun avantage qu'on ne peut retrouver dans l'or non cohésif. C'est là une erreur, il possède au moins deux importantes qualités. D'abord, la feuille d'étain communique à la masse entière cette consistance, comparable à celle du plomb, que n'a pas l'or cohésif et grâce à laquelle, elle s'applique plus facilement et plus exactement aux parois de la cavité. En même temps, le mélange offre à la pointe du fouloir plus de résistance que l'or non cohésif seul, lequel se laisse si aisément pénétrer. Ensuite, cette obturation mixte est construite beaucoup plus rapidement que l'aurification simple, et il en résulte une économie de temps. Mais la remarque la plus intéressante est, sans aucun doute, la suivante : Dans la plupart des cas, l'obturation mixte subit à la longue des modifications qui accroissent sa dureté à un point que l'or non cohésif ne saurait atteindre. La masse s'unifie de plus en plus. se cristallise, pour ainsi dire. Au début, on la raie et on la pénètre facilement à l'aide d'un instrument ; mais, après quelques années, le mélange acquiert une nature presque vitreuse, la consistance de plomb disparait et si l'on promène une pointe d'excavateur sur la surface, l'instrument rend une vibration métallique. Cette sorte de cristallisation augmente considérablement la résistance de l'obturation et ajoute à ses qualités.

Malheureusement, l'or-étain ne peut être employé pour les cavités apparentes, car sa coloration change ; de plus, on ne peut s'en servir pour restaurer les contours ni pour obturer les cavités très larges, qui sont par là même exposées aux grandes fatigues de la mastication. Mais il est particulièrement indiqué chez les enfants, pour les cavités des faces triturantes des molaires et des prémolaires. On l'utilisera aussi dans le tiers gingival des cavités proximo-triturantes profondes des molaires et prémolaires, où l'or doit former la partie principale de la masse obturatrice. En l'employant ainsi, on diminue d'une façon appréciable le temps employé pour pratiquer l'obturation, et de plus, la faible conductibilité de l'étain met la pulpe à l'abri des changements thermiques douloureux. Grâce à la rapidité de la manipulation, on pourra encore éviter la pose de la digue, avantage précieux chez les enfants.

Nous avons dit que l'or-étain a une durée bien inférieure à celle de l'or, au moins dans les endroits particulièrement exposés à la mastication ; pourtant, nous avons vu des obturations triturantes qui dataient de dix et douze ans et promettaient encore de longs services. Comme on le voit, il n'y a vraiment aucun rapport à établir entre la durée de l'obturation et le temps nécessaire à son insertion.

Or et iridium. — Cette combinaison n'a pas eu, à juste titre, beaucoup de succès. Elle permet d'obtenir une surface plus dure que celle de l'or pur, mais l'obturation prend une teinte fort désagréable qui en limite l'emploi aux dents postérieures. Il est alors peu de cas où l'or-platine ne puisse rendre les mêmes services, présentant, en outre, l'avantage d'une coloration moins disgracieuse.

L'Amalgame

L'amalgame a été, pour les dentistes, une source de satisfactions et de déceptions tout à la fois. Sans ce produit, bien des dents auraient été perdues qui ont été conservées ; mais, d'autre part, il a trompé si fréquemment l'attente, même de ses plus chauds partisans, qu'ils doivent aujourd'hui admettre des restrictions.

Les travaux de Fletcher, Flagg, Bogue, Black, Wedelstaedt et tant d'autres, nous ont déjà éclairés sur les traits caractéristiques de l'amalgame. Mais, quoi qu'on ait dit ou trouvé de nouveau à son sujet, il n'en subsiste pas moins que l'amalgame actuel est impuissant à sauvegarder la dent d'une façon durable ; il n'est même pas probable que d'ici longtemps nous en possédions un meilleur. Ce n'est pas qu'il s'agisse là d'une impossibilité matérielle, mais c'est que la fabrication d'un tel produit exige tant de soins et des manœuvres si compliquées que peu de fabricants consentent à s'imposer un travail à ce point laborieux.

L'amalgame qu'on fournissait autrefois présentait les défauts suivants : d'abord il résistait mal au travail masticatoire et se laissait comprimer. Par suite de cette compression, son volume se réduisait, et peu à peu, il laissait à découvert une partie de la cavité qu'il obturait primitivement. En second lieu, et surtout, il manifestait une tendance naturelle à changer de forme après le durcissement, même dans les endroits où il se trouvait à l'abri de toute pression. Il se produisait alors, entre le bloc d'amalgame et les parois, une crevasse apparente même à l'œil nu, le long des bords de la cavité (1). Mais, visibles ou microscopiques, ces intervalles devenaient une porte d'entrée pour les agents responsables de la carie. Telle était la cause des caries récurrentes et des échecs si fréquemment observés autrefois. Il faut encore reprocher aux amalgames leur couleur et surtout le changement de coloration que la plupart d'entre eux subissent progressive-

(1) On a souvent discuté sur le changement de forme de l'amalgame : Certains prétendent qu'il se rétracte, puisqu'il semble s'éloigner des parois de la cavité; d'autres affirment qu'il se dilate, puisque souvent il fait saillie en dehors de la cavité. Les deux peuvent être vrais pour des alliages différents; mais il semble plutôt que l'amalgame, lorsqu'il change de forme, tend à prendre la forme globulaire, ce qui explique à la fois son éloignement des parois sur lesquelles il était appliqué, et sa saillie en dehors de la cavité.

ment une fois dans la bouche et qui leur donne une teinte si déplaisante. Ils noircissent de plus en plus, et fréquemment les tissus même de la dent prennent cette coloration indélébile.

Pendant de longues années, les dentistes ont cherché à atténuer ces inconvénients, mais leurs efforts sont restés infructueux jusqu'aux recherches de Black. Après une étude laborieuse des différents alliages et de leurs propriétés physiques, Black parvint à établir une formule parfaite. Son alliage ne subit ni rétraction, ni dilatation et possède la résistance suffisante pour répondre aux besoins de la mastication. Mais les conditions de fabrication et de manipulation sont si délicates et compliquées, les produits employés offrent une telle sensibilité aux moindres variations de température ou de traitement, qu'il semble impossible d'obtenir un résultat toujours uniforme. C'est là une expérience maintes fois répétée par les fabricants, que deux blocs d'alliage, composés selon la même formule et traités de la même façon, ne donnent pas des résultats identiques. Il faut donc que l'attention la plus scrupuleuse et la plus minutieuse soit apportée à tous les détails de la fabrication, depuis l'épuration des métaux constituants, jusqu'à la mise en copeaux et à la recuisson qui constitue la dernière manipulation. Même après toutes ces précautions prises, aucune particule d'alliage ne devrait sortir du laboratoire avant d'avoir subi l'essai final qu'on opère au moyen d'un mécanisme très délicat. Et nous pouvons ajouter en passant que cette épreuve ne réserve fréquemment que des illusions au fabricant consciencieux. Malgré les soins les plus attentifs, les résultats diffèrent. Bref, plus on examine cette question, plus on la voit se hérisser de difficultés et il serait sans doute plus profitable, à tous les points de vue, que l'énergie que l'on dépense à l'étude de l'amalgame fût consacrée à des recherches sur d'autres produits qui promettent dans leurs résultats plus de certitude et d'uniformité.

Quoi qu'il en soit, l'amalgame ne peut être exclu de la liste actuelle des matières obturatrices, car tel quel, il a été d'une utilité incontestable. Il reste toujours un auxiliaire précieux pour la reconstitution des couronnes particulièrement endommagées, ou lorsqu'on opère sur des cavités si reculées dans la bouche que l'aurification devient par trop difficile, ou, enfin, lorsque la membrane péridentaire ne peut supporter les chocs du maillet (1).

(1) Il est vrai que dans ces cas on peut souvent avoir recours aux incrustations d'or.

Dans ces conditions, l'amalgame bien manipulé est estimable, mais il ne faut jamais attendre de lui ce degré de perfection qui, depuis si longtemps, reste l'apanage de l'or.

L'Etain

On a répété fréquemment que l'étain mérite plus de considération qu'on ne lui en accorde. C'est peut-être là une vérité, mais il est également exact que l'or-étain possède toutes les qualités de l'étain seul, et que, grâce à sa dureté, il offre une résistance plus sérieuse.

L'étain peut être employé sous deux formes : ou bien en feuilles, ou sous forme de copeaux que l'on taille dans un bloc de métal. En feuille, il n'offre aucune propriété cohésive ; il n'en est pas de même, assure-t-on, lorsqu'il s'agit de copeaux fraîchement coupés.

Quoi qu'il en soit, il est trop mou pour qu'il puisse être utilisé dans la restauration des contours. Ses indications sont les mêmes que celles de l'or-étain ; il doit être entouré d'une paroi complète et mis à l'abri de toute usure. Il s'adapte très facilement, ne change pas de forme s'il n'est pas comprimé, et n'est que fort peu conducteur. On l'emploiera donc dans les cavités simples (jugales et linguales) de toutes les dents postérieures, ou dans les cavités proximales qui n'empiètent pas sur la face triturante.

Les Ciments

Il existe trois variétés de ciments : l'oxychlorure de zinc, l'oxyphosphate de zinc et l'oxyphosphate de cuivre.

L'oxychlorure de zinc est indiqué pour obturer la chambre pulpaire des dents mortes, après l'obturation préalable des canaux à la gutta-percha, et aussi pour doubler les parois au-dessous de l'obturation proprement dite. On l'emploie rarement dans les dents vivantes, surtout lorsque la pulpe est proche ou que la dentine est hyperesthésiée, car il possède des propriétés irritantes énergiques. La facilité avec laquelle les fluides buccaux le dissolvent en interdit l'emploi dans tous les endroits où il y serait exposé ; et cette remarque s'applique spécialement à la partie gingivale des cavités proximales.

L'oxyphosphate de zinc forme un intermédiaire excellent entre la pulpe (lorsqu'elle est proche) et l'obturation métallique ; il est beaucoup moins irritant que l'oxychlorure, il rend également de grands services comme obturant temporaire lorsque, pour une raison quelconque, l'obturation permanente doit être différée. Comme l'oxychlorure, mais à un degré moindre, il a le défaut de ne pas résister aux fluides de la bouche ; il présente d'ailleurs à ce point de vue des différences considérables, suivant les indivdus (1). On le verra parfois résister pendant des années, surtout si le ciment est de qualité supérieure et l'obturation parfaitement finie, mais ce sont là plutôt des exceptions.

L'oxyphosphate de cuivre, présenté par le Dr Ames (de Chicago), est aussi quelque peu soluble, surtout lorsqu'il est très exposé aux fluides buccaux, et sa noirceur intense restreint son emploi aux cavités dissimulées. On l'utilise particulièrement dans les caries du collet produites par un retrait de la gencive, et dont la limite est assez mal déterminée pour contre-indiquer l'emploi de l'amalgame et de la gutta-percha. Il est capable d'adhérer aux parois avec beaucoup de ténacité, de sorte qu'une légère rainure de rétention lui suffit. Enfin, il trouve sa place dans tous les cas où les autres matières obturatrices ne paraissent pas convenir.

La Gutta-Percha

Nous réclamons pour la gutta-percha une estime supérieure à celle qu'on lui a jusqu'ici accordée. Dans les circonstances où elle peut être employée, elle n'a pas d'égale et elle rend des services aussi variés que précieux.

Malheureusement, elle ne résiste pas assez à la mastication, mais elle est inappréciable là où elle ne joue aucun rôle actif. Elle est insoluble dans les liquides de la bouche et compte parmi les substances les moins conductrices. Rien ne saurait la remplacer pour protéger et enfermer les médicaments employés dans les traitements dentaires. Au point de vue de l'obturation des canaux, elle est d'une utilité incontestable, elle n'est pas irritante,

---

(1) Et suivant la composition chimique de la salive. Pour Michaels les salives acides et les salives alcalines dissolvent également le ciment; les salives constamment neutres n'auraient aucune action sur lui.

elle n'est pas perméable, et elle se modèle docilement sur toutes les irrégularités.

Pour obturer temporairement les cavités proximales on l'unit heureusement à l'oxyphosphate de zinc. On la dispose dans le tiers gingival de la cavité et l'on termine au ciment. Insoluble, elle prend la place funeste au ciment tandis que celui-ci, plus résistant, s'étend jusqu'à la face triturante. Par cette alliance, l'opérateur obtient à la fois une protection plus sérieuse du bord gingival et une surface masticatrice plus forte.

Les Incrustations

La revue que nous faisons des matières obturatrices serait aujourd'hui incomplète, si nous ne faisions une étude soigneuse des incrustations. Elles sont nées du désir très légitime de soigner la carie des dents antérieures sans imposer au patient un étalage d'or déplaisant ; de plus, elles constituent un moyen pratique d'éviter l'aurification, dans les cas où la sensibilité de la membrane péricémentaire souffre difficilement l'usage du maillet, ou encore, lorsque la situation ou les dimensions de la cavité exigent du malade un effort nerveux trop considérable. C'est à ces considérations qu'obéissaient jadis les opérateurs, quand ils se décidaient — trop tôt la plupart du temps — à couper une dent et à la remplacer par une couronne artificielle. Cette conduite aurait été injustifiable, s'ils avaient eu à leur disposition un procédé pratique, pour conserver la dent pendant quelques années encore. C'est dans des cas analogues que l'incrustation est légitimement recommandable.

La pratique courante des obturations en porcelaine est encore trop nouvelle pour qu'il soit possible de conclure définitivement au point de vue de leur durée. Mais, dès aujourd'hui, on peut avancer que les perfectionnements apportés récemment dans la fabrication des blocs paraissent en étendre de beaucoup l'emploi. D'autre part, l'expérience ne justifie pas la défiance que nombre d'opérateurs manifestaient à l'égard de cette nouvelle méthode. On sait que, pour maintenir les blocs en place, il est nécessaire d'employer du ciment, c'est-à-dire une matière dont on connaît la plus ou moins grande solubilité dans les liquides buccaux. Au premier abord, on pouvait donc craindre sa désintégration le long des bords et la ruine consécutive de l'opération. Mais, il se trouve que le ciment se comporte d'une façon toute différente, selon qu'il est employé seul, comme substance obturatrice, ou, simplement, pour fixer le bloc de porcelaine. Dans ce dernier cas, la partie superficielle de la mince couche qui entoure le bloc se dissout, il est vrai, assez vite pour qu'au bout de très peu de temps on ne l'aperçoive plus entre la porcelaine et l'émail ; mais, en général, cette désintégration est peu profonde ; elle s'arrête très rapidement et l'on peut considérer qu'en fait, la cavité reste hermétiquement close. Donc, à part cette destruction toute superficielle, le ciment reste indéfiniment en place entre le bloc et les parois de la cavité, pourvu cependant que celui-ci s'adapte aussi étroitement que possible à celles-là et que le ciment soit à la fois de qualité supérieure et manipulé comme il convient.

De ce qui précède, il ne faut pas conclure que les ciments manufacturés aujourd'hui répondent parfaitement aux exigences des obturations de porcelaine. Ils forment, en effet, sous le bloc, une couche opaque, qui modifie et détruit trop fréquemment les beaux effets d'une teinte bien venue, de sorte qu'il nous faudrait posséder un ciment translucide. Mais aucun de ceux que l'on a présentés jusqu'à ce jour ne peut être recommandé.

D'autre part, il peut arriver, avec les ciments actuels, que les blocs s'ébranlent quel que soit le soin avec lequel on les a ajustés et mis en place. Cet accident provient, sans doute, soit d'un manque d'adhésivité, soit d'une contraction légère de la substance unissante, qui, dès lors, ne remplit plus complètement l'espace laissé entre la porcelaine et les parois de la cavité. Chaque fois que vous aurez lieu de craindre l'ébranlement du bloc, soit à cause de la forme de la cavité, soit pour toute autre raison, n'hésitez pas à en avertir votre patient ; expliquez-lui la possibilité et les raisons de l'accident, de façon qu'il ne soit pas trop désagréablement surpris, s'il est nécessaire de procéder à un nouveau scellement.

Les incrustations conviennent particulièrement aux cavités visibles des dents antérieures, de même qu'aux larges cavernes des prémolaires et des molaires, où le travail d'aurification serait par trop fatigant. Dans le premier cas, et pour satisfaire à l'esthétique, on emploiera des blocs de porcelaine ; dans le second cas, on incrustera des blocs d'or. On fabrique celui-ci plus facilement que celui-là, et, d'autre part, le bloc d'or offre beaucoup plus de résistance que la porcelaine. Il s'impose donc dans tous les endroits cachés, et c'est de cette classe d'incrustations que l'on peut attendre les résultats les plus satisfaisants et les plus durables.

Les avantages que nous tirons aujourd'hui de l'emploi des incrustations d'or et de porcelaine obligent tout opérateur sérieux à se familiariser avec la technique de leur fabrication. La porcelaine nous donne dans certains cas des résultats esthétiques merveilleux et le bloc d'or nous permet d'opérer des restaurations de beaucoup supérieures aux couronnes superficielles. Evidemment il peut arriver que des incrustations se détachent, mais c'est une très petite affaire que de les fixer à nouveau.

Au reste, certains insuccès de ce genre sont dûs à la préparation incorrecte de la cavité, et cette question fera l'objet d'un des prochains chapitres.

CHAPITRE VII

L'OR

Or cohésif. — Or non cohésif

L'or destiné aux obturations dentaires doit être aussi pur que possible. Il en existe deux sortes, l'or dit adhésif ou cohésif et l'or dit non adhésif ou non cohésif. Ces deux variétés se distinguent l'une de l'autre, non pas tant pas la pureté intrinsèque du métal que par l'état des surfaces de la feuille.

Prenons, par exemple, deux feuilles d'or parfaitement pur et dont les surfaces soient d'une propreté absolue; mettons-les en contact à la température ordinaire, nous les verrons adhérer immédiatement l'une à l'autre et se souder à froid immédiatement pour ainsi dire. Il est même impossible dans ces conditions d'éviter la cohésion. L'or qui possède cette propriété porte le nom d'or cohésif (1).

Prenons maintenant deux autres feuilles d'or également pur; laissons-les exposées à l'air pendant quelque temps, ou soumettons-les à l'action de certains gaz, puis répétons l'expérience que nous venons de faire. Nous constaterons que les deux feuilles n'adhèrent pas l'une à l'autre, qu'elles ne se soudent pas.

La pureté du métal n'a cependant subi aucune atteinte, mais il s'est déposé à la surface des feuilles une pellicule imperceptible qui s'oppose à leur cohésion. C'est là l'or non cohésif.

De ce qui précède, il est facile de conclure que l'on peut à

(1) La *cohésion* est la force qui unit entre elles les parties constituantes d'un corps. L'*adhésion* est l'union intime d'un corps à un autre. C'est donc bien *or cohésif* qu'il faut dire.

volonté donner à une feuille d'or pur la propriété cohésive ou non cohésive. Exposons-la à des vapeurs d'ammoniaque, elle deviendra non cohésive ; chassons ce gaz par la chaleur, elle redeviendra cohésive. C'est sur ce fait qu'est établie la coutume de recuire l'or avant de l'employer pour l'aurification.

La recuisson ne donne pas toujours des résultats aussi précis certains gaz semblent résister à l'action de la chaleur et l'or pourrait avoir définitivement perdu sa cohésivité. Parfois, l'exposition prolongée à l'air semble produire les mêmes résultats.

En conséquence, il faut soigneusement conserver sa provision à l'abri de l'air, si l'on veut avoir un or toujours frais et cohésif.

Il nous est maintenant facile de prévoir comment chacune de ces variétés se comportera sous la pointe du fouloir. Lorsque nous manipulerons de l'or non cohésif, nous pourrons sans difficulté le placer dans les coins les moins accessibles des cavités et l'y appliquer convenablement contre les parois, puisqu'il peut être pressé sans adhérer sur les fragments déjà en place. Mais, pour la même raison, nous ne pourrons l'utiliser pour reconstruire des contours, puisqu'il ne peut s'établir aucune cohérence entre les différentes couches.

Avec l'or cohésif, au contraire, nous pouvons donner à l'obturation la forme que nous lui voulons, nous pouvons augmenter la force de la résistance, grâce au martelage, mais il devient beaucoup plus malaisé de l'adapter dans les endroits d'accès difficile. Cela ne veut pas dire qu'il est impossible d'obtenir avec cet or une adaptation suffisante aux parois : Les deux variétés du métal se conduisent à ce point de vue d'une façon identique, mais la manipulation de l'or cohésif est naturellement plus délicate et moins rapide.

Puisque, en effet, le cylindre cohésif s'unit immédiatement à ceux qui sont déjà dans la cavité, il faut faire attention à le placer précisément à l'endroit condensé ; s'il rencontre auparavant quelqu'autre fragment, il s'y soudera, et il deviendra impossible de l'en détacher pour l'amener à la place choisie. C'est là un inconvénient qui n'existe pas avec la variété non cohésive, il est vrai, mais qui ne s'oppose en rien à ce que nous obtenions avec l'or cohésif, par une condensation et une manipulation soigneuses, une adaptation parfaite.

Recuisson de l'Or

La plupart des difficultés que rencontre l'opérateur dans l'insertion de l'or viennent de la défectuosité de sa méthode de recuisson. Quels que soient à ce point de vue son habileté et le résultat qu'il peut obtenir à l'aide des méthodes ordinaires, il gagnerait beaucoup à étudier et à appliquer les améliorations apportées récemment aux anciens procédés. Généralement le dentiste se contente de passer l'or à travers la flamme d'une lampe à alcool ou d'un brûleur Bunsen. Cette méthode est des plus critiquables. Nous avons suffisamment insisté sur le caractère d'absolue propreté que doit présenter la surface de la feuille ; or, qui nous assure que ces flammes d'alcool ou de gaz sont toujours pures et qu'elles ne vont pas compromettre les qualités du métal ?

La flamme d'alcool n'est pour ainsi dire jamais identique à elle-même, car elle subit l'influence des variations atmosphériques. Il suffit d'une certaine humidité dans le cabinet d'opération, étant donné la grande affinité de l'alcool pour l'eau, pour vicier et jaunir la flamme.

Si la flamme d'un brûleur Bunsen est plus sûre que celle de la lampe à alcool, elle n'est pourtant pas sans défauts. Le gaz qu'on nous fournit est plus ou moins pur ; d'autre part, il nous faut un brûleur soigneusement entretenu pour obtenir une flamme uniforme. Il est bien douteux que l'or puisse rester intact au milieu d'une flamme quelconque ; mais même si la flamme est pure, la méthode de recuisson généralement employée ne peut guère donner que des résultats variables.

Examinons, en effet, les détails de l'opération :

La plupart du temps, on saisit le fragment d'or avec une presselle ; on le passe dans la flamme et on le porte dans la cavité. De cette façon, la moitié environ du cylindre est imparfaitement recuite. La portion couverte par les mors de la presselle n'est pas touchée par la flamme, et les portions voisines, légèrement refroidies par l'instrument de métal qui les tient, échappent en partie à l'action de la chaleur. Telle est la cause du piqueté que l'on remarque à la surface de quelques aurifications, et l'explication en est simple. Chaque fragment d'or contient une portion qui est restée peu ou pas cohésive, puisque la recuisson a été plus ou moins insuffisante. Sous l'effort répété de la mastication, les particules non cohésives s'écaillent et laissent ainsi une surface piquetée. L'opérateur n'a pu remarquer cette absence de cohésion pendant son travail, puisque, étant donné la façon dont il se sert de la pince, c'est justement la partie du cylindre bien recuite qu'il a d'abord porté au contact de l'or déjà en place. Le morceau s'est donc soudé immédiatement et paraît être solidement fixé et bien condensé. Ce n'est qu'à l'usage que se manifeste le défaut d'uniformité dans la densité de l'aurification, et, invariablement, l'opérateur en rend responsable le métal, sans songer qu'il a pu commettre lui-même une erreur de manipulation.

Ce ne sont pas là les seuls inconvénients de la méthode que nous examinons. Lorsqu'on passe l'or à la flamme, on remarque que la moitié seulement du fragment devient brillante, tandis, que l'autre moitié reste sombre. Pour remédier à cette inégalité de température et chauffer également tous les points du métal, l'opérateur croit bon de tenir un peu plus longtemps le fragment d'or au feu. Il surchauffe ainsi la partie la plus éloignée de la pince et il la fait fondre en une masse dure, rigide, avec laquelle il lui est impossible d'obtenir une aurification uniforme. Aussi, si vous êtes obligés de recuire l'or à la flamme, vous choisirez des presselles extrêmement fines et petites. Vous saisirez le morceau d'or aussi délicatement que possible par une de ses extrémités et vous le placerez soigneusement au milieu ou auprès de la flamme, jusqu'à ce que l'autre extrémité rougisse. Laissant alors tomber le morceau dans le tiroir à or, vous le reprendrez par l'extrémité recuite et recommencerez la même manœuvre pour l'autre moitié. Ainsi, le fragment tout entier sera recuit, bien qu'inégalement. Mais, ce procédé demande beaucoup de temps et réclame des manipulations toujours préjudiciables, car l'or devrait être manié aussi peu que possible, depuis le jour où le batteur d'or a terminé la feuille, jusqu'au moment où elle est placée dans une dent.

Pour obvier aux inconvénients que nous venons de signaler, quelques opérateurs roulent la feuille en une sorte de cordon de dimensions convenables qu'ils passent d'abord à la flamme et coupent ensuite en cylindres. Mais alors, les ciseaux compriment les extrémités de chaque cylindre et ces extrémités se trouvent ainsi condensées avant la mise en place. Il en résulte qu'elles sont beaucoup plus rebelles au fouloir que les autres parties, et l'on comprend facilement l'importance de ce détail lorsqu'il s'agit d'une opération délicate.

Tout ceci peut paraître bien minutieux, mais l'art du dentiste est surtout fait de minuties, et ce n'est que par l'observation des moindres détails que nous sommes susceptibles d'atteindre à la perfection.

Voici encore une autre erreur. — Quelques praticiens ont l'habitude d'utiliser la pointe du fouloir pour prendre les cylindres dans le tiroir à or, les porter ensuite dans la flamme et enfin dans la cavité. Cette coutume est blâmable à tous les points de vue. D'abord, la pointe du fouloir, maintenue froide par la conductibilité du métal dont elle est faite, empêchera la recuisson parfaite de l'or au point où elle le touchera. D'autre part, les produits de l'oxydation répétée de la pointe sont continuellement incorporés à l'or ; nous avons assez insisté sur l'importance de sa pureté pour que l'on comprenne que ce mélange ne peut être à l'avantage de l'aurification.

Ajoutons encore une fois, que le cylindre n'a pu être uniformément recuit, puisque, au point de contact avec l'instrument, la température était fatalement inférieure à celle des parties avoisinantes. Cette observation conserve sa valeur, mais à un degré moindre si on substitue au fouloir un instrument plus petit.

Signalons un accident d'ordre secondaire qui se produit aussi parfois : c'est la chute du cylindre qui, par suite d'une légère déformation causée par la chaleur, se détache du fouloir et tombe.

Toutes ces considérations nous engagent à chercher une autre méthode de recuisson. Le but de cette recuisson est de chauffer le métal assez pour expulser tous les gaz qui souillent sa surface, éviter leur retour et traiter d'une façon identique tous les points de la masse. Plusieurs procédés ont été proposés à cet effet. L'un des plus en faveur autrefois consistait à disposer une plaque de mica ou de métal au-dessus d'une lampe à alcool. On y versait les fragments d'or et on attendait que la chaleur eût suffisamment agi.

Une autre méthode, la plus parfaite que nous connaissions, a été préconisée par le Dr L. E. Custer, de Dayton (Ohio), qui se sert d'un chauffeur électrique (*fig. 108*). Grâce à cet appareil, il obtient très facilement et dans un temps minimum·un recuit absolument uniforme, sans risque d'altération subséquente. Les résultats dépassent de beaucoup ceux que donnent les autres procédés et l'or acquiert par cette manipulation des qualités incomparables. L'emploi du chauffeur électrique pour la recuisson de l'or marquera certainement la fin des critiques que l'on adressait aux fabricants d'or.

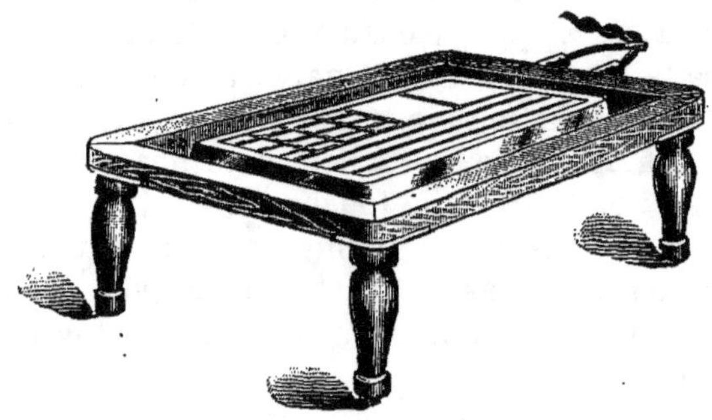

Fig. 108

Son emploi est très simple : il suffit d'étaler les cylindres sur la plaque du four, d'ouvrir le courant et d'attendre la fin de l'opération. Il importe peu que le courant passe pendant un temps plus ou moins long, car, l'or n'étant pas surchauffé, il n'y a pas à en craindre la fusion.

Pour conserver votre provision d'or, il est très recommandable de tenir le métal exposé aux vapeurs d'ammoniaque. Il suffit, pour cela, de placer dans le tiroir spécial un vase de porcelaine avec une boulette de coton saturée d'ammoniaque liquide. Les vapeurs ammoniacales agissent sur les cylindres et les rendent maniables, souples, veloutés et non cohésifs. Il devient donc indifférent qu'ils soient remués ou secoués, puisqu'ils n'adhèrent pas. Au moment de vous en servir, vous les placez sur le chauffeur Custer ; vous ouvrez le courant et vous obtenez des cylindres identiques. Ils se travaillent merveilleusement, n'ont aucune rudesse, et acquièrent sous le fouloir une cohésion et une densité parfaites.

Ainsi préparé et manipulé par un opérateur compétent, l'or devient presque aussi facile à manier que la première venue

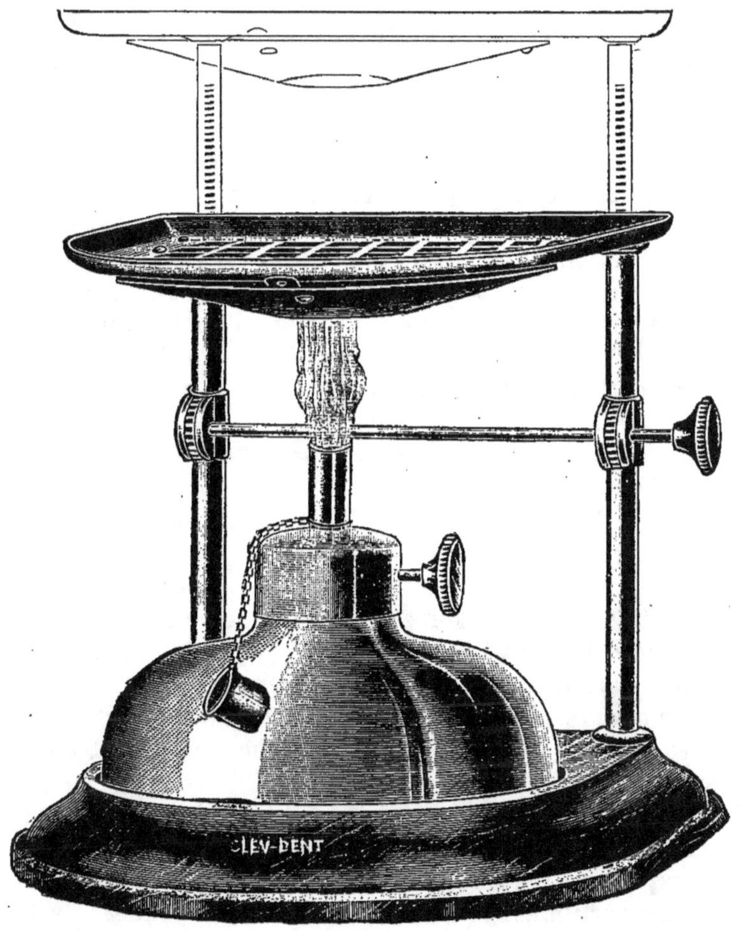

Fig. 109

.des matières obturatrices ; l'opération est simplement plus longue, étant donné qu'on doit insérer l'or par fragments au lieu de procéder par masses. Les praticiens qui n'ont pas à leur disposition le courant électrique peuvent employer une sorte de chauffeur, de four à gaz ou à alcool imaginé par le Dr J.-B. Vernon (*fig. 109*). Au-dessous de la plaque destinée à recevoir l'or, se trouve un disque convexe troué en son milieu, de telle façon que la flamme passe au travers de cette ouverture et distribue rapidement la chaleur sur toute l'étendue du four. On peut régler le degré de température en modifiant la grandeur de la flamme et en éloignant plus ou moins la plaque à or avec son disque.

Ces différentes méthodes sont préférables à la coutume si répandue de recuire à la flamme, et nous engageons fortement nos confrères à apporter la plus grande attention à cette partie de l'opération. Tous ces détails ont leur intérêt. On répète souvent que l'aurification exige une étude toute particulière et un soin extrême (ce que nous considérons, nous l'avons déjà dit, comme un avantage) ; aussi avons-nous le droit d'être étonnés, en constatant tous les jours à quel point l'on ignore ou l'on méconnaît la nature et les principales exigences de l'or.

Différentes formes d'Or

Quelle est la meilleure forme à donner aux morceaux d'or qui vont servir à l'aurification ? Certains opérateurs emploient les boulettes ou les cylindres, d'autres, la feuille tordue en cordons, d'autres encore la coupent en bandes ou rubans. Le meilleur système consiste peut-être à combiner, dans la même cavité, ces différentes variétés. On pourrait commencer par un cordon noncohésif, de volume approprié, continuer avec des boulettes ou des cylindres cohésifs recuits, et finir la surface avec des bandes d'un or très épais.

Certains dentistes, après avoir tordu la feuille en cordon, la coupent en tronçons qu'ils emploient dans tous les cas. D'autres, plus originaux, divisent la feuille en bandes qu'ils roulent ensuite en cylindres, proportionnant la largeur de ces bandes au cas particulier qu'ils ont à traiter. Cette façon de procéder offre au moins un avantage : c'est que les différentes couches du cylindre, étant disposées régulièrement, peuvent se tasser plus uniformément que les tronçons tordus. Ce détail a son importance au point de vue de l'identité de résistance et de densité dans tous les points de l'obturation, mais on ne peut passer sous silence la perte de temps qu'entraîne une telle préparation. Les boulettes toutes prêtes ou les cylindres de dimensions variées, tels que nous les trouvons en fabrique, ont une forme des plus pratiques, et on peut les utiliser pour construire la masse de l'obturation.

Pour la surface, si le cas réclame un or particulièrement dense, on terminera avec des rubans coupés dans des feuilles laminées numéros 30, 60 ou 120, et, en somme, cette combinaison donne toute satisfaction. Si l'on se sert du maillet à action rapide et s'il ne semble pas nécessaire d'employer des feuilles épaisses, on pourra préparer les bandes terminales, en repliant sur elle-même une feuille mince qui sera ensuite coupée en bandelettes de largeur appropriée. Par exemple, on prendra une feuille n° 6, on la repliera sur elle-même trois fois, de façon à obtenir quatre épaisseurs, et l'on coupera sur sa longueur des lambeaux de 2 à 3 millimètres de large. C'est là une préparation qui convient très bien au maillet rapide. On fixe une extrémité du lambeau sur l'or déjà en place, on le condense d'une extrémité à l'autre de la cavité, puis, s'il y a lieu, on replie la bandelette vers le point de départ, et ainsi de suite.

Quant à ceux qui n'emploient pas le maillet rapide, ou qui trouvent l'or épais trop incommode et trop difficile à manier, nous leur recommandons la méthode suivante :

Les bandes dont nous venons d'expliquer la préparation, ne se composent pas d'un nombre suffisant d'épaisseurs pour qu'il soit possible de terminer rapidement l'obturation à l'aide d'un maillet lent (maillet à main ou maillet automatique). Mais il suffit, pour parer à cet inconvénient, de multiplier les replis. On prendra donc une feuille n° 4 et on la pliera d'abord en deux, puis en quatre, et ainsi de suite, toujours dans le même sens, jusqu'à ce qu'on obtienne un ruban large de cinq à six millimètres. On coupera alors ce ruban en bandelettes dont la largeur variera, suivant le cas, de deux à six millimètres. Après avoir recuit ces bande-lettes, on les étendra à plat, sur l'aurification, à l'endroit précis où l'on a décidé de les appliquer, et l'on condensera soigneuse-ment chacune d'elles avant d'ajouter la suivante. L'aurification ainsi terminée présentera une surface d'une résistance et d'une densité parfaites.

Nous reviendrons sur ce sujet plus en détail quand nous par-lerons de l'introduction des morceaux d'or dans les différents types de cavités.

Or-Cristal ou Or-Eponge

On prépare l'or-cristal en précipitant le métal en cristaux au lieu de le battre en feuilles. Cette variété ne se travaille pas de la même façon que les autres, et il faut être au courant de ses particularités pour en obtenir de bons résultats. Certains opérateurs l'estiment beaucoup plus que l'or en feuille et prétendent qu'il leur donne plus de satisfaction, mais ils paraissent posséder des aptitudes naturelles pour ce genre de manipulation. La majorité des praticiens est d'un avis opposé et prétend que l'or-cristal est incapable de remplir l'office de la feuille, quel que soit le genre de cavité. Il possède cependant une qualité capitale, c'est sa tendance à rester fixé à l'endroit précis où il a été appliqué. Il diffère en cela de la feuille dont les bords se relèvent et s'écartent volontiers de la paroi sur laquelle on les condense ; de plus, une fois martelé, il ne se laisse pas ébranler comme la feuille par les coups de maillet qui suivent. Il est donc tout indiqué pour commencer l'aurification, dans les cas où il n'a pas été possible de donner à la cavité une forme tout à fait rétentive.

La condensation de l'or-cristal s'opère très rapidement et l'obturation semble croître sous le fouloir beaucoup plus vite que lorsqu'on emploie la feuille. Mais cette rapidité du travail peut aussi devenir préjudiciable et expose le dentiste à laisser dans la masse des endroits insuffisamment condensés et même des vides, par-dessus lesquels la surface condensée forme comme un pont. La densité de l'obturation n'est donc pas identique en tous ses points. Ce sont là des accidents qui arrivent facilement à l'opérateur peu soigneux et qui peuvent se dissimuler sous des surfaces d'aspect satisfaisant.

Un certain nombre de praticiens se sont laissés tromper par l'apparente facilité avec laquelle on peut, d'un seul coup mettre en place et condenser des masses importantes d'or-cristal. Il se produit le même phénomène que lorsqu'on comprime de la neige mouillée ; la surface seule est bien tassée, mais la masse centrale reste poreuse. En somme, tout comme les autres variétés d'or, l'or-cristal réclame une grande attention. Sa durée est d'autre part inférieure à celle de l'or en feuille, et l'on peut conclure qu'il vaut mieux ne pas l'employer si l'on n'est pas très au courant de sa nature et de ses particularités.

Lorsqu'on utilise l'or en feuille, on se rend immédiatement compte et à chaque instant des difficultés et de la délicatesse du travail ; la manipulation de l'or-cristal paraît au contraire extrêmement simple, alors qu'elle est peut-être plus laborieuse que l'autre. C'est là la différence principale qui distingue ces deux variétés.

La forme qu'affecte l'or-cristal n'est pas étrangère au résultat que l'on en obtient. Les préparations de choix sont celles où le métal s'est déposé en longues aiguilles ; elles semblent beaucoup plus résistantes et d'un maniement plus facile que les autres. On comprend que les fragments formés de petits cristaux exigus, et par conséquent granuleux, doivent se désagréger et s'émietter dès qu'on les remue. Il ne faut donc pas attendre de telles préparations la force et la ténacité qu'offre l'or en fibres.

A plus forte raison, l'or fibreux donnera des résultats supérieurs à l'or granuleux sur les bords de l'aurification. On sait que les bords de l'émail sont taillés en biseau ; il n'est donc pas étonnant qu'on ait vu se crevasser et s'émietter le pourtour de l'obturation, surtout autrefois où la plupart des préparations d'or-cristal étaient granuleuses.

Les perfectionnements récemment apportés à la fabrication de cette variété d'or ont permis d'obtenir une texture plus fibreuse et par conséquent plus résistante, qui semble permettre un emploi moins restreint de l'or-cristal sans que les difficultés de la manipulation en soient d'ailleurs diminuées.

Son usage reste subordonné aux trois conditions suivantes :

Le choix de la cavité ;

Le choix du fouloir ;

Le soin avec lequel on placera chaque fragment à l'endroit exact où il doit être condensé.

L'or-cristal est tout indiqué pour commencer les aurifications difficiles et dans les grandes cavités ouvertes, d'accès aisé, où l'opérateur peut surveiller directement la condensation. Mais, en raison de sa tendance à se condenser surtout à la surface, et à laisser de petits vides dans le corps de l'aurification, il sera bon de ne pas l'employer dans les endroits peu accessibles, peu visibles, dans les rainures de rétention, etc.

Quant aux fouloirs, les mieux appropriés seront des instruments à tête ovale et à stries peu profondes. Pour commencer l'obturation, prenez une pointe très large, de façon à fournir une pression vigoureuse sans faire de trous dans la masse ; puis, dans le cours du travail, choisissez des pointes plus fines pour obtenir partout une égale densité. Vous pouvez aussi prendre le maillet rapide, avec les pointes de Royce, pour construire la masse principale. Ces pointes permettront de maintenir l'égalité de niveau sur toute la surface, car leur tête ovale et striée peut être promenée en tous sens sans crainte d'arracher ou d'émietter l'or non condensé, accident qui se produirait fatalement avec les pointes à tête plate. Vous aurez soin de maintenir un léger intervalle entre la tête du fouloir et la surface à condenser, de façon que le coup de maillet soit franc, direct, et qu'il martèle les fragments sans les changer de place.

Enfin, vous veillerez à placer chaque pièce d'or à la place exacte qu'elle doit occuper ; c'est là une recommandation importante, car cet or demande à être manipulé le moins possible avant d'être condensé. Sa cohésivité est telle qu'il est impossible de déplacer le fragment qui a touché un point de l'aurification, et en essayant de le déloger, on n'arriverait qu'à le désagréger et à le perdre.

CHAPITRE VIII

LES MAILLETS ET LEUR USAGE

Le choix du maillet doit être surtout laissé à l'appréciation personnelle. Nous allons donc étudier les caractéristiques des différents modèles de cet instrument et passer en revue les qualités fondamentales par lesquelles chacun d'eux se recommande à l'aurificateur.

Maillet à Main

Le maillet à main (1) est le premier instrument qui ait été employé pour condenser l'or et, jusqu'ici aucun de ses successeurs n'a pu le détrôner. Nul autre des maillets actuellement en usage ne présente autant d'avantages avec si peu d'inconvénients. Mais il encourt un grave reproche : c'est de nécessiter l'aide d'un assistant. L'opérateur a trop à faire, en effet, pour immobiliser ses deux mains : la droite, à tenir le fouloir ; la gauche, à tenir le marteau. Pourtant, il est des praticiens qui préfèrent marteler eux-mêmes et parviennent, à force d'entraînement, à acquérir une habileté remarquable. C'est un surcroît de travail qu'il vaut mieux éviter : Grâce à l'assistant, l'opérateur s'épargne une fatigue considérable et, d'autre part, il est des cas où il lui est impossible de se passer d'aide, s'il veut employer le maillet à main. Il serait certainement excellent qu'il pût régler lui-même et la di-

---

(1) Il s'agit ici du maillet à main avec lequel on frappe sur l'extrémité du manche du fouloir.

rection et la force du coup, mais ce serait trop réclamer de l'aurificateur, et il semble qu'il vaut mieux y renoncer.

L'Assistant. — Puisque nous prenons un assistant, il nous faudra faire son éducation. Nous choisirons comme aide, de préférence, une jeune femme, à condition toutefois qu'elle n'ait pas l'intention d'étudier elle-même l'art dentaire : l'aide doit porter toute son attention sur son maillet et ne peut s'intéresser autrement à l'opération même. Si l'assistante est étudiante, elle voudra évidemment suivre les progrès de l'aurification ; elle observera le travail du maître et oubliera de concentrer son attention sur le manche du fouloir dont elle doit frapper l'extrémité et alors les coups porteront à faux et le résultat sera désastreux. L'aide doit prévoir pour ainsi dire chaque mouvement de l'opérateur et l'expérience a prouvé que les jeunes femmes possèdent cette perception à un bien plus haut degré que les jeunes gens.

Quant au dentiste, il s'accoutumera à exprimer ses désirs par des gestes ou des signes de tête — il est inutile que son patient soit au courant des observations qu'il a à faire, et l'assistant devra comprendre cette mimique, savoir si elle doit précipiter, ralentir les coups de maillet, ou bien en diminuer ou en augmenter la force. Elle devra également acquérir une extrême souplesse du poignet et éviter, afin que les coups restent moelleux, de donner l'effort avec les muscles de l'avant-bras. Elle s'habituera à se servir des deux mains avec une égale facilité, et si l'une doit être moins habile que l'autre, l'avantage devra plutôt être en faveur de la main gauche, car c'est à la gauche du patient, en face de l'opérateur, que l'aide se trouvera le plus fréquemment, et par conséquent, c'est de la main gauche qu'elle devra presque continuellement se servir.

Il est de toute importance que la face martelante soit tenue dans un plan perpendiculaire à l'axe du fouloir, ou en d'autres termes, qu'elle frappe d'aplomb l'extrémité de l'instrument. Autrement le maillet glisserait sur cette extrémité, l'or serait mal condensé, et la sensation éprouvée par le patient serait très désagréable. L'aide doit donc être constamment attentive à suivre l'extrémité du fouloir et à modifier instantanément d'après ses mouvements, la direction du marteau. En somme, il faut qu'il existe un parfait accord entre l'opérateur et l'assistant; ainsi, les observations verbales sont superflues, le travail s'accomplit mieux et la confiance du patient en est doublée.

Types de Maillet à Main. — En 1871, le Dr James Truman, de Philadelphie, entreprit une série d'expériences destinées à déterminer quel type de maillet est le mieux approprié à la condensation de l'or. Plus récemment, le Dr Clayton H. Stearns, de Owatonna (Minnesota), a repris l'étude de cette question et a apporté quelques renseignements nouveaux à ce sujet, dans une communication faite à la Société Dentaire du Minnesota et à l'Association Dentaire Nationale Américaine. Il est intéressant de noter que, par des voies totalement différentes, les deux expérimentateurs ont abouti à des résultats très comparables, tout au moins dans leur signification générale.

Le problème se posait ainsi : Comment varie le pouvoir condensateur du maillet, suivant son poids, sa nature et la plus ou moins grande résistance de la surface martelée ? Admettant en principe que la dent n'offre dans la bouche qu'une résistance partielle, le Dr Truman est arrivé aux conclusions suivantes :

1° La condensation obtenue à l'aide de la pression manuelle est toujours inférieure à celle que donne l'emploi du maillet ;

2° Le poids du maillet ne peut compenser complètement la mobilité du corps frappé ;

3° La densité et la rapidité sont des qualités indispensables pour un maillet ;

4° Pour le martelage à la main, le maillet léger, en acier, doit être préféré.

De plus, ses expériences ont établi les faits suivants :

1° Sur une base dure et résistante telle que le bois, la pression manuelle donne des résultats sensiblement équivalents à ceux du maillet d'acier léger ;

2° Plus la résistance de cette base diminue, plus le maillet l'emporte sur la pression manuelle.

Mais, quel est exactement le caractère de la résistance offerte par la dent ? C'est là un côté du problème qui n'a pas été absolument précisé. Dans certains cas, il est indubitable qu'elle est très faible, par suite d'altérations survenues dans la membrane péridentaire ; mais lorsque les dents sont solidement implantées dans l'alvéole, elles nous paraissent suffisamment résistantes pour justifier l'emploi de la pression manuelle, dans les endroits que le maillet ne peut atteindre suivant un angle convenable.

Le Dr Truman a trouvé dans le maillet électrique un ensemble d'avantages qui en font l'instrument presque idéal pour la condensation de l'or. Il possède en particulier cette densité et cette rapidité que l'auteur considère comme des qualités indispensables. Malheureusement, en pratique, le maillet rapide ne peut être employé partout et toujours, ainsi que nous le verrons plus loin.

Le Dr Stearns recommande aussi l'usage du maillet léger en acier pour le martelage à la main, mais les conseils qu'il donne au point de vue des détails pratiques de son emploi diffèrent quelque peu de ceux que nous tenons du Dr Truman. Voici comment il procède : Au début de l'aurification, lorsque les premiers morceaux d'or non cohésif sont mis en place et forment une couche assez épaisse, il se sert d'un lourd maillet de plomb, soit nu, soit recouvert de cuir. Son but est de transmettre le choc du marteau jusqu'aux parois de la cavité, en traversant par conséquent toute l'épaisseur du métal. Il emploie ensuite un maillet d'acier du poids de 60 grammes pour construire la masse de l'obturation; et enfin il opère la condensation de la surface avec un autre maillet d'acier plus léger, et pesant seulement 15 grammes.

Le principe qui guide ce choix semble être le suivant : Le choc du marteau pénètre d'autant plus profondément le corps frappé que le maillet est plus lourd, et que la substance dont il est fait est plus malléable ; par contre, plus cette substance est dure, et plus le maillet est léger, plus aussi les effets du choc demeurent superficiels. Prenons un exemple : Si nous frappons sur une aurification avec le maillet de plomb de 190 grammes, l'ébranlement provoqué ne reste pas confiné à la dent, le patient ne localise pas spécialement dans l'organe frappé la sensation du coup, il la perçoit au contraire dans toute la tête. Mais si nous renouvelons l'expérience avec le maillet d'acier du poids de 15 grammes, et si nous frappons avec la même force que précédemment, le choc paraît affecter la dent seule, et le sujet ne perçoit qu'une insignifiante propagation dans la tête. L'observation nous en a été faite maintes fois par des patients, dont l'un nous disait : « *Ma dent* souffre particulièrement à chaque coup de ce petit marteau. »

La sensation éprouvée par le patient sous le choc des différents maillets est un facteur important, que ne doit pas négliger l'opérateur, lorsqu'il fait son choix parmi les types de cet instrument ; s'il faut tenir compte des qualités particulières de chacun d'eux, il ne faut pas ignorer non plus la sensibilité du patient.

Considérant les principes établis par les Drs Truman et Stearns, ainsi que les propriétés spéciales de chaque maillet et la susceptibilité différente des patients, on peut conclure, semble-t-il, que, dans la plupart des cas, la méthode suivante donnera les meilleurs résultats : Au début de l'opération, c'est-à-dire lorsque vous adaptez contre les parois de larges masses d'or non-cohésif, ou encore, lorsque vous voulez encastrer les premiers fragments d'or cohésif dans la couche non-cohésive, — en d'autres termes, chaque fois que vous voulez propager le choc à travers une certaine épaisseur de métal, — employez un lourd maillet recouvert de cuir, ou un lourd maillet de plomb.

Prenez ensuite, pour terminer la construction de l'obturation, et si le patient peut le supporter, le maillet d'acier de 60 grammes ; étant donné le volume des cylindres que l'on emploie en général pour cette partie de l'aurification, c'est cet instrument qui est le plus apte à répartir par toute la masse une densité uniforme. Ce dernier maillet possède une qualité particulièrement estimable et qui en recommande l'emploi lorsqu'il s'agit d'un travail précis et délicat. Il transmet des sensations absolument nettes, de sorte que l'opérateur expérimenté se rend un compte très exact du degré de condensation qu'a atteint l'obturation. Il est donc immédiatement averti du moment où il peut cesser le martelage, et c'est là un service qu'on ne peut demander aux maillets faits d'une substance moins dense. Mais, certains patients souffrent à un tel point du retentissement de l'acier, que c'est un devoir pour le dentiste de leur éviter ces pénibles moments. Dans ce cas, employez le maillet de plomb, au risque de sacrifier une partie de la condensation que donnerait un autre maillet.

Pour finir la surface, employez le maillet léger en acier de 15 grammes. Vous pourrez ainsi obtenir une densité qu'aucun autre instrument, ou plus lourd, ou plus malléable, ne saurait atteindre. Les premiers chocs seront douloureux, mais le patient s'y accoutumera très vite, et tolérera fort bien l'usage de cet instrument.

En condensant une aurification, vous devez avoir pour but la réalisation des trois conditions suivantes :

1° Obturation parfaite de la cavité, c'est-à-dire suppression de tout espace vide entre le métal et la paroi ;

2° Compression des différentes couches d'or, telle que la masse obturante devienne un tout compact, sans aucun vide ;

3° Enfin, condensation de la couche superficielle, qui doit être capable de résister à l'usure et aux pressions.

La première de ces conditions réclame une adaptation absolument parfaite de l'or aux parois de la cavité, et le meilleur moyen d'atteindre à ce résultat, dans la majorité des cas, consiste à appliquer d'abord une certaine épaisseur d'or non cohésif contre ces parois.

Cette couche doit être assez épaisse pour jouer le rôle de coussin et protéger le tissu dentaire contre la pointe du fouloir. C'est surtout au début de l'opération que cette précaution doit être prise, et c'est aussi à ce moment que l'emploi du lourd maillet de plomb est indiqué, puisqu'il produit un choc dont les effets sont pour ainsi dire pénétrants et dont l'influence se manifeste au delà de la surface frappée. Il n'est pas besoin d'employer par la suite une force aussi considérable pour unir les différentes couches d'or, surtout si vous disposez régulièrement les cylindres, ainsi que vous devez le faire; le maillet dur et léger est spécialement recommandé pour cette partie du travail. En principe, le plus léger des maillets d'acier, celui de 15 grammes, serait le meilleur à ce point de vue, mais il présente un inconvénient qui milite contre son emploi. Le choc qu'il produit reste si concentré que le moindre excès de martelage suffit à modifier les propriétés moléculaires du métal et à détruire sa cohésivité. En d'autres termes, si, en opérant avec ce maillet la condensation d'une surface, vous prolongerez trop longtemps le martelage, vous constatez qu'il vous devient impossible de souder un nouveau cylindre sur cette surface trop frappée. L'or a perdu sa propriété cohésive et rien ne pourrait la lui rendre qu'un recuit nouveau. Ce fait ne signifie nullement qu'on ne peut construire une aurification avec ce maillet, mais seulement qu'il doit être manié avec un soin particulier, que ne prennent pas la moyenne des opérateurs.

C'est, du reste, pour la même raison que le maillet rapide n'est pas généralement employé. Les dentistes ont fait maintes fois la constatation que nous venons de signaler : disparition de la propriété cohésive de l'or à la suite de l'emploi du maillet rapide, et, naturellement, ils ont délaissé cet instrument. Seuls s'en déclarent très satisfaits le petit nombre de ceux qui se sont accoutumés à ses exigences et savent arrêter le martelage à temps voulu. Si chaque opérateur voulait se pénétrer de ces remarques, les maillets légers retrouveraient une faveur générale.

Nous avons dit que la surface de l'obturation doit être condensée autant que possible. Ceci semble indiquer que même après l'union compacte des différentes couches d'or, on peut encore augmenter la densité du métal, et rien n'est plus vrai. Le maillet lourd et malléable peut unir parfaitement les cylindres entre eux, mais il est incapable de donner la surface résistante que procureront les coups répétés du maillet d'acier léger. Tout opérateur peut vérifier facilement cette proposition sur les obturations qu'il fait.

Nous ne saurions trop recommander à tous les praticiens d'étudier avec attention cette question du choix du maillet dans les aurifications. Les conclusions des expériences des Drs Truman et Stearns sont réunies dans les Actes de l'Association Dentaire Nationale (1901) et l'on pourra trouver dans cet article des renseignements précieux à ce sujet.

Le Maillet automatique

Le maillet automatique a été imaginé pour supprimer la nécessité de l'assistant. Dans la main de quelques opérateurs, cet instrument paraît donner des résultats excellents, mais il est douteux qu'il atteigne néanmoins à la délicatesse du marteau à main, tant au point de vue du travail qu'à celui des patients. Les neuf dixièmes d'entre eux, s'ils étaient appelés à apprécier les deux méthodes, rejetteraient certainement le maillet automatique (*fig. 110*), et leur sentiment trouve son explication dans le fait suivant : Pour produire le choc avec l'automatique, il faut exercer sur l'or une pression assez considérable par l'intermédiaire du fouloir. Quand la force est devenue suffisante, le ressort se déclanche, la pression cesse subitement et le marteau frappe. Cette série de mouvements se poursuit sans arrêt, dans le même ordre, et le patient remarque bien vite qu'à chaque pression succède un choc. Il reste ainsi toujours en alerte et cette suite d'appréhensions le fatigue extrêmement à la longue.

La plupart des opérés n'analysent pas à ce point leurs sensations ni l'antipathie qu'ils éprouvent pour l'instrument qui les provoque ; mais le dentiste remarque vite chez tous ses patients ce mouvement instinctif de recul qui se produit invariablement, chaque fois que la pression du maillet n'est pas immédiatement suivie du coup. C'est l'attente du choc, plutôt que le choc lui-même, qui semble leur être pénible. De plus, la majorité des maillets automatiques ne donne pas le coup bref et fort à la fois qui est désirable. Ils donnent ce que l'on appelle le coup long, et l'on comprendra parfaitement le sens de cette épithète en essayant l'instrument. Ce défaut rend la manipulation du maillet longue, gênante et désagréable.

En choisissant l'instrument, il faudra donc vérifier si le coup est bref, net, bien frappé et si le marteau rebondit assez vite pour éviter tout espèce de raté. Il est inutile d'ajouter qu'il faudra huiler fréquemment l'appareil et le tenir dans un parfait état de propreté. En résumé, on voit que le maillet à main ne présente pas tous ces inconvénients : il n'exige pas de pression et donne toujours un coup vif, court et décidé.

Maillets rapides

Il existe plusieurs types de maillets rapides, et chaque type a ses partisans. Les plus employés aujourd'hui sont les maillets mécaniques et pneumatiques, mis en mouvement soit par le tour, soit par un moteur quelconque. Le maillet électrique sem-

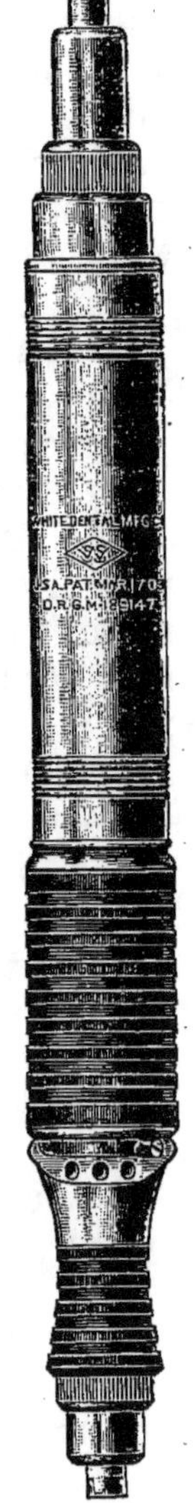

Fig. 110

ble avoir perdu du terrain ces dernières années et avoir cédé
le pas à des appareils moins compliqués et plus maniables. Le
maillet idéal serait celui qui donnerait un coup parfait — on
sait ce que nous entendons par là — à une vitesse que l'opérateur
pourrait modifier à son gré, et qui serait actionné par un moteur :
le tour à pied est trop fatigant pour une longue séance.

Les maillets rapides sont tout indiqués dans les cavités d'accès
facile, où il n'y a qu'à placer et condenser l'or couche par couche.
Ils sont aussi fort utiles pour terminer la surface des obturations,
lorsque les parties délicates de l'opération sont terminées. Il n'est
pas prudent de les utiliser pour condenser l'or autour des angles,
ou lorsqu'on travaille dans des endroits vraiment difficiles, car
on court le risque de faire une mauvaise condensation, de laisser
des vides dans le bloc d'or et de protéger imparfaitement les
parois de la cavité.

Un point à noter, c'est que la substitution du maillet rapide
à l'automatique ou au maillet à main, vers la fin de l'opération,
est presque toujours agréable au patient. Tout changement dans
le caractère du coup rompt la monotonie d'une longue séance
et est par conséquent bien accueilli. A ce point de vue, le
maillet rapide est très utile, d'autant qu'il abrège sensiblement
la durée du travail. Quand la cavité est facile, il ne faut presque
pas plus de temps à l'opérateur pour condenser l'or qu'à l'aide
pour lui présenter les cylindres. Il a de plus, s'il sait se servir
de son instrument, l'avantage de monter son aurification sans
bosses, sans creux et d'en condenser également tous les points.

La meilleure façon de se servir du maillet rapide est de pro-
mener la pointe du fouloir du centre jusqu'aux bords de la
cavité, comme si l'on voulait balayer l'or. Cette méthode, on le
voit, diffère de celle que nous avons indiquée pour les maillets
déjà étudiés, et l'opérateur devra s'en souvenir. Prenez garde
d'exagérer le martelage dont l'abus, ainsi que nous l'avons signalé
déjà, détruirait la propriété cohésive de l'or.

Nous rappelons que les fouloirs à tête ovale et à stries superficielles sont indiqués pour les maillets rapides. Ils permettent
d'étendre, d'étaler l'or dans la cavité, tandis qu'un fouloir à
tête plate l'arracherait. Dans ce cas, en effet, l'extrémité striée
forme avec le manche un angle tranchant qui couperait l'or, si,

comme nous venons de le conseiller, on promenait la pointe sur la surface de l'aurification.

Les fouloirs à tête ovale possèdent encore un autre avantage ; ils assurent l'intégrité des bords de l'émail. Si l'on emploie une pointe plate, on s'expose à émousser, à pulvériser les bords de la cavité, à moins que l'on apporte à la condensation une attention extrême ; tandis qu'avec les têtes ovales on a une plus grande liberté d'action et plus de sécurité. La protection des bords de l'émail est une des parties essentielles de l'opération, et il y faut spécialement veiller quand on emploie les maillets rapides.

Condensation à la main

Si l'aurificateur ne devait avoir à sa disposition qu'un seul procédé, c'est encore la méthode de condensation à la main qui lui rendrait le plus de services. Et cependant les types de cavité où cette façon de procéder est indiquée sont relativement rares. La grande majorité des aurifications seront beaucoup mieux faites à l'aide d'un maillet, mais lorsque la pression manuelle est nécessaire, rien ne peut la remplacer. Par exemple, dans les cavités distales de molaires ou de prémolaires, il existe certains points que le maillet ne peut atteindre convenablement. Si l'opérateur ne s'en aperçoit pas, s'il n'a pas recours à l'unique pression manuelle pour condenser l'or dans ces endroits difficiles, il laissera les parois imparfaitement protégées. Ces parties inaccessibles au maillet se trouvent généralement sur la paroi de la cavité qui est la plus rapprochée de l'opérateur, — c'est-à-dire sur celle dont la surface regarde du côté opposé à l'opérateur — et qu'il ne peut voir sans miroir.

Prenons comme exemple la paroi jugale d'une cavité disto-triturante sur une molaire inférieure droite : on ne pourra que rarement voir cette paroi sans miroir, et il est impossible d'agir directement sur elle avec un maillet. Dans un tel cas, le seul moyen d'assurer la condensation est de prendre un fouloir à angle droit, et d'employer la pression manuelle. Quand ces cavités se trouvent sur les faces distales des dernières molaires, ou quand les muscles des lèvres ne veulent pas se laisser distendre, on se trouve obligé de construire à la main le tiers gingival de l'aurification, si ce n'en est pas la moitié.

On a imaginé, pour répondre à ces cas particuliers, des maillets à angle droit. Quelques opérateurs peuvent jusqu'à un certain point obtenir avec ces appareils des résultats satisfaisants, mais il ne semble cependant pas qu'ils permettent de placer et condenser l'or aussi sûrement qu'à la main. La pression manuelle paraît préférable pour placer et fouler l'or contre les parois inaccessibles ou surplombantes. Les fouloirs doivent alors avoir une pointe très solide, avec un manche suffisamment gros pour qu'on puisse le tenir fermement dans la paume de la main. C'est là, le meilleur moyen d'opérer une sérieuse condensation: Naturellement, il faudra exercer une force considérable, et cette condition exige une paroi épaisse et très résistante, en même temps qu'un fouloir éprouvé.

A ce propos, il est bon de signaler une erreur grave et très répandue : un grand nombre d'opérateurs prétendent que la pression manuelle est indiquée pour travailler sur des parois frêles et sur de l'émail friable. Cette opinion est erronée. Il est impossible d'obtenir à la main, dans ces conditions, la condensation qu'opérera le maillet délicatement manié, ou surtout le maillet à main, manœuvré par un aide expérimenté.

C'est au début de toute aurification que la condensation manuelle est particulièrement utile. Elle permet de fixer, suivant la méthode précédemment décrite, les premiers morceaux d'or non cohésif, et souvent aussi de clouer dans ces derniers les premiers fragments d'or cohésif. Mais, pour les y fixer solidement, il faut manier son fouloir comme nous allons le décrire : Si l'on se contente de faire pression sur l'or et de le tasser toujours dans la même direction, le résultat sera médiocre ; il faut encore, et alors que le fouloir reste appliqué au même point, balancer l'extrémité du manche d'avant en arrière et de droite à gauche, en décrivant ainsi de courts arcs de cercle. Ce mouvement offre un double avantage : d'abord il pousse et applique l'or sur toutes les inégalités de la paroi, assurant ainsi une adaptation parfaite ; de plus, il détache de la pointe du fouloir la partie non condensée du métal qui s'y fixe parfois, de sorte qu'en enlevant l'instrument, on ne court pas le risque de ramener le fragment qu'on vient de tasser.

Ce procédé peut encore être utile lorsque, pour une raison quelconque et que l'opérateur ne distingue pas, un cylindre n'adhère pas à l'aurification, malgré les coups répétés du maillet. Le cylindre récalcitrant sera plus sûrement fixé par le fouloir, manié comme nous venons de l'expliquer, que par un maillet quelconque. Le mouvement de balancement insinue le cylindre mobile à la façon d'un coin dans la masse d'or déjà condensée, et il l'y soude plus solidement que ne le ferait la seule cohésivité. Pour cela, on choisira un fouloir à stries nettes et tranchantes, on fixera de cette façon plusieurs cylindres, puis on martèlera la surface pour lui donner une densité uniforme.

Nous devons ajouter que la surface d'une obturation terminée au maillet résistera plus longtemps à l'usure que si elle a été finie à la main. Cependant, même dans ce dernier cas, si l'opération a été soigneusement faite, elle suffira généralement à sauver la dent. En somme, la condition importante, indispensable, c'est que l'adaptation aux parois soit parfaite et qu'il n'existe aucune fissure. La surface de l'obturation serait-elle piquetée ou imparfaite, que la dent durerait néanmoins. Aucune aurification, du reste, n'est à l'abri de ces petits défauts, si l'on n'emploie pour la terminer le maillet, qui, seul, donnera à la surface la résistance voulue.

Protection de la membrane péricémentaire contre les chocs du martelage

Lorsqu'on obture à l'or une grande cavité, il est difficile d'obtenir la condensation nécessaire sans irriter le péricément (1). Le tissu de cette membrane est élastique et chaque coup de maillet, tendant à enfoncer légèrement la dent dans l'alvéole, doit le comprimer plus ou moins. Immédiatement après le choc, la membrane reprend sa place, repousse la dent à sa position première et ainsi de suite. La répétition de ces mouvements irrite de plus en plus la membrane, qui, à la longue, et si elle n'est pas protégée, se congestionne et se ramollit. Elle souffre beaucoup plus vite du martelage lorsque les dents ont été écartées avant l'opération et sont encore ébranlées. C'est là une considération dont il faut tenir

(1) Voir note page 2.

compte, lorsque l'écartement est nécessaire, afin de choisir entre
la méthode progressive (coton, fil de soie, etc., placés préalablement entre les dents) et la méthode immédiate à l'aide de l'écarteur. Si l'on peut obtenir un espace suffisant avec ce dernier
appareil, la méthode immédiate est préférable : le patient éprouve
beaucoup moins de gêne que s'il fallait auparavant ébranler les
dents et les opérer dans cet état. L'écarteur contribue à maintenir solidement la dent contre le choc du maillet, et ne serait-ce
qu'à ce point de vue, il pourra être profitable de le mettre en
place même lorsque, par la méthode progressive, on aura acquis
l'espace nécessaire. Parfois il est indispensable de produire un
très large écartement, à la suite duquel les dents deviennent fort
douloureuses et mobiles : il faut alors différer l'obturation tant
que la mobilité subsiste, et maintenir, en attendant, l'écartement avec de la gutta-percha.

Le problème de la protection du péricément contre les chocs
du maillet consiste à trouver le moyen de maintenir la dent im-
mobile sous le choc. Plusieurs méthodes ont été préconisées, et
l'on choisira ou l'on imaginera celle qui conviendra le mieux
au cas particulier. Nous avons signalé déjà le coin de bois et les
séparateurs ; mais, pour une obturation importante, il vaut mieux
tenir de la main gauche et pendant toute l'opération, un instrument que l'on appuie fortement contre la dent, ou contre le métal déjà condensé ; cette sorte de soutien est spécialement indiquée quand le travail approche de sa fin, car c'est alors que la
sensibilité atteint son maximum et qu'il faut comme nous l'avons
vu, marteler le plus énergiquement la surface pour lui donner
la densité nécessaire. Ordinairement, la membrane ainsi protégée
supporte d'une façon satisfaisante le martelage final et permet
de le bien terminer, à moins qu'elle ne soit déjà malade ou
hyperesthésiée.

Lorsqu'une dent est ébranlée à la suite de la résorption du
procès alvéolaire ou d'une inflammation des tissus péridentaires,
le premier souci doit être de raffermir cette dent, et l'on remettra
l'aurification, si petite soit-elle, après complète guérison. Si le
raffermissement est impossible, l'opérateur devra abandonner
l'or et choisir quelque autre matière obturatrice, à moins qu'il
puisse fixer une incrustation.

Parfois, la membrane péridentaire perd beaucoup de sa résistance uniquement parce que la dent qu'elle supporte ne participe plus à la mastication. Elle est alors très sensible aux chocs du maillet. Voici ce qui arrive généralement : une dent se carie, devient douloureuse, et le patient évite machinalement de s'en servir. La membrane ne remplissant plus ses fonctions normales, ne travaillant plus, perd ses qualités de résistance et devient vite très sensible à la pression. Le seul remède consiste à obturer la dent à la gutta-percha et à recommander au malade de s'en servir pour la mastication. En huit ou dix jours, la sensibilité est disparue et l'on peut alors faire usage du maillet.

La direction du coup importe aussi au point de vue de la résistance que manifeste la membrane. La condensation exercée selon l'axe des racines est beaucoup moins pénible, à pression égale, que si elle était produite sur les faces latérales de la dent et ce fait se comprend facilement : dans le premier cas, le coup est supporté par la membrane tout entière ; dans le second, ce n'est qu'une portion de la membrane qui reçoit le choc, et, par conséquent, elle le reçoit plus fort. Il faut donc, pour les longues opérations qui réclament l'usage prolongé du maillet, prendre soin de disposer les cylindres en couches horizontales et de maintenir le fouloir parallèlement à l'axe de la dent. Evidemment, il peut arriver que l'emploi de la force latérale soit inévitable, mais ce cas ne se rencontrera que pour de petites aurifications ; et le traumatisme sera alors trop léger pour provoquer des troubles sérieux dans la membrane péricémentaire.

CHAPITRE IX

INTRODUCTION & CONDENSATION DE L'OR

FINISSAGE DES AURIFICATIONS

DANS LES DIFFÉRENTS TYPES DE CAVITÉS [1]

Le travail d'aurification repose sur l'observation de quelques principes fondamentaux que nous allons étudier. L'application de ces principes varie naturellement, dans les détails, avec chaque cavité, selon sa forme et sa situation, mais l'opérateur ne doit pas trop s'écarter des règles générales s'il veut obtenir de bons résultats ; à plus forte raison, devra-t-il les suivre à la lettre dans les cavités typiques.

L'arrangement des cylindres dans la cavité et la disposition des couches d'or exercent une influence considérable sur la construction symétrique de l'aurification, et en même temps, sur sa résistance future. C'est pour répondre à ces deux conditions que nous avons imaginé la méthode dont nous donnons les détails dans ce chapitre et nous croyons qu'elle permettra à l'opérateur d'arriver au résultat le meilleur et le plus rapide.

Pour mettre en train une aurification quelconque, partie du travail toujours délicate, nous emploierons un cordon d'or non cohésif, de grosseur appropriée à la cavité. Et voici une bonne manière de procéder : Prenez une feuille d'or non cohésif n° 4 et coupez-la en deux parties égales, roulez chacune de ces parties

---

(1) Il est utile, pour bien comprendre ce chapitre, de parfaitement connaître le chapitre V : Classification et préparation des cavités.

en un cordon de l'épaisseur d'une grosse aiguille à tricoter et coupez ce cordon en trois tronçons. Chaque tronçon mesurera environ deux centimètres et demi : c'est la longueur qui convient pour la plupart des cavités. Si la cavité est très petite, vous couperez le cordon en quatre ou cinq parts, de façon à obtenir de courts fragments. Pour les larges cavités, vous ferez mieux de rouler la feuille entière en un seul cordon que vous couperez ensuite en tronçons de longueur convenable.

Pour mettre en place le premier morceau d'or, prenez avec la presselle un de ces tronçons à un demi-centimètre environ de son extrémité et pressez cette extrémité dans l'angle de la cavité que vous avez choisi pour point de départ. Le cordon se replie sur lui-même et s'adapte dans l'angle assez fermement pour y rester sans y être maintenu. Reprenez-le avec vos pinces un peu plus loin, repliez-le une fois de plus, et continuez de cette façon jusqu'à l'autre extrémité ; il est alors prêt à être condensé. Nous reprendrons cette question lorsque nous étudierons la façon de procéder pour chaque type de cavité. Disons tout de suite que nous fixerons dans la structure de ce premier bloc les premiers fragments d'or cohésif, et que nous unirons ces deux variétés de telle façon qu'il leur soit impossible de se séparer. C'est sur ces fondations que nous construirons ensuite l'obturation à l'or cohésif.

Aurifications proximales simples des incisives

Quand on obture les cavités de cette classe, en travaillant du côté labial, c'est l'angle gingivo-linguo-axial qui s'impose comme point de départ. Dans cet angle, vous placerez l'or non cohésif d'après le procédé que nous venons d'indiquer ; vous replierez le tronçon sur lui-même, de façon que ses plis s'étendent vers la paroi labiale, en s'appuyant sur la paroi gingivale, jusqu'à ce qu'il soit sûrement maintenu entre le tiers gingival de ces deux parois. Si vous avez eu la précaution de rendre plate la paroi gingivale, l'or restera facilement en place. Ce premier tronçon devra être de dimensions suffisantes pour recouvrir toute la base, entre les deux parois labiale et linguale et encore pour déborder sur le bord gingival de l'émail.

Pourquoi débuter par ce fragment non cohésif ? Parce que, d'une part, il s'adapte très facilement aux angles de la cavité, et

que, d'autre part, il forme un coussin sur lequel vous pouvez
opérer la condensation, sans courir le risque de détériorer le
bord gingival de l'émail. C'est là un principe essentiel : placez toujours sur les bords, un matelas d'or suffisamment large et épais
pour protéger l'émail contre les stries du fouloir. -

Voici le cordon non cohésif en place ; il faut maintenant l'y
fixer solidement. Prenez un fouloir, et usez de la pression manuelle en deux ou trois places, en imprimant à l'extrémité de
l'instrument le mouvement en arc de cercle que nous avons déjà
décrit. Vous commencez d'abord par fouler énergiquement l'or
dans l'angle gingivo-linguo-axial. Si vous avez exécuté avec soin
le mouvement de balancement du fouloir, les manipulations ultérieures ne délogeront pas facilement le métal de cet angle ; mais
si vous avez quelque doute à ce sujet, maintenez-le en place avec
un instrument quelconque, lorsque vous enlevez le fouloir, et continuez à le soutenir pendant que vous allez agir sur les autres
points. Portez maintenant votre instrument dans l'angle gingivo-
labio-axial, et pratiquez-y la même opération. C'est là tout ce
qu'il est nécessaire de faire pour l'instant, car notre but actuel
est simplement de fixer l'or dans les angles, plutôt que de condenser la masse tout entière. Du reste, vous ne commencez
jamais la condensation avant d'avoir ajouté un peu d'or cohésif
et en voilà le moment venu.

Enlevez votre fouloir et choisissez un cylindre d'or cohésif, de
dimensions suffisantes pour couvrir toute la région gingivo-linguale. Vous l'appliquerez sur l'or non cohésif, étendant l'une de
ses extrémités le long de la paroi linguale, et l'autre le long de
la paroi gingivale. Vous l'enfoncerez ensuite dans la couche d'or
non cohésif, en dirigeant la pression vers l'angle gingivo-linguo-
axial, de façon à unir les deux variétés d'or en un seul bloc.
Après avoir ainsi cloué en plusieurs points ce fragment cohésif
dans le non cohésif, forcez de la même façon un second cylindre
dans l'autre angle. Généralement, ces deux cylindres suffisent à
recouvrir la paroi gingivale ; dans le cas contraire, placez un
troisième cylindre qui réunira les deux premiers.

Quand l'or non cohésif est complètement recouvert, vous pouvez
prendre le maillet et marteler la masse entière soigneusement.
Vous obtenez ainsi une protection parfaite de la paroi gingivale
par le coussin non cohésif recouvert d'une couche cohésive ; le

bloc est solidement enclavé entre les parois labiale et linguale et déborde légèrement le bord gingival de l'émail, fournissant ainsi l'excès d'or nécessaire pour un parfait finissage.

A partir de ce moment, disposez vos cylindres cohésifs de la façon suivante : leur partie moyenne reposera sur la paroi gingivale, les extrémités regarderont les parois linguale et labiale, et ils seront toujours assez larges pour recouvrir entièrement l'espace compris entre la paroi axiale et le bord de la cavité. Pour les condenser, vous dirigerez votre force selon le grand axe de la dent, afin de faire supporter la pression par le péricément tout entier. Veillez à ce que les cylindres surplombent suffisamment le bord gingival, pour que la face proximale soit assez proéminente et qu'il ne soit pas besoin de renforcer dans la suite un contour trop maigre. Vous seriez, dans ce cas, obligé d'ajouter quelques morceaux d'or sur cette face au moyen d'une pression latérale, la force étant perpendiculaire au grand axe de la dent. On comprend sans peine que ces fragments seraient moins solidement fixés que s'ils avaient été pris dans la construction que nous venons d'édifier. Il se présente parfois des cas où l'on ne peut éviter cette condensation défectueuse, mais alors il ne s'agit guère de cavités d'accès difficile et où l'aurification ne réclame pas une très grande résistance.

Signalons maintenant une des principales difficultés que vous aurez à surmonter au cours de cette obturation ; elle a trait à la protection parfaite du bord lingual. Cette partie de l'opération est, pour bon nombre d'aurificateurs, la pierre d'achoppement Ils échouent en cela plus que partout ailleurs, parce qu'ils ne prêtent pas une attention suffisante à recouvrir uniformément ce bord, en construisant l'aurification le long de la paroi linguale. Il faut, de toute nécessité, que les cylindres surplombent légèrement ce bord de la cavité et, pour respecter sûrement cette condition, vous devez toujours laisser une certaine avance à la partie linguale sur la partie labiale, c'est-à-dire que, tout en construisant les deux parois à la fois, vous vous arrangerez pour que votre obturation soit toujours plus avancée, plus proche de l'angle incisif, du côté lingual que du côté labial. De cette façon, vous pourrez surveiller l'endroit délicat et juger s'il est convenablement recouvert. Si, au contraire, c'est la paroi labiale qui est en avance, elle gênera votre vue et rendra difficile l'introduction du fouloir.

Votre aurification se rapproche peu à peu de l'angle incisif. Avant d'en être trop près, ayez soin de tasser un cylindre dans cet angle, et de le réunir à la masse de l'obturation. Si la cavité s'étend profondément du côté de la pulpe, et forme ainsi une espèce de poche entre l'angle incisif et la paroi opposée, vous ferez bien de bourrer dans cet endroit un tronçon non cohésif, grâce auquel vous pourrez être certain d'obtenir une adaptation parfaite. Dans ce fragment, vous fixerez, à l'aide de la pression manuelle, un cylindre cohésif, et vous achèverez l'obturation au maillet.

A ce moment, tous les bords de la cavité doivent être recouverts d'un léger excès de métal. Alors, vous ajusterez sur le maillet un fouloir en forme de pied et vous condenserez fortement toute la surface. S'il vous est impossible d'employer le fouloir-pied, choisissez un brunissoir très mince avec lequel vous condenserez le plus possible, en allant du centre à la périphérie et en pressant fortement sur les bords. L'aurification est alors prête pour le polissage.

Examinons maintenant le cas où vous devez travailler du côté lingual, ce qui arrive, lorsque la paroi linguale est détruite, alors que la paroi labiale est en parfait état.

Les mêmes principes fondamentaux dirigeront votre travail, mais le point de départ devra se trouver dans la région gingivo-labiale et non dans la région gingivo-linguale ; vous donnerez une légère avance à la construction du bord labial, vous veillerez à ce que les cylindres surplombent bien ce bord, ainsi que vous le faisiez dans le cas précédent, pour le bord lingual. Il est pour ainsi dire impossible d'ajouter de l'or sur la région labiale quand l'angle incisif est terminé, il vous faut donc veiller à la protection de cette partie lorsqu'il en est temps.

Voici un troisième cas : la paroi linguale manque, mais la cavité est tellement ouverte du côté labial que c'est de ce côté qu'il faudra travailler ; vous suivrez la même conduite que dans le premier cas : Vous commencerez l'obturation dans l'angle gingivo-lingual, et à mesure que vous recouvrirez le bord lingual, vous vous arrangerez pour que les cylindres dépassent ce bord et se projettent sur la face linguale de la dent. Naturellement, travaillant du côté labial, il vous est impossible de condenser cette extrémité des cylindres, mais vous pouvez tasser comme il convient toute la portion qui se trouve dans les limites de la cavité et lui donner la résistance et la forme convenables. Une fois la partie labio-proximale terminée, il reste, débordant sur la face linguale, une grosse masse d'or non condensée. Tous les cylindres composant cette masse ont une extrémité fixée dans la partie condensée. Bien que d'apparence volumineuse, cet amas n'est pas ordinairement suffisant pour donner à ce côté de l'obturation le contour nécessaire ; il va falloir ajouter de nouveaux cylindres. La nécessité où se trouve l'opérateur d'opérer cette addition par la face linguale est généralement pour lui une cause d'ennuis.

Voici un moyen de vaincre la difficulté : Prenez un cylindre parfaitement recuit et enfoncez-le d'un bon coup de poignet dans la structure encore lâche de la masse, puis martelez le tout. Ce nouveau cylindre a l'avantage de présenter une surface très adhésive, sur laquelle vous pourrez aisément fixer d'autres fragments d'or s'il en est besoin. Si vous négligiez de prendre cette précaution, en vue de laquelle nous avons laissé intacte l'extrémité des cylindres, vous auriez beaucoup de peine à fixer de nouveaux fragments sur la masse préalablement condensée et vous couriez grand risque d'en écailler la surface. Les qualités cohésives de l'or souffrent en effet plus ou moins de l'exposition à l'air. Par conséquent, si quelque addition vous semble devoir s'imposer en quelque endroit d'une aurification, faites-la immédiatement. Profitez du moment où la condensation en cet endroit particulier vient d'être terminée pour souder les fragments nécessaires, l'un après l'autre et sans interruption jusqu'au dernier.

Fouloirs

Le choix des fouloirs est le plus souvent une question d'appréciation personnelle. Néanmoins, nous présentons ici des fouloirs qui paraissent appropriés aux cavités proximales des dents antérieures dont nous venons de parler. Le fouloir représenté par la figure 111 est excellent pour commencer l'aurification et tasser l'or dans le tiers gingival de la cavité. Sa longueur, de la pointe jusqu'à l'angle, lui laisse atteindre aisément la région gingivale dans toute cavité d'incisive et sa courbure permet de diriger per-

pendiculairement sur la paroi gingivale, soit la pression manuelle,
soit le choc du maillet. Dans les cavités larges et d'accès facile,
on s'en servira pour la plus grande partie de l'obturation, jusqu'au moment où il faudra s'occuper de l'angle incisif ; mais pour
les petites cavités, il existe des formes meilleures.

Quand on atteint l'angle incisif, nous conseillons de prendre
un fouloir plus fin et d'une courbure plus accentuée (*fig. 112*)
(pointes droite et gauche). Parfois même, gênées par la dent voisine, ces pointes ne peuvent parvenir à l'angle comme il est désirable. Il est bon de se servir dans ce cas, d'un fouloir à

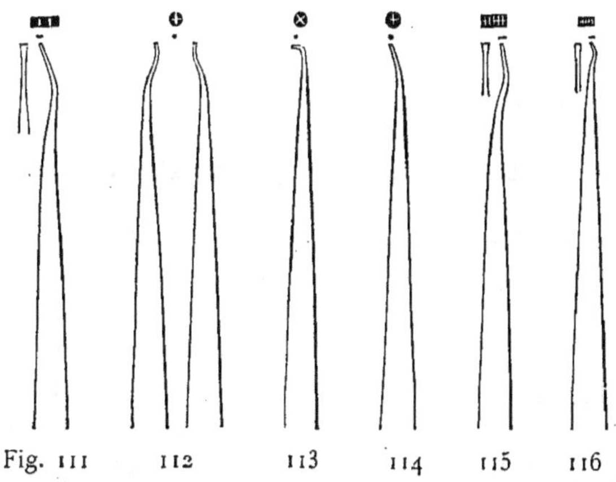

Fig. 111 112 113 114 115 116

court angle droit (*fig. 113*). Avec un instrument de cette forme,
on ne peut employer que la pression manuelle ; mais, dans les
cas difficiles, on arrive grâce à lui à fouler l'or dans un angle
rentrant, endroit absolument inaccessible au maillet.

Pour construire une aurification du côté lingual, dans les cavités
un peu grandes, le fouloir figure 111 est indiqué, car sa portée
est toujours suffisante. Si la cavité est trop petite, on se servira
avec avantage des fouloirs figures 112 et 114. Nous avons dit que
pour donner à ces obturations le maximum de rétention possible, l'or devait être tassé avec force dans les angles de la cavité ;
nous avons établi, de plus, qu'on peut toujours obtenir cette
adaptation quel que soit l'angle, si l'on se sert d'un fouloir
approprié. Pour le cas qui nous occupe, le fouloir figure 115
est excellent. S'il existe des points qu'il ne peut atteindre, le

suivant, figure 116, le suppléera. Celui-ci sera particulièrement utile pour condenser le métal derrière la paroi labiale et aussi pour le tasser dans l'angle formé par la rencontre de la paroi labiale avec la paroi axiale.

Si l'on obture une cavité dans les angles de laquelle les formes que nous venons d'indiquer ne peuvent travailler convenablement, on choisira des fouloirs courbés à pointe arrondie. Ils donneront de bons résultats si l'on a soin de marteler tous les points de la masse dans la région de l'angle.

Quant à la surface de ces aurifications, tous les fouloirs dont la forme se rapproche des figures 115 et 116, jusqu'au fouloir en forme de pied de petite dimension, donneront une condensation parfaite. On fera son choix en tenant compte de l'étendue de la surface à marteler.

Finissage des aurifications proximales des incisives

Pour que l'aurification aie la forme voulue, elle doit s'arc-bouter fortement contre le point de contact de la dent voisine. C'est là une règle que vous devez absolument respecter. Il ne faut pas que la face proximale soit plate et droite; il faut, au contraire, qu'elle représente ce point de contact arrondi, tel qu'il se trouvait sur la dent normale et saine. A cet effet, introduisez dans l'espace interproximal un ruban à finir très étroit pour parachever le tiers gingival de l'obturation. Vous n'abandonnerez pas cette partie avant que la surface de l'or soit parfaitement raccordée avec celle de la dent. Le ruban devra être suffisamment étroit pour que ses mouvements de va-et-vient ne fasse courir aucun risque au point de contact. Si les dents sont serrées au point de ne pas admettre l'introduction du ruban à finir, il est facile d'en passer une extrémité directement dans l'espace interproximal, comme on fait d'un fil et d'une aiguille (1). Une fois le bord gingival bien poli et fini, il sera aisé d'en faire autant pour la partie gingivo-linguale, sans enlever le ruban de l'espace intersticiel; vous en inclinerez le côté rugueux sur la face linguale de la dent, et par contre, vous porterez son côté lisse le long de la face labiale de la dent voisine. De cette façon, le ruban n'agit

(1) On peut, s'il en est besoin, tailler en pointe cette extrémité.

que sur la partie voulue et respecte tous les autres points. Lorsque vous aurez terminé cette première partie du polissage, vous trouverez fréquemment un avantage à mettre en place le séparateur, s'il n'y est déjà, et à écarter légèrement les dents pour pouvoir passer entre elles le ruban. Si vous ne pouvez obtenir ce léger écartement, essayez d'enfoncer entre les dents la lame d'un brunissoir très large, extrêmement fin et d'une minceur uniforme. Cette lame doit avoir un bord tranchant comme celui de la matrice à main de Dunn. Vous imprimerez un mouvement de va-et-vient à cet instrument, en faisant en même temps décrire à l'extrémité du manche des oscillations de haut en bas et de bas en haut, et cela jusqu'à ce que la lame joue plus librement. Cette petite manœuvre suffira, en général, à polir le contour et à permettre le passage du ruban à finir. Il devra cette fois être large et on le maniera de façon à polir à la fois les faces linguale et labiale de la dent. L'obturation doit être arrondie et ses bords se dégageront nettement de niveau avec ceux de la cavité. Il arrive parfois que la face linguale est par trop concave pour que le ruban atteigne les bords dans cette concavité. Fixez alors un disque de papier de verre sur le tour et polissez l'endroit inaccessible en vous aidant d'un brunissoir à tête arrondie pour diriger le disque, si cela est nécessaire. La seconde partie du polissage est ainsi terminée.

Maintenant que l'obturation a acquis sa forme définitive, vous continuerez à polir avec un ruban à finir du grain le plus fin. Un simple ruban de fil chargé de pierre ponce porphyrisée rendrait au besoin ce service. Vous terminerez enfin, en donnant le brillant à l'obturation avec du blanc d'Espagne.

Tout ce travail a dû être accompli avant de retirer la digue, qui, pendant ces manœuvres, protège les lèvres et la gencive, et préserve de la salive toujours gênante. Il est bon d'enduire de vaseline, d'huile ou d'un corps gras quelconque, les rubans à finir et les disques à polir. Ces substances retardent l'échauffement du métal, donnent au disque plus de souplesse pour se courber dans les dépressions et obéir au brunissoir à la tête ronde ; et le résultat est bien supérieur à celui que l'on obtient avec un disque sec. De plus, si vous prenez soin de mettre de côté les disques et rubans qui vous ont servi, vous pourrez les envoyer à l'affineur. La quantité d'or que l'on retrouve sur ces surfaces est surprenante, et c'est un genre d'économie que nul opérateur ne devrait ignorer.

Si vous avez à votre disposition l'air comprimé, vous vous en servirez pour éviter l'élévation de la température que provoque dans l'obturation le frottement des disques, etc. Grâce à ce jet d'air, le long travail de polissage sera beaucoup mieux accepté par le patient.

Aurifications proximales comprenant l'angle incisif dans les dents antérieures

Vous suivrez, dans la construction de l'aurification de ces cavités composées, la méthode que nous avons donnée pour les cavités simples, jusqu'au moment du moins où vous aurez à établir la rétention de la partie incisive. Une seule différence est à noter : comme la cavité que nous étudions est largement ouverte, vous disposerez les cylindres en couches absolument parallèles à la paroi gingivale et perpendiculairement à la force de mastication. Dans ces larges cavités, vous aurez soin, en construisant l'aurification, de lui donner un contour suffisamment accentué pour que vous n'ayez pas à y ajouter ensuite latéralement aucune parcelle d'or complémentaire. Si vous avez établi l'ancrage de l'angle incisif entre les deux couches d'émail dans le tiers incisif de la paroi axiale, vous devez veiller avec un soin particulier à l'adaptation et à la condensation de l'or dans la région de rétention. Vous emploierez, à cet effet, deux petits cylindres que vous condenserez aussi solidement que possible avec des pointes fines. Que la densité ne soit pas bien uniforme, qu'il existe le plus léger défaut d'adaptation à cet endroit et la partie incisive s'écartera préparant ainsi la ruine plus ou moins hâtive de l'aurification.

Nous avons examiné, dans l'étude de la préparation des cavités, un autre genre de rétention : il consiste en un cran ou sillon creusé dans la partie incisive de la dent et à angle droit avec la cavité proximale. Si vous avez à obturer une pareille cavité, vous monterez d'abord l'aurification selon la méthode connue jusqu'à la base du gradin. Vous disposerez alors un cylindre qui partira du centre de la surface déjà condensée et s'étendra sur le plancher du sillon, ses extrémités étant dirigées dans le sens mésio-distal. Vous fixerez d'une façon absolue ce cylindre à l'aurification et le condenserez dans le cran ; vous ajouterez un second cylindre en le portant un peu plus loin dans la rainure, mais en conservant son autre extrémité sur la surface de l'aurification. Cette disposition vous permettra d'accrocher solidement dans le sillon de rétention la portion proximale de l'obturation, et de donner à l'angle incisif restauré le maximum de résistance. Continuez ainsi jusqu'à ce que vous ayez atteint l'extrémité du gradin. Surveillez avec la plus grande attention la restauration de cette partie incisive et la disposition des cylindres ; gardez autant que possible la même méthode : le corps des cylindres disposé perpendiculairement à la force d'occlusion, et leurs extrémités dirigées dans le sens mésio-distal. Vous aurez soin de recuire parfaitement votre or et de n'employer que de petits fragments, pour atteindre le plus haut degré de densité et de résistance. Vous vous trouverez bien, parfois, d'employer pour cette partie incisive, des feuilles d'or très épaisses, coupées en rubans ; dans le cas où vous avez besoin d'une densité encore plus élevée, prenez l'or-platine. Si vous choisissez l'or épais, réservez-le pour en recouvrir la surface de l'obturation, car on éprouve la plus grande difficulté à l'adapter parfaitement sur la couche labiale de l'émail. Cette nécessité d'une adaptation parfaite joue un rôle très important dans ces sortes d'aurifications ; car si elle n'est qu'approximative, il se produit tôt ou tard un espace entre le métal et la dent, qui prend alors une coloration très déplaisante.

Veillez de plus, à bien adapter l'or dans l'angle formé par le plancher du sillon et la paroi labiale, de façon à ce que l'obturation reste solidement en place. Vous pourrez vous servir, pour tout ce travail, des fouloirs figures 115 et 116 ; ils sont, à ce point de vue, parfaits. Si la cavité est large, prenez la même forme de fouloirs, mais choisissez des pointes plus fortes. Nous avons dit que dans les dents longues et minces, le sillon affecte naturellement une hauteur et une minceur proportionnelles à celle de la dent, et qu'il se termine en faisant un angle qui assure la rétention de l'obturation. Pour ces cas, prenez un fouloir très fin (*fig. 114*) ; il vous permettra d'atteindre la partie la plus profonde de la rainure, et d'amener cette partie de niveau avec le reste. Les fouloirs figures 115 et 116 vous seront encore utiles pour le reste de l'aurification.

Une fois la surface construite, ne craignez pas de la marteler, même lorsque vous croirez être arrivé à la densité voulue, car les coups répétés du maillet continuent à donner au métal de la densité et de la résistance, lors même qu'il semble avoir atteint la condensation maxima. Employez une pointe à surface polie pour opérer ce dernier martelage de la surface et dirigez les derniers coups le long des bords. Vous donnerez très rapidement le fini à cette partie incisive en vous servant d'abord du disque de papier de verre, dont vous guiderez l'inclinaison à l'aide d'un brunissoir à boule, puis du disque fin à l'os de seiche.

Aurifications proximo-triturantes des prémolaires et des molaires

La matrice. — Avant d'entrer dans le détail de cette variété d'obturations à contours, il faut étudier la question des matrices. Tout opérateur doit bien connaître, à la fois, les avantages de ces appareils et les conditions qui en limitent l'emploi. S'il sait s'en servir quand il convient et comme il convient, il constatera . que ce petit instrument diminue la fatigue de son labeur et aplanit les difficultés de l'opération ; dans le cas contraire, la matrice ne sera qu'une source d'ennuis, de désillusions et le conduira à faire des obturations défectueuses.

L'avantage principal de la matrice réside en ce fait qu'elle supplée une paroi absente, changeant ainsi une carie proximo-triturante qui n'a que trois parois, en une cavité simple, entourée de ses quatre murs. On comprend toute l'importance de ce fait, lorsqu'il s'agit de caries distales dans les dents postérieures, si l'on se représente l'angle suivant lequel le fouloir peut approcher ces cavités. Si, en effet, pour obturer un telle cavité, vous n'avez pas le secours d'une paroi proximale artificielle, vous construirez une aurification d'un volume exagéré et inutile, et, de plus, la condensation de la face proximale sera défectueuse. Au contraire, avec une matrice bien adaptée, rien de plus simple que de donner un contour correct en condensant le métal ; il n'y aura donc pas beaucoup à enlever pour donner le fini, et la surface sera aussi solidement condensée qu'on peut le désirer. Ce sont là des avantages qui compensent largement l'étude et l'apprentissage qu'il faut faire de cet appareil.

On a élevé deux objections sérieuses contre l'emploi de la matrice : 1° difficulté d'adapter l'or dans l'angle qu'elle forme avec les bords de la cavité, d'où résulte l'imperfection des bords de l'obturation ; 2° gêne qu'éprouve l'opérateur à voir clair dans la cavité. Chacun de ces reproches est à la fois bien et mal fondé : tout dépend des circonstances. Si vous employez une matrice épaisse, rigide, et si vous la comprimez fortement à l'aide d'un coin contre les contours de la cavité, il est évident que vous pourrez difficilement recouvrir les bords de l'émail, comme nous savons qu'ils doivent l'être, et assurer un joint satisfaisant. Si, au contraire, vous avez choisi une matrice mince et souple, susceptible de se laisser légèrement distendre, rien ne vous empêchera de forcer un peu d'or entre la matrice et les bords et de les protéger d'une façon parfaite. Placez donc la matrice quand vous rencontrez cette variété de cavités distales et vous constaterez qu'en fait, vous obtiendrez un joint sans défauts, une surface très dense et qu'il vous sera même plus facile d'atteindre à ce résultat dans ces cas compliqués que dans une cavité bien exposée.

La matrice est à la fois un appui pour l'or pendant sa condensation et un moule qui ne lui permet pas de modifier sa forme sous le choc du maillet. Lorsque la cavité distale est très éloignée de l'opérateur, il est fréquemment obligé de donner au coup de maillet une direction telle que, sous le choc, l'or a tendance à s'échapper de la cavité, à moins qu'il n'y ait par derrière une paroi de soutènement. Quand cette paroi existe, l'or reste forcément en place et on peut le condenser sans aucune crainte de le déloger.

Revenons maintenant aux précautions que nous devons prendre pour le choix et l'usage de la matrice. Nous avons déjà dit qu'elle doit être suffisamment élastique pour céder un peu sous la pression du fouloir et permettre l'introduction d'un coussin d'or entre sa paroi et les bords de la cavité. C'est là une condition essentielle. Voici donc une matrice de cette nature mise en place et ajustée. Votre premier soin, en disposant les premiers fragments d'or sur la paroi gingivale, sera de repousser et d'écarter la matrice avec le fouloir, de façon qu'il y ait un intervalle d'au moins un demi-millimètre entre sa paroi et les bords lingual et jugal, et vous maintiendrez cette distance pendant toute la durée de l'aurification. Vous aurez ainsi la certitude de recouvrir parfaitement

les bords et d'obtenir une adaptation et une condensation parfaites.

Le reproche fait à la matrice de diminuer l'éclairage et d'empêcher l'opérateur de bien voir, a certainement une valeur s'il
s'agit d'une matrice large, destinée à fermer une cavité mésiale ;
mais, s'il s'agit d'une cavité distale, l'inconvénient est vraiment
de peu d'importance. De plus, il est rarement indispensable d'employer la matrice pour les cavités mésiales. Ainsi donc, cette objection ne répond pas à un défaut fondamental de l'appareil, elle
prouve seulement la nécessité de choisir les cas où on peut l'utiliser. Mais, en admettant qu'il y ait des cavités mésiales où la
matrice soit nécessaire, il suffira toujours d'une bande de métal
assez large pour fermer le tiers gingival de la cavité, permettre de
donner dans l'espace interproximal un contour correct à l'obturation, servir de guide au début et éviter enfin un travail de
polissage exagéré. C'est là tout ce que nous avons à demander à
la matrice dans un pareil cas, et l'on ne peut vraiment dire que
cette étroite bande de métal puisse être un obstacle sérieux à nos
rayons visuels.

On soulève parfois une troisième objection qui mérite à peine la
discussion : Il serait très difficile, dit-on, d'adapter parfaitement
l'or contre une paroi de métal, et une fois la matrice enlevée on
trouverait des défauts, des trous sur la surface proximale de
l'aurification. A supposer que l'on constate parfois ces défectuo-
sités, elles ne peuvent tenir qu'à la négligence de l'opérateur ou
à la mauvaise forme des fouloirs. L'or peut être parfaitement
adapté contre une paroi comme celle de la matrice ; c'est un
fait dont la preuve a été trop souvent fournie pour qu'il soit
utile d'y insister. En quoi une paroi de métal peut-elle à ce point
de vue différer des parois de la cavité et pourrait-elle être une
cause de difficultés ? Aussi, nous posons en principe que, dans
la plupart des cas où la surface proximale construite à l'aide
d'une matrice présente des défauts, on trouverait des défauts similaires sur les autres surfaces si l'on pouvait aussi facilement
les examiner.

Entre la paroi de métal de la matrice et les parois de la cavité,
il n'y a qu'une différence qui mérite d'être signalée, c'est que les
fouloirs souffriront plus de celle-là que de celles-ci, car les pointes

s'émoussent beaucoup plus vite sur l'acier que sur la dentine ou sur l'émail.

Forme de la matrice. — Nous n'avons pas à notre disposition de matrice universelle, et parfois même, malgré le nombre des variétés en usage, on peut se trouver obligé d'en improviser une spéciale pour un cas particulier.

Les matrices en acier mince, telles que les matrices Brophy (*fig. 117*), sont excellentes dans les cas ordinaires, sans qu'on puisse cependant dire qu'elles peuvent être utilisées dans toutes les circonstances. Le métal dont elles sont faites répond pleine-

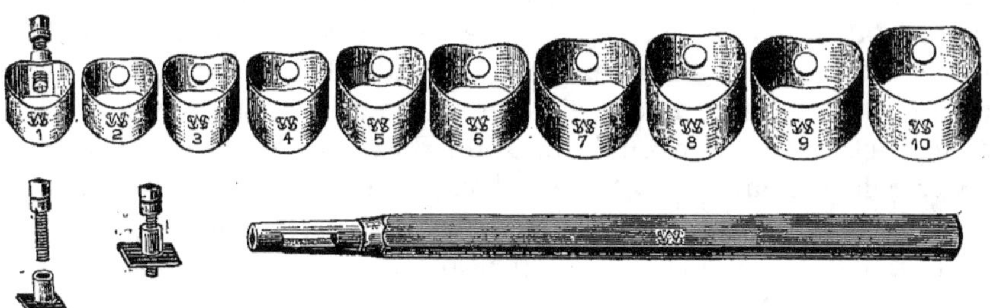

Fig. 117

ment à leur objet : l'acier offre, d'une part, assez de rigidité pour donner un puissant appui à l'or, contre un martelage sérieux, et, d'autre part, assez d'élasticité pour se laisser légèrement distendre par la pression du fouloir et dégager ainsi les bords de la cavité.

Ces appareils offrent parfois des inconvénients que nous allons signaler.

Le principal se présente lorsqu'on opère sur une couronne qui a la forme d'un tronc de cône dont la grande base correspond à la face triturante : la matrice embrasse étroitement la couronne au niveau de la face triturante, mais, plus elle descend vers le collet, plus elle s'écarte de la dent. Le remède consiste à tasser de la gutta-percha dans l'espace interproximal, entre la matrice et la dent voisine, de façon à repousser la bande d'acier contre les bords de la cavité. Certains opérateurs préfèrent se servir de coins de bois ; mais il est à craindre qu'ils n'appliquent la matrice avec trop de force ; le bois n'étant pas élastique, la bande ne peut pas céder devant le fouloir ; pour faciliter l'introduction d'un bour-

relet d'or au-dessus des bords. La gutta-percha n'est pas passible
de ce reproche. Elle amène la matrice aussi près de la cavité
qu'on le veut, mais elle cède suffisamment à la pression pour permettre de protéger les bords comme nous l'entendons.

Nous rencontrons une autre difficulté quand nous voulons fixer
la matrice à bande sur les dents qui, contrairement à l'exemple
précédent, affectent la forme d'un tronc de cône dont la petite base
correspond à la face triturante. C'est alors au collet que la dent
est le plus volumineuse, et la matrice, glissant le long des faces
inclinées, aura toujours tendance à se déplacer. Il sera pourtant
possible de l'immobiliser, en tassant, entre la matrice et les faces
jugale ou linguale de la dent, de la gutta-percha qu'on laisse
refroidir avant de commencer le travail. Si la gutta-percha est
bien chaude, elle adhérera plus ou moins à la matrice et à l'émail
et son action sera souvent suffisante. En cas d'insuccès, on pourra
essayer le ciment, mais le retard provoqué par sa mise en place
et son durcissement en fait un moyen d'exception réservé aux cas
où la matrice à bande est indispensable.

L'emploi de ce genre de matrice soulève encore une autre question qui est celle du bien-être du patient. Dans la plupart des
cas où cet appareil est indiqué, la carie s'étend si loin du côté
de la racine que le bord gingival de la cavité est situé au-delà
du bord libre de la gencive, ou plutôt au delà du niveau qu'atteint
ce bord à l'état normal. Par suite, ou bien ce tissu s'est résorbé, ou
bien on l'a préalablement refoulé avec de
la gutta-percha, comme nous avons conseillé de le faire au chapitre de la préparation de la cavité. En conséquence, la gencive dans les espaces interproximaux
voisins, s'étend beaucoup plus du côté de
la couronne que dans l'espace qui nous
occupe. Quand donc nous enfoncerons la
matrice jusqu'à recouvrir le bord gingival
de la cavité, condition indispensable à

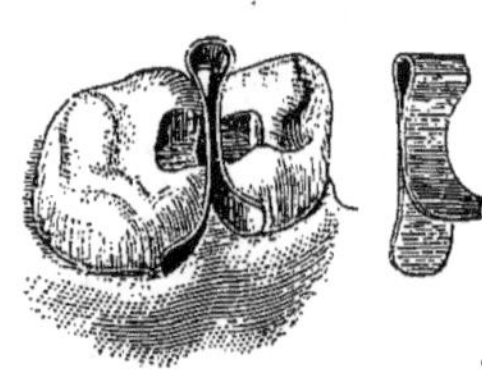

Fig. 118

son efficacité, la partie diamétralement opposée de la bande,
dans l'espace interproximal voisin, blessera forcément la gencive,
ce qui ne laissera pas d'être douloureux pour le patient. Il n'y
a qu'un moyen d'éviter cet ennui, c'est de limer le bord de la
bande, dans cette région, de façon à lui donner une courbure

concave et non convexe. Du reste, cette courbure devrait être établie dans toutes les matrices à bande, au risque de créer une série spéciale pour chaque côté de la bouche (1).

Si vous voulez fabriquer une matrice destinée à un cas particulier, vous vous servirez avec avantage d'une mince bande de cuivre ou de maillechort. Vous l'enroulerez autour de la dent, vous lui donnerez au brunissoir la forme souhaitée, et vous souderez ensemble les deux extrémités.

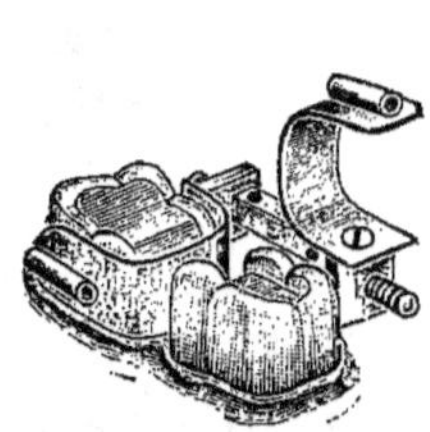
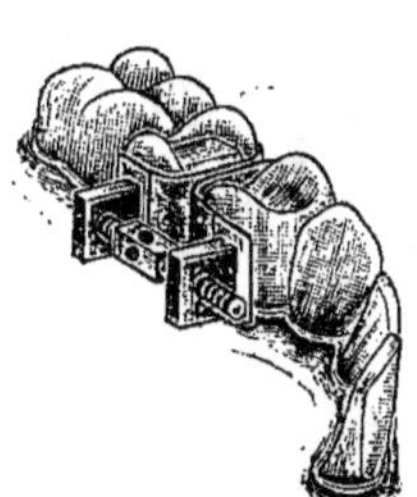

Fig. 119   Fig. 120

Pour les espacés inter-proximaux dans les cavités mésiales, un vieux ressort de montre vous fournira d'excellentes matrices étroites. Vous le diviserez en fragments de un centimètre à un centimètre et demi, pour avoir des bandes appropriées aux dents de toutes dimensions ; puis vous moulerez ces fragments sur l'un des bords pour leur donner la forme convexe qui leur permettra de s'enfoncer du côté de la racine. Comme le degré de courbure varie avec les différentes spires du ressort, vous aurez naturellement des matrices de courbures diverses, parmi lesquelles vous choisirez celle qui répond à la dent que vous traitez. Par exemple, pour la seconde prémolaire inférieure, qui est presque ronde au collet, vous emploierez la spire centrale, dont la courbure est très accentuée ; pour une molaire, dont la face proximale est large, vous choisirez une spire périphérique, dont la courbure est d'un diamètre plus grand. Vous glisserez ces matrices dans l'espace interproximal, où elles se maintiendront généralement d'elles-mêmes, la convexité de leur courbure reposant sur la dent con-

(1) Nous citerons encore les matrices de Miller (*fig. 118*), et les matrices de Crenshaw, dont le mode d'emploi est clairement expliqué par les figures 119 et 120.

tiguë, juste au-dessus du point de contact. Si l'écartement des dents est tel que la matrice soit mobile, vous la fixerez avec de la gutta-percha, ainsi que nous l'avons dit plus haut. Quand vous aurez terminé l'aurification, vous enlèverez cette bande, soit en la poussant du côté lingual, soit en la tirant vers la joue ; il est ordinairement impossible de la retirer autrement (1).

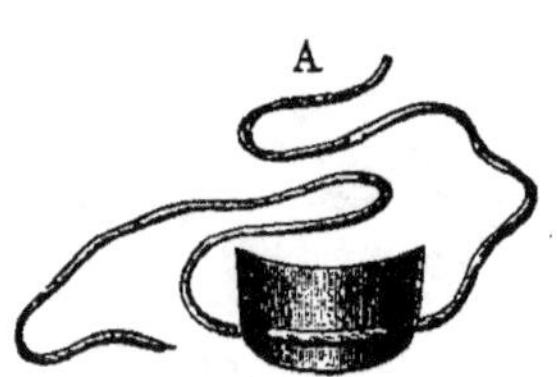
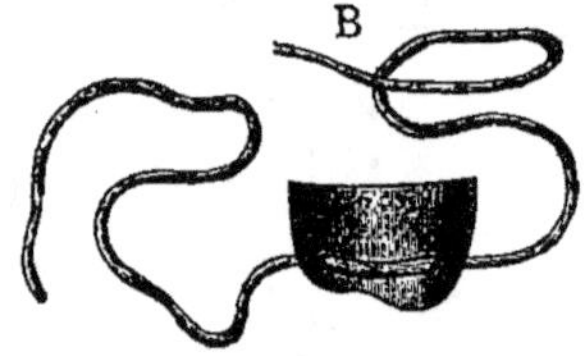

Fig. 121

Mode d'emploi de la matrice. — Il est très important de choisir une matrice appropriée à chaque cas, car non seulement elle doit rester parfaitement en place pendant que l'on opère la condensation de l'or, mais il faut en outre que sa forme réponde à celle que devra avoir le contour de la face proximale de l'aurification, de façon que le travail de finissage soit réduit

(1) Une autre méthode, particulièrement rapide de fabriquer une matrice consiste à prendre une bande mince de maillechort, ou de cuivre, dont on proportionne la hauteur et la longueur au cas à traiter. Avec des ciseaux, on donne au bord inférieur, si cela est nécessaire, la courbe qui répond à celle de la paroi gingivale de la cavité, et on l'arrondit à la lime. On perce un trou à la partie inférieure de chacune des extrémités. Par l'un de ces trous on passe, de l'intérieur vers l'extérieur, un fil de soie assez long — celui dont on se sert pour maintenir la digue. — Ce fil s'applique sur la face externe de la matrice et repasse dans le second trou. On place ce petit appareil sur la dent et l'on noue solidement les extrémités du fil, du côté opposé à la cavité ; on les reporte de l'autre côté, sur la paroi externe de la matrice, naturellement, pour la serrer à nouveau et l'on fait un second nœud. On continue ce système de ligatures, autant qu'il est besoin, en les rapprochant de la face triturante, et l'on comprime ainsi la matrice à volonté. On peut alors à l'aide du brunissoir lui donner la forme convenable.

Si les fils manifestent une tendance à glisser, on les badigeonne avec du vernis sandaraque, et l'on recourbe à la pince les coins du bord supérieur de la matrice, qui forment ainsi crans d'arrêt.

On peut, de cette façon, se préparer, très rapidement et à peu de frais une série de matrices extrêmement pratiques et commodes (*fig. 121* et *122*).

au minimum. La bande devra descendre assez bas pour s'appliquer étroitement sur la région gingivale de la cavité ; près de la face triturante, elle s'arc-boutera solidement contre la dent voisine, à la hauteur du point de contact. Si elle ne prend pas d'elle-même cette position, vous la lui ferez prendre en tassant, comme nous l'avons déjà dit, de la gutta-percha dans l'espace interproximal, et en brunissant son bord libre contre la dent contiguë. Ainsi disposée, la matrice permet de marteler fortement l'aurification, quand vous approchez du point de contact de la dent voisine, de sorte que vous pourrez donner au point correspondant de l'obturation le maximum de densité, sans employer un excès de métal. Nous avons déjà dit que la matrice doit être

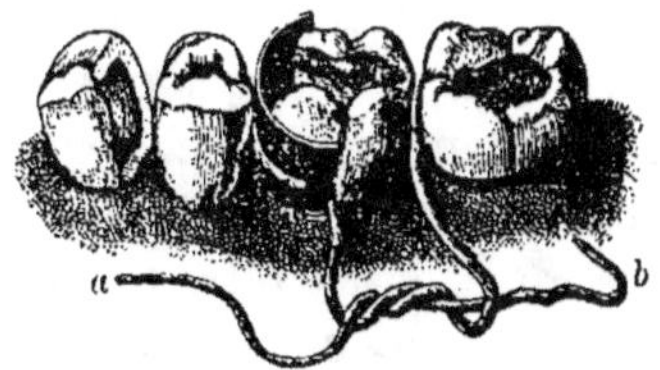

Fig. 122

très mince, et cela se conçoit, puisque après son enlèvement, elle doit laisser l'obturation en contact absolu avec la dent contiguë. On voit que, grâce à l'emploi de cet appareil, l'opérateur est à même de faire ses obturations et de leur donner la forme voulue, avec beaucoup moins d'espace qu'il ne lui en faudrait autrement.

Avant de commencer l'aurification, assurez-vous que votre fouloir peut écarter la matrice des bords de la cavité. Si vous constatez que le métal est trop rigide en quelque endroit, et que vous courez le risque d'une adaptation défectueuse, assouplissez immédiatement cette partie trop raide, et écartez-la déjà du bord avant le début de l'opération. En procédant ainsi, vous êtes certain de pouvoir facilement protéger les bords.

Voici maintenant la matrice parfaitement ajustée ; commencez l'opération. Etendez d'abord un tronçon d'or non cohésif sur la paroi gingivale, et bloquez-le dans l'angle qu'elle forme avec la paroi axiale ; ensuite, tassez-le dans les angles gingivo-jugal et gingivo-lingual. Quand vous sentirez que ce premier morceau est

fixé solidement, le moment sera venu de comprimer l'or fortement
sur le bord gingival de la cavité. Ecartez légèrement la matrice de
ce bord à l'aide du fouloir et glissez l'or dans l'intervalle ainsi
ouvert. Vous y arriverez facilement avec un instrument du type
représenté figure 111. Vous placez la pointe sur l'or, et avec la
tige, vous pressez sur la matrice pour l'écarter. Quand vous avez
fait ce travail tout le long du bord gingival, recouvrez complètement l'or non cohésif d'une couche de cylindres cohésifs, et avec
votre maillet condensez fortement ces deux couches et particulièrement la partie qui est au contact de la matrice.

Promenez-y votre fouloir, jusqu'à ce que le métal
soit très dur et très dense. Si vous prenez ce soin
pendant toute la durée de l'opération, et si vous
avez la précaution de disposer et de condenser votre
or en couches suffisamment minces, la face proximale

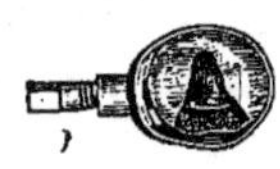

Fig. 123

sera d'une densité absolument uniforme. Quant aux cylindres,
vous les disposerez dans le sens jugo-lingual, c'est-à-dire que leur
côté devra s'appliquer le long de la matrice. Vous veillerez à maintenir toujours horizontal le niveau de l'obturation. La figure 123
représente une matrice Brophy en place, avec le bourrelet d'or qui
recouvre les bords de la cavité. Suivant que vous vous confor-
merez ou non aux indications que nous venons de donner, vous
obtiendrez d'excellents ou de très mauvais résultats. N'oubliez
pas que la matrice est une aide perfide qui, mal surveillée, vous
conduira à des échecs, mais qui, bien employée, facilitera votre
travail et diminuera votre peine.

Disons en passant que l'emploi des incrustations d'or, dans
nombre de cavités disto-triturantes d'accès particulièrement difficile, vous permet d'éviter toutes ces complications.

Nous allons, maintenant, étudier avec plus de détails le manuel
opératoire dans les différents types de cavités proximo-triturantes.

Aurifications disto-triturantes des prémolaires et molaires inférieures gauches

Ajustez d'abord la matrice, et prenez avec les presselles un
cordon d'or non cohésif de dimensions convenables. Vous en placez une extrémité dans l'angle gingivo-lingual et repliez le cordon sur lui-même, le long de la paroi gingivale, en vous diri-

geant vers la paroi jugale. Si le cordon n'est pas assez long pour atteindre, ainsi replié, cette paroi, prenez-en un second, ajustez-le de la même façon dans l'angle gingivo-jugal, puis, joignez les extrémités des deux tronçons. Pour immobiliser ces premiers fragments d'or, servez-vous d'un fouloir à pointe carrée, à stries serrées, aussi larges que la paroi gingivale dans le sens mésio-distal, et dirigez la pression purement manuelle dans l'angle gingivo-lingual. Un fouloir de ce type aplatira l'or en masse ; une pointe trop fine le trouerait. Si, à cette pression manuelle, vous ajoutez le mouvement de balancement déjà décrit, vous assurerez une adaptation parfaite et serez certain de ne pas déloger le cordon en retirant l'instrument. Quand vous avez ainsi comprimé l'or non cohésif en plusieurs endroits, sur la paroi gingivale, pour le fixer en partie, placez dans l'angle gingivo-lingual un cylindre cohésif. Ce cylindre, vous le choisirez de diamètre assez large pour couvrir toute la surface gingivale, entre la paroi axiale et le bord gingival et vous disposerez une de ses extrémités sur cette surface ; vous relèverez l'autre extrémité le long de la paroi linguale. Enfoncez ensuite à la main ce cylindre dans la masse non cohésive, en dirigeant votre pression dans l'angle gingivo-linguo-axial ; mais cette fois, vous prendrez un fouloir plus fin, que vous manœuvrerez et balancerez comme nous l'avons déjà répété. Quand ce premier cylindre est fortement implanté en plusieurs points, placez-en un autre un peu plus loin sur la paroi gingivale, mais en ayant soin de recouvrir le premier, et fixez-le comme devant. Continuez ainsi et toujours à la main, jusqu'à ce que vous atteigniez la paroi jugale ; clouez alors solidement le dernier cylindre dans l'angle gingivo-jugal. Quand la masse est ainsi ancrée, vous pouvez prendre le maillet et commencer la condensation en partant de l'un ou l'autre angle, suivant le cas, mais en martelant chaque point, et en commençant par le bord gingivo-axial. L'objet de cette manœuvre est d'assurer dans cet angle une adaptation et une densité aussi parfaites que possible, capables de maintenir l'obturation en place et de lui permettre de résister aux manipulations ultérieures. La forme du fouloir (*fig. 111*), est parfaitement appropriée à ce genre de travail.

Lorsque vous avez la densité voulue le long de l'angle gingivo-axial, vous pouvez prendre un fouloir à pointe plus large, si toutefois la largeur de la paroi le permet, pour condenser le reste de la surface. Ordinairement, dans les prémolaires, l'espace est si restreint que la pointe figure 111 représente la largeur maxima. Martelez donc toute la paroi, puis dirigez la pointe vers l'angle formé par la matrice et le bord gingival. De cette façon, vous portez et comprimez l'or dans cette région ; la pression suffit à écarter la matrice — ce que nous avons recommandé d'essayer préalablement, — et il vous est facile d'adapter parfaitement l'or sur l'émail. Vous avez ainsi, sur le plancher gingival, un coussin non cohésif doublé d'une couche cohésive soigneusement condensée, et toute cette masse est adaptée à la paroi gingivale d'une part, et parfaitement ancrée entre les parois linguale et jugale d'autre part. Une aurification commencée de cette façon, dans une cavité de forme convenable, ne peut certainement pas être ébranlée ou détachée par les manipulations ultérieures. Elle est fermement assise sur une base plate et maintenue latéralement par des parois perpendiculaires. Il lui est donc impossible de basculer si l'or a été bien adapté et bien condensé.

Vous vous rendez maintenant compte de l'utilité des angles par lesquels nous vous avons conseillé de rejoindre les parois, au chapitre de la préparation des cavités. Aucune autre méthode ne vous fournira des résultats aussi certains.

Dès lors, et jusqu'au moment où la partie proximale de la cavité rejoint le sillon de rétention, le gradin, qui a été fait sur la face triturante, le travail consiste simplement à ajouter cylindre sur cylindre, en donnant à chacun d'eux la direction jugo-linguale, et à les marteler vigoureusement. Nous avons dit que ces cylindres doivent être assez larges pour tenir toute la paroi gingivale, de l'angle axial au bord. Nous répétons que l'obturation doit s'élever symétriquement et sur un même niveau, de la matrice à la paroi axiale. En construisant la masse de l'aurification, vous relèverez le long des parois, soit jugale, soit linguale, selon le cas, l'extrémité des cylindres que vous placez alternativement dans chaque angle. Chaque côté sera donc à son tour plus élevé que l'opposé, après la condensation. Cette disposition vous permet de diriger le fouloir contre les parois latérales et d'en obturer ainsi toutes les dépressions : nous faisons ici allusion aux cas où les bords de la face triturante en partie détruits surplombent plus ou moins la cavité. Si l'on n'y prend garde, on s'expose, dans ces circonstances, à laisser un vide, une poche où ne pénétrera pas l'or en dessous de cette saillie des bords triturants. Cette saillie peut se rencontrer dans deux cas : ou bien il a été impossible de donner à la cavité une ouverture jugo-linguale aussi large à la_face triturante qu'au bord gingival, ou bien la carie a fait de tels progrès en dessous des tubercules de la dent qu'il s'y est formé une cavité voûtée dans laquelle il faut bourrer de l'or. Il n'est pas toujours possible et il ne serait pas toujours sage de couper au travers de ce tubercule pour établir une paroi perpendiculaire et faciliter la construction de l'obturation. Ni l'une ni l'autre de ces cavités ne répond au type idéal, mais, en pratique, nous ne pouvons pas, toujours faire des choses parfaites. Donc, sur les parois linguale et juguale, conservez toujours l'aurification à un niveau un peu plus élevé que partout ailleurs, et si vous rencontrez cette poche dont nous venons de parler, foulez-y énergiquement de l'or non cohésif.

On peut apporter à cette méthode une modification avantageuse quand l'ouverture jugo-linguale est plus large à la face triturante qu'au bord gingival, ou, en d'autres termes, lorsque les parois jugale et linguale divergent vers la face triturante. Dans ces cavités très accessibles, non seulement on peut maintenir au même niveau toute la surface de l'aurification, mais on peut même donner quelque avance à la partie centrale. Il en résulte une légère inclinaison vers la périphérie. Dans l'angle aigu ainsi formé par l'aurification et les parois, vous tasserez des cylindres comme des coins ; ils contribueront à enclaver solidement l'obturation entre les deux parois jugale et linguale et lui assureront une solidité et une résistance qu'elle n'aurait pas autrement.

Lorsque vous avez enfin atteint le niveau du gradin de rétention voisin de la face triturante, vous y prolongerez l'aurification. Pour cela, vous prenez un cylindre et l'étendez dans le sens mésiodistal, moitié sur la face martelée, moitié dans le gradin, puis vous le condensez. Vous ajoutez un second fragment d'or et l'avancez plus loin dans le gradin, tout en conservant son autre extrémité sur l'aurification, et vous continuerez de la sorte progressivement, jusqu'à ce que le plancher du gradin soit recouvert. Cette disposition des cylindres attache intimement la partie proximale de l'obturation à celle de la rainure rétentive. Condensez avec un soin particulier l'or qui repose dans les angles de cette rainure. Ajoutez de la même façon les cylindres un à un, en les mettant à la place précise où vous voulez les fixer, et condensez-les énergiquement avant d'ajouter le suivant. C'est ainsi que vous obtiendrez une surface plane et de densité uniforme.

Avant de terminer, nous voulons rappeler un détail de construction déjà signalé au sujet de la densité de l'obturation ; c'est la nécessité d'établir un point de contact absolument dur et dense. On y parviendra sans peine, en martelant avec force contre la matrice la région correspondante, et la facilité avec laquelle on arrive à opérer cette condensation, grâce à cet appareil, n'est pas un mince argument en faveur de son emploi dans ces aurifications distales.

Fouloirs

Le type de fouloir représenté figure 124 est celui qui convient le mieux pour placer l'or non cohésif au début de l'aurification. Grâce à sa large pointe, il étale l'or et ne le troue pas. Ses stries comparativement grosses et profondes laissent une surface dentelée, qui facilite l'union de l'or cohésif avec l'or non cohésif. La tige est forte, rigide, et peut transmettre, sans plier, une grande pression. La courbe est combinée de telle sorte que l'instrument puisse atteindre facilement la paroi gingivale dans la plupart des cavités. Le fouloir figure 111 est excellent pour fixer les premiers morceaux d'or cohésif dans les angles, et l'on s'en sert pour construire la plus grande partie de l'obturation dans les cavités à ouverture mésio-distale étroite. Il est aussi particulièrement indiqué pour tasser l'or le long de la matrice. Dans les cavités plus larges, on peut employer le type figure 125, qui pourra rendre de grands services pour construire la plus grande partie de l'aurification, mais on l'abandonnera pour travailler dans les angles et contre la matrice, car les formes arrondies ne conviennent pas le long des parois droites perpendiculaires. Quand il s'agit des cavités placées profondément dans la bouche, la courbe du fouloir figure 125 ne sera pas toujours assez accusée; dans ce cas, utilisez le modèle figure 126, il atteindra la plupart des endroits où le précédent ne parvient pas ; mais il ne les atteindra pas encore tous, et dans les cavités distales, il est de nombreux points qui échappent à l'action du maillet. Vous aurez alors recours au fouloir à angle droit et à la simple pression manuelle. La figure 127 donne le type et la taille de l'instrument approprié à ces cas. Il vous servira le long des parois jugale et linguale, et en somme dans tout endroit qui ne permet pas l'usage du maillet.

La position que vous occupez par rapport à votre patient a une influence considérable sur la difficulté de l'opération, dans les cavités disto-triturantes inférieures gauches. Ce sera parfois un avantage de vous placer à la gauche du fauteuil. Cette position vous

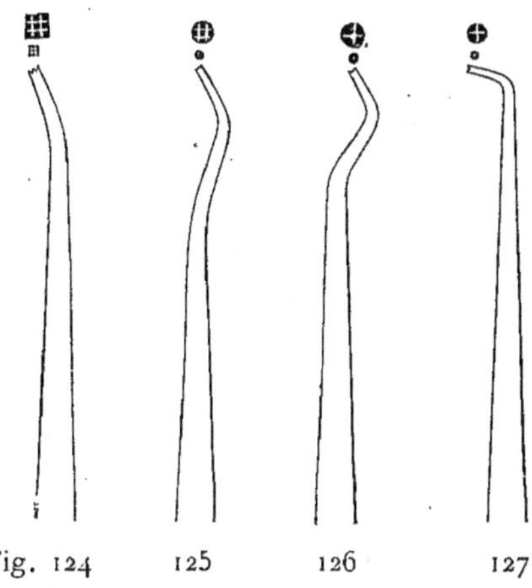

Fig. 124   125   126   127

facilitera beaucoup la vue de la cavité et l'introduction du fouloir. La paroi linguale se présentera si ouvertement à vous qu'il vous sera possible de marteler l'or directement contre elle.

Dans ces cavités, comme, d'ailleurs, dans toutes les cavités disto-triturantes inférieures, c'est le long de la paroi la plus rapprochée de l'opérateur que l'adaptation est le plus défectueuse. Ainsi, cette défectuosité se manifeste souvent sur la paroi linguale du côté gauche, quand l'opérateur n'a pas soin de se placer de temps en temps à gauche pour parfaire la condensation. Ce changement de position est également recommandable pendant l'obturation des cavités fissurales sur les molaires, lorsque les fissures s'étendent dans le sens jugo-lingual, passant entre les tubercules mésiaux et distaux. Dans ces cas, il serait impossible d'atteindre avec le maillet la paroi qui s'adosse au tubercule

mésio-lingual, si vous restiez du côté droit du patient. Passez
à sa gauche et cette manœuvre vous deviendra facile. Quand vous
vous tenez de ce côté, prenez le miroir de la main gauche, vous
vous en servirez pour refouler la commissure labiale et éclairer
la cavité, dans laquelle vous introduirez le fouloir de la main
droite. Le choix des fouloirs, pour ce travail, est fréquemment
subordonné aux cas particuliers ; mais, ordinairement, les modèles figures 116 et 126 rendent de bons services. Ce dernier est
particulièrement utile pour construire la masse principale d'un
grand nombre de ces grosses aurifications, car la courbure de sa
tige lui donne une grande portée et lui permet d'atteindre le métal
sous un angle convenable.

Finissage de l'Aurification

Sitôt la matrice enlevée, aplatissez avec un brunissoir mince le
léger excès d'or qui surplombe les bords de l'émail. Passer ensuite
dans l'espace interproximal un ruban à polir étroit et établissez
une continuité parfaite entre la surface métallique et la partie
gingivale de la dent. Il vous sera généralement impossible d'introduire ce ruban par la face triturante, car il serait arrêté au
point de contact des deux dents, mais il est facile de le pousser
par l'une de ses extrémités, dans l'espace interproximal et, par
suite, dans la bouche. Ceci fait, vous le saisissez à chacun de ses
bouts et vous polissez. Cette dernière partie de l'opération est
même plus simple dans ce cas que s'il s'agissait d'une obturation
mésiale. Les rubans devront être suffisamment étroits pour vous
permettre de mener à bonne fin le polissage, sans crainte de détruire le point de contact. Lorsque la portion gingivale de l'aurification est terminée, fixez sur le tour un disque à polir et passez-
le sur la partie des bords jugal et lingual qui avoisinent la surface triturante ; polissez ensuite la surface proximo-triturante qui
s'étend des tubercules au point de contact. C'est là chose facile si
vous inclinez légèrement le disque et si vous le dirigez avec un
brunissoir à boule.

N'employez jamais le tour pour polir entre les dents, car vous
courriez risque de détruire le point de contact et d'aplanir la
surface proximale de l'obturation. Quand vous en êtes arrivé là,
prenez un ruban large et fin ; c'est là tout ce qu'il vous faut,

puisque vous n'avez qu'à polir et non à limer. Si le contact est tel, entre l'obturation et la dent voisine, que vous ne puissiez mettre en place le mince ruban, donnez-lui l'espace nécessaire avec un séparateur Si le séparateur ne vous paraît pas pratique, employez alors le brunissoir large et mince dont nous avons parlé, au sujet du finissage des aurifications proximales des incisives. N'oubliez pas d'imprimer à cet instrument le mouvement en arc de cercle que nous avons conseillé jusqu'à ce que l'or soit bien aplati et que vous ayez gagné un espace suffisant pour l'introduction du ruban à polir. Ce large brunissoir vous sera très utile dans toutes les aurifications à contour, où les dents sont très serrées au point de contact, et tous les opérateurs devraient l'avoir sous la main.

Lorsque la surface proximale de l'aurification est ainsi finie et polie, enlevez immédiatement la digue et meulez la surface triturante avec des pierres de corindon, que vous maintiendrez humides. Demandez fréquemment au patient d'articuler les mâchoires, pour que vous puissiez proportionner la hauteur de l'obturation aux besoins de la mastication. Parfois, les dents antagonistes présentent un ou plusieurs tubercules si développés que, pour leur faire place, vous seriez obligé de meuler considérablement l'aurification, c'est-à-dire de l'affaiblir et de l'exposer à céder sous les chocs de la mastication ; dans un pareil cas, vous aurez toujours le droit de meuler les tubercules et de les raccourcir quelque peu. Lorsque vous avez terminé ce travail, fixez des pointes de cuir ou de caoutchouc sur le tour, chargez-les de pierre ponce délayée et polissez jusqu'à ce que toutes les rayures laissées par le meulage aient disparu. Donnez alors le brillant avec le blanc d'Espagne.

Aurifications disto-triturantes des prémolaires et molaires inférieures droites

La méthode que nous venons d'indiquer pour le côté gauche convient parfaitement au côté droit, à part les deux importantes modifications qui suivent :

1° La paroi jugale de ces cavités empêche presque toujours l'emploi du maillet. Vous devez donc construire l'aurification le long de cette paroi avec le fouloir figure 127 et à la pression manuelle. Vous tiendrez l'instrument dans la paume de la main et tasserez vigoureusement l'or contre la paroi jugale particulièrement dans l'angle qu'elle forme avec la paroi axiale. Pour les dents placées dans le fond de la bouche, il est parfois nécessaire de construire à la main tout le tiers gingival de l'aurification, mais, ordinairement, vous pouvez employer le maillet sur tous les points de la cavité, y compris la paroi gingivale, sauf le long de la paroi jugale.

2° Il existe encore dans ces cavités un autre endroit où le fouloir à angle droit et la pression manuelle sont obligatoires. C'est l'angle formé par le plancher du gradin et sa paroi mésiale, c'est-à-dire la paroi qui regarde l'angle de la mâchoire — en arrière par conséquent — et que vous ne pouvez examiner qu'au miroir. Le maillet est inapplicable dans cette région et il vous faut prendre un solide fouloir à angle droit pour y enclaver l'or et continuer l'aurification jusqu'au moment où l'usage du maillet redeviendra possible. Si vous ne prenez pas cette précaution, vous vous exposez à n'obtenir qu'une adaptation défectueuse, dans l'angle, qui pourra amener plus tard la production d'une fissure dans l'obturation.

Aurifications disto-triturantes des prémolaires et molaires supérieures

La méthode à suivre pour construire l'aurification dans ces cavités est pratiquement celle que nous avons indiquée pour les dents inférieures ; on a l'avantage d'y trouver moins de contre-indications à l'usage du maillet. A part de rares exceptions, la seule région où il est parfois impossible de l'employer une fois l'aurification commencée est la paroi jugale des cavités gauches de la bouche. Là, il est souvent nécessaire de travailler au miroir et d'adapter l'or avec le large fouloir à angle droit que nous connaissons, tenu à pleine main.

Pour la masse de l'obturation et quand vous avez atteint le point où l'usage du maillet redevient praticable, les fouloirs des types figures 111, 125, 126 conviennent parfaitement.

Aurifications mésio-triturantes des prémolaires et des molaires

Vous construisez votre aurification dans les cavités de ce type d'après le plan que nous avons donné pour les obturations disto-triturantes. Il vous sera presque toujours possible d'employer le maillet. De prime abord, il est évident que l'insertion de l'or dans les cavités aussi accessibles doit être beaucoup plus aisée que pour les cavités distales ; mais, par contre, elles présentent un inconvénient qui devient un ennui si l'on n'y prend garde ; c'est la difficulté du finissage de l'aurification le long du tiers gingival de la paroi proximale. Nous avons déjà dit qu'il est excessivement

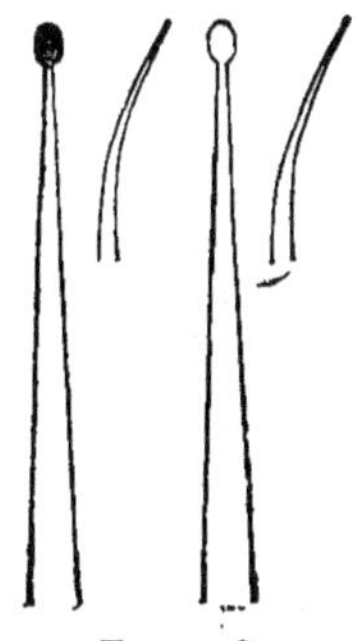

Fig. 128

malaisé de limer avec le ruban à finir la surface mésiale de ces obturations. Il est généralement impossible, en effet, de porter les extrémités du ruban assez loin dans la bouche, pour avoir un mouvement de va-et-vient suffisant pour enlever un grand excès de métal. Le plus qu'on puisse faire est de polir l'aurification lorsqu'elle a déjà la forme qui lui convient.

Il est donc très important de lui donner immédiatement cette forme pendant la condensation, et le meilleur moyen d'y arriver est de placer une matrice le long du tiers gingival de la cavité. L'ajustement soigneux de ce petit appareil vous prendra un peu de temps, mais vous serez amplement dédommagé de votre peine par la facilité avec laquelle vous opérerez le finissage de l'obturation. Si, néanmoins vous trouvez sur le bord gingival un bourrelet d'or assez épais qu'il serait trop long et ennuyeux d'enlever avec le ruban à finir,ou si vous opérez sur une dent dont le collet présente une concavité sur la face proximale, comme il arrive dans les prémolaires supérieures, n'employez pas le ruban à finir, mais prenez des limes ou des rifloirs à lames effilées. Les rifloirs de Rhein (*fig. 128*), sont des instruments incomparables pour atteindre ces concavités et enlever l'or en excès. L'efficacité de ces limes sera de beaucoup accrue si, selon le conseil du Dr George H. Custing, les dents en sont aussi bien effilées que les taillants d'une fraise. Ainsi préparées, elles attaquent franchement l'or, elles le dépouillent rapidement de toutes les rugosités et laissent une surface bien unie.

Aurifications triturantes des prémolaires et des molaires

La méthode à suivre pour ces aurifications varie quelque peu suivant la grandeur et la forme de la cavité. L'arrangement des cylindres ne peut être le même dans une cavité étroite et profonde et dans une cavité large et relativement superficielle. Par exemple, s'il s'agit d'une cavité étroite, il vous est possible de recouvrir toute la surface pulpaire avec le premier morceau d'or en l'encastrant entre les parois environnantes. Vous poursuivrez l'obturation en disposant le métal en couches régulières et perpendiculaires au grand axe de la dent, jusqu'à ce que la cavité soit remplie. Dans une cavité large, vous agirez de la même façon. Il vous faudra commencer l'aurification dans un angle et ajouter l'or cylindre par cylindre jusqu'à ce qu'ayant recouvert tout le plancher pulpaire, vous atteigniez la paroi opposée au point de départ. La condensation des cylindres entre les parois de la cavité et dans l'angle formé par la rencontre de ces parois avec le plancher pulpaire met l'obturation à l'abri de tout déplacement ultérieur.

Si vous avez établi ces angles correctement, et aplani la paroi pulpaire, comme nous en avons donné le conseil au chapitre de la préparation de la cavité, vous placerez l'or avec la plus grande facilité et l'aurification sera si bien ancrée qu'elle n'aura rien à craindre de l'effort de la mastication. Ces obturations sont particulièrement exposées à l'usure et pour qu'elles fassent le plus long service possible, il ne suffit pas que le métal soit parfaitement adapté aux parois, il faut encore qu'il soit très dur et très résistant. Nous avons déjà dit qu'on peut augmenter de beaucoup la dureté de l'or en continuant le martelage, même après condensation complète. C'est là une particularité dont vous devez tirer profit pour assurer à ces surfaces triturantes le maximum de durée. Aussi, quand les derniers morceaux d'or sont mis en place, martelez l'aurification au delà du point de condensation et jusqu'à ce que le maillet rende un son dur et métallique. Vous devrez mesurer judicieusement ce surmartelage, car, d'une part, vous avez à ménager la membrane péricémentaire et l'intégrité des bords de l'émail, et, d'autre part, il vous faut donner à cette classe d'aurifications le maximum de densité avec le plus haut degré de résistance.

Considérez, en effet, la somme de travail que de telles obturations sont généralement appelées à fournir. Imaginez d'abord la quantité de chocs, de pressions qu'elles devront subir pendant un an par le fait de la mastication ; songez ensuite que vous avez à multiplier cette quantité par vingt, trente ou quarante années même, selon l'âge actuel de votre patient et concluez à quel degré de perfection doit atteindre votre travail, pour répondre à de telles exigences. Nous avons déjà établi que pour un repas ordinaire, le nombre de mouvements de mastication n'est pas inférieur à un mille. Supposons que chaque dent ne supporte que la moitié ou même le quart de ces chocs, le nombre total au bout de l'année sera déjà considérable, et si nous continuions le calcul que nous indiquions tout à l'heure, nous arriverions à un total fantastique.

La puissance de la pression masticatrice varie évidemment suivant les individus et la variété d'aliments ; mais, si minime qu'elle soit, elle suffit largement à expliquer la nécessité d'une condensation parfaite pour nos aurifications. D'une étude approfondie qu'a faite G. V. Black sur la force maxima que peut déployer un homme en fermant la mâchoire, il ressort que, sur les molaires, la pression varie de dix à cent cinquante kilos et que la force dépensée ordinairement pour la mastication est de beaucoup supérieure à l'opinion qu'on peut s'en faire.

Supposons donc une aurification triturante d'une molaire inférieure sur laquelle vient frapper directement un tubercule de la molaire antagoniste. Rappelez-vous que nous avons évalué à mille le nombre de chocs qui vont se produire à chaque repas, et jugez si la substance obturatrice doit être capable de résistance.

On objectera que beaucoup d'aurifications de structure médiocre ont pu protéger la dent pendant des années. L'explication en est simple : Ces obturations étaient situées de telle façon, par rapport aux dents antagonistes, qu'elles ne participaient pas pleinement à la mastication. Mais ce ne sont pas là des raisons qui peuvent engager l'opérateur à négliger la perfection dans ses travaux. Si nous pouvions établir, pour les aurifications mal condensées, la proportion de celles qui ont échoué et de celles qui ont réussi, il se dégagerait manifestement de ce tableau la nécessité d'une condensation parfaite.

Insertion de l'or dans les cavités trituantes des molaires inférieures. — Ces cavités ont ordinairement un plancher si large qu'on ne peut pas le recouvrir avec un seul cylindre. Il faut commencer l'aurification dans un coin de la cavité et ajouter l'or pièce par pièce pour recouvrir la paroi tout entière et atteindre l'autre extrémité. Vous établirez généralement le point de départ des aurifications de ce type dans la partie de la cavité dont vous êtes le plus éloigné et vous avancerez progressivement vers la paroi opposée.

Tassez d'abord un cordon non cohésif dans l'angle formé par la rencontre de la paroi distale de la cavité avec sa paroi pulpaire. Dans l'épaisseur de ce cordon, vous enfoncerez un cylindre cohésif et vous comprimerez toute la masse, d'abord à la main, ensuite au maillet. Puis vous ajouterez les cylindres cohésifs, l'un après l'autre et vous condenserez au maillet chaque point de leur surface. Disposez ces cylindres de telle façon que leur direction soit perpendiculaire à celle du cordon non cohésif : l'une de leurs extrémités s'étendra et s'appuiera sur la paroi pulpaire, tandis que l'autre se relèvera vers la face triturante de la cavité. Ainsi, l'aurification s'avancera vers la paroi mésiale suivant un plan incliné de haut en bas et *disto-mésialement*, c'est-à-dire que la partie pulpaire des cylindres conservera une légère avance sur leur portion triturante. Veillez à conserver l'inclinaison de cette surface contre laquelle la pointe du fouloir pourra s'appliquer plus directement. De plus, choisissez de préférence des cylindres suffisamment longs pour s'étendre de la paroi pulpaire au point le plus élevé de la surface triturante et qu'ainsi il n'y ait dans l'épaisseur de l'obturation qu'une seule couche de cylindres.

Vous atteignez de cette façon l'endroit où la cavité s'élargit du côté jugal et du côté lingual, entre les tubercules mésiaux et distaux. A ce moment, ayez soin de fixer l'or aussi solidement que possible dans les angles formés par la jonction de la paroi pulpaire avec les parois externe et interne de la cavité. Cette précaution est indispensable, car ces parties de l'aurification sont parfois soumises à une force qui tend à les soulever, par exemple lorsqu'on mange des substances très adhérentes comme des caramels, des pâtes de gomme, etc. Vous éviterez cet accident en donnant une forme particulièrement rétentive à la cavité et en condensant très fortement le métal, dans les angles en question.

Depuis lors, et jusqu'à la fin de l'opération, trois points seulement réclament une attention spéciale : 1° La paroi adossée au tubercule mésio-lingual dans les molaires inférieures gauches ; 2° La paroi adossée au tubercule mésio-jugal dans les molaires inférieures droites ; 3° L'extrémité mésiale des cavités de l'un et l'autre côté de la bouche.

Si vous ne surveillez pas très bien la condensation contre ces parois, vous pourrez facilement laisser des vides dans la masse de l'obturation et nous connaissons l'importance de ce défaut de construction. En ce qui concerne le côté gauche, nous avons déjà fait remarquer que vous pouvez néanmoins vous servir du maillet en vous plaçant à gauche du patient ; mais pour le côté droit, vous n'avez pas le choix ; il vous faut employer des fouloirs recourbés et condenser l'or par un mouvement de traction. Quand les parois sont enfin bien protégées et que l'aurification est terminée, martelez-en soigneusement toute la surface jusqu'à parfaite densité. Vous pourrez employer à cet effet des fouloirs à stries peu profondes ou des fouloirs à tête polie et vous appliquerez les derniers coups de maillet le long des bords de l'aurification.

Insertion de l'or dans les cavités triturantes des molaires supérieures. — Les cavités triturantes des molaires supérieures ont en général une dimension telle que vous pourrez recouvrir tout le plancher pulpaire avec le premier fragment d'or et le bloquer solidement entre les parois qui l'entourent. Pour établir le départ de l'aurification, vous choisirez un cordon d'or non cohésif d'un volume suffisant pour remplir un tiers environ de la cavité, et vous enfoncerez dans cette masse non cohésive des cylindres cohésifs jusqu'à ce que les deux variétés d'or soient enclavées l'une dans l'autre. Lorsque l'aurification approche de sa fin, vous étendez les cylindres en couches régulières sur le métal déjà en place, puis vous les condensez avec des fouloirs à stries peu profondes, afin que la surface de l'aurification soit dense et unie .

Quand il s'agit de cavités fissurales longues et étroites, telles que, par exemple, celles qui suivent le sillon disto-lingual, vous ferez partir l'aurification d'une extrémité de la cavité et l'avancerez progressivement vers l'extrémité opposée, en observant toujours le même principe, c'est-à-dire en bloquant l'or entre les deux parois latérales. N'oubliez jamais que dans toute aurification, quelle qu'elle soit, la partie principale de l'opération consiste dans l'*adaptation* parfaite de l'or aux parois. On pourrait presque avancer qu'une parfaite adaptation est encore plus importante qu'une grande densité, même sur les surfaces triturantes ; mais il est bien évident que l'opérateur sérieux visera toujours à obtenir l'une et l'autre.

Insertion de l'or dans les cavités triturantes des prémolaires. — De toutes les cavités triturantes, celles dont l'obturation réclame le plus de minutie et présente le plus de difficultés, sont les petites cavités rondes que l'on trouve parfois sur les prémolaires inférieures. L'opération semble être des plus simples : en réalité elle demande plus d'habileté que lorsqu'il s'agit de cavités plus étendues. Quand les angles ne sont pas bien définis et que la paroi pulpaire n'est pas plane, l'or a des tendances à remuer et à fuir sous la pression ; et l'adaptation du métal sur ces parois arrondies devient particulièrement difficile surtout pour les débutants. Quelquefois la partie masticatrice de l'obturation se détache sous les derniers coups du maillet, ne laissant dans le fond de la cavité qu'un amas d'or si petit, qu'il semble presque impossible d'y rattacher de nouveaux cylindres.

La méthode la meilleure à suivre pour bâtir ces obturations consiste à introduire dans la cavité une masse d'or non cohésif de volume suffisant pour en combler au moins la moitié. Prenez ensuite un fouloir à pointe ronde, de diamètre légèrement inférieur à celui de la cavité, pressez sur le milieu de la masse et tassez à la main dans toutes les directions, en décrivant le mouvement de balancement que nous avons déjà plusieurs fois indiqué. Vous creusez aussi une dépression dans le milieu de ce bouchon non cohésif, dont les bords vont s'appliquer contre les parois. Fixez alors dans cette dépression et toujours à la main, un petit cylindre d'or cohésif, puis bloquez la masse dans toutes les directions contre la paroi pulpaire et contre les parois environnantes.

La pression doit être très vigoureuse, mais la manipulation ne doit pas être exagérée, car la surface trop travaillée deviendrait rebelle à l'addition de nouveaux cylindres. Vous construirez la plus grande partie de l'aurification d'après ces principes, et sans vous servir du maillet, que vous n'emploierez qu'à la fin, pour marteler la surface. Grâce à l'usage simultané et à l'union intime des deux variétés d'or, vous obtiendrez une adaptation parfaite et vous ne courrez pas le risque de voir l'obturation s'écailler.

Dans les cavités longues et étroites, qu'on rencontre ordinairement sur les prémolaires supérieures et sur les secondes prémolaires inférieures, vous suivrez la méthode que nous avons employée pour les cavités du même type des molaires. Vous ferez partir l'aurification de la partie distale de la cavité et l'amènerez jusqu'à la région mésiale. Dans ces aurifications, l'endroit le plus difficile, au point de vue de l'adaptation, se trouve dans l'angle formé par la jonction de la paroi mésiale et de la paroi pulpaire. Vous surveillerez particulièrement cette région où vous risquez de laisser des vides, défaut dont nous connaissons les conséquences.

Finissage des aurifications triturantes des prémolaires et des molaires. — Dès que l'aurification est entièrement condensée, il est généralement indiqué d'enlever la digue pour pratiquer le polissage et le finissage. Faites-vous une règle de débarrasser aussitôt que possible votre patient de cet accessoire, qui est utile, mais qui lui est désagréable ; vous vous trouverez ensuite plus à l'aise pour achever votre opération. Le moyen le meilleur pour donner à la surface la forme correcte est de la meuler avec des pierres de corindon (1) montées sur le tour. Vous aurez soin de maintenir ces meules continuellement mouillées, d'abord pour qu'elles soient plus coupantes, ensuite pour éviter l'échauffement de l'or. Servez-vous de la pierre en forme de roue, c'est celle

---

(1) Le corindon a le désavantage de se ramollir et de se désagréger au moindre échauffement que produit son frottement. Il faut donc continuellement le mouiller pour le refroidir. Il semble préférable d'employer les meules de carborindon que la chaleur n'affecte pas, mais avec lesquelles il faudra cependant se méfier de trop échauffer l'or et la dent et de produire ainsi la douleur.

qui répond le mieux à la majorité des cas. Vous en aurez donc une série de dimensions variées, depuis la roue très large et épaisse, jusqu'à la roue petite et mince. N'oubliez pas de vérifier de temps en temps si l'articulation se fait convenablement, si l'obturation est à la hauteur voulue et si les tubercules antagonistes n'articulent pas trop durement. Ceci fait, il vous reste à enlever les rayures que la pierre a laissées sur le métal, et à donner le poli final. Vous y arriverez facilement en frottant la surface de l'aurification avec une bouillie de pierre ponce à l'aide de roues en peau de daim, en cuir ou en caoutchouc. Lorsque la surface est parfaitement polie, vous pourrez lui donner un brillant éclatant en faisant la même manœuvre avec du blanc d'Espagne. Au lieu de pierre en corindon, vous pourrez employer parfois des disques de papier de verre en les inclinant suivant l'angle voulu et en les maintenant en place avec un brunissoir à boule.

Quand il s'agit de petites obturations placées dans les dépressions qui séparent les tubercules, il peut être difficile d'employer la meule sans user l'émail environnant. Dans ce cas, prenez de petites fraises à finir à lames courtes et tranchantes avec lesquelles vous donnerez la forme à l'aurification ; puis vous la finirez avec des pointes de bois montées sur le tour et chargées de pierre ponce et de blanc d'Espagne. Vous pourrez encore attacher un court ruban à polir sur un mandrin spécial, monté sur le tour, et finir ainsi l'obturation.

Aurifications jugales, labiales et linguales

Les principes que nous venons d'indiquer pour les aurifications des cavités triturantes s'appliquent également bien aux cavités jugales, labiales et linguales. Dans toute cavité de surface restreinte, le premier morceau d'or doit recouvrir la paroi pulpaire tout entière et être encastré entre les parois environnantes ; ensuite, l'aurification doit être bâtie en couches régulières, parallèles à la paroi pulpaire. Dans les cavités qui, par leur étendue, s'opposent à l'application de cette méthode, l'obturation doit partir d'une extrémité et s'avancer progressivement sur la paroi pulpaire vers l'autre extrémité. Vers la fin de l'opération, les cylindres doivent être disposés régulièrement, de façon à obtenir une surface aussi plane que possible, qui sera terminée d'autant plus rapidement. Dans tous les cas, il est indispensable d'assurer une adaptation parfaite aux parois et une condensation suffisante.

Dans ces aurifications, il est un endroit qui réclame une attention particulière, c'est le bord gingival de l'émail. Veillez à protéger parfaitement ce bord, tout en évitant l'excès de métal. Si vous péchez par défaut, l'opération est compromise et l'obturation est gâtée, quelle que soit, à d'autres points de vue, sa perfection. Si vous péchez par excès, vous êtes obligé de la ramener à sa juste forme, et c'est là un travail fastidieux. Par conséquent, étudiez soigneusement les contours de la cavité avant de commencer l'opération, et visez à reproduire la forme originale de la dent en n'ajoutant que le surplus d'or nécessaire à un parfait finissage. Vous vous épargnerez ainsi l'ennui d'un long polissage et la perte de temps qu'il entraîne .

Finissage de l'aurification. — Prenez un disque de papier de verre, c'est l'instrument le plus pratique pour donner le fini à ces obturations ; enlevez le clamp pour vous donner de la place ; mais, autant que possible, conservez la digue jusqu'à la fin. Vous éviterez ainsi le ramollissement rapide du disque par le sang et la salive, et vous protégez la gencive contre les blessures possibles. Pour bien voir ce que vous faites, écartez la digue, soit avec les doigts de la main gauche, soit avec un instrument dont vous appuyez la pointe sur la surface de la dent, au delà du bord gingival de l'aurification. N'oubliez pas d'enduire le disque de vaseline ou de quelqu'autre corps gras ; vous éviterez ainsi l'échauffement rapide du métal et, d'autre part, le disque passe plus librement contre la digue sans la couper, sans l'accrocher ou l'entraîner dans son mouvement de rotation.

Quand vous aurez donné la forme voulue, polissez avec un disque à l'os de seiche ou avec une cupule en caoutchouc mou, montée sur le tour et chargée de pierre ponce. Donnez enfin, si vous le voulez, un dernier brillant au blanc d'Espagne. A la suite de cette opération, il se produit généralement une gingivite légère, mais qui n'a aucune importance et qui, dès le lendemain, a disparu ; la gencive recouvre, s'il y a lieu, la partie gingivale de l'aurification et reprend sa place, sa forme et sa couleur normales. Mais, gardez-vous de couper profondément ou de lacérer le tissu gingival, car la cicatrisation est parfois d'une lenteur désespérante, et, d'autre part, la gencive ne reprend pas toujours, après ces blessures, son apparence première.

CHAPITRE X

MANIPULATION DE L'OR-PLATINE

La combinaison d'or et de platine appelée *or-platine*, nous est offerte par le fabricant sous deux formes :

1° La forme laminée, analogue à l'or en feuilles épaisses ;

2° La forme en rubans, préparés en repliant sur elles-mêmes des feuilles minces.

Le choix entre ces deux variétés est une affaire de préférence personnelle ; cependant, pour le travail ordinaire, les rubans sont un peu plus souples sous le fouloir et se manipulent plus facilement que les feuilles épaisses. Les rubans ont environ 2 centimètres et demi de largeur et peuvent être coupés en bandes de dimensions appropriées aux différents cas. On fabrique de cette combinaison trois teintes numérotées 1, 2 et 3.

La première, dans laquelle l'or prédomine, est d'une couleur jaune, lorsque l'obturation est finie ; la teinte n° 2 contient une plus grande proportion de platine et donne une couleur voisinant celle du platine ; la teinte n° 3 a une coloration grise accentuée, presque celle du platine pur. Nous avons déjà parlé du choix de la variété par rapport au teint du patient. Nous ajouterons que la teinte n° 3 donne des résultats moins heureux encore que l'or, car suivant l'éclairage de la bouche, l'obturation peut apparaître presque noire.

La manipulation de l'or-platine diffère de celle de l'or en feuilles au point de vue de la recuisson et de la condensation. La recuisson est plus délicate en ce sens que vous devez éviter le moindre surchauffage, surtout si vous employez les rubans. Généralement, on les passe dans la flamme, et, presque invariablement, les extrémités se roulent, se durcissent et il devient impossible de les travailler. D'un autre côté la couleur jaunâtre de l'or disparaît entièrement et le ruban prend la teinte du platine pur. En somme le fragment surchauffé ne peut être utilisé. Vous obtiendrez les meilleurs résultats en recuisant sur une plaque de mica placée dans le four électrique, et en chauffant progressivement. Si vous placez les rubans directement sur le four, vous courez le risque de modifier leur couleur.

Au point de vue de l'obturation, l'or-platine doit se travailler plus lentement et avec plus d'attention que l'or. Il faut prendre des morceaux plus petits, car ils veulent être condensés complètement et avec un soin tout spécial. Vous emploierez des fouloirs fins, à stries peu profondes, mais nettes, et vous martèlerez chaque morceau avant d'ajouter le suivant. En général, ne construisez pas l'obturation tout entière à l'or-platine, car les résultats en sont très rarement parfaits. Ne l'utilisez que pour *les dernières couches* de l'obturation ; vous gagnerez à cela d'avoir un début plus facile, d'abréger sensiblement la durée de l'opération et d'obtenir une adaptation plus parfaite aux parois de la cavité. Quand vous commencerez à ajouter les premiers morceaux d'or-platine, prenez une pointe extrêmement fine, et incorporez-les soigneusement dans la masse déjà condensée de manière à n'obtenir qu'un seul bloc. Si vous prenez cette précaution, jamais l'or-platine ne se séparera de l'or pur.

Quand vous arrivez à la fin de l'obturation, placez les bandes bien à plat et à la place précise où vous voulez les fixer, puis martelez très soigneusement tous les points de la surface sans en excepter un. N'en omettriez-vous qu'un seul, la particule du métal qui n'aura pas reçu le choc du maillet s'écaillera quelque jour sous les efforts de la mastication et la surface triturante ne présentera pas la perfection que vous devez viser à atteindre.

Ce genre d'or, bien manipulé, vous permet d'obtenir un fini magnifique et constitue une obturation très durable et particulièrement esthétique. En fait, l'opérateur qui a construit une obturation à l'or-platine sans défaut a atteint la perfection dans l'art de l'obturation dentaire.

CHAPITRE XI

MANIPULATION DE L'OR-ÉTAIN

La combinaison d'or et d'étain, connue sous le nom d'*or-étain*, se prépare de la manière suivante : Prenez une feuille d'étain pur n° 4, recouvrez-la d'une feuille d'or n° 4 et coupez-les en trois parties égales d'environ 2 centimètres et demi de largeur. Tordez ces rubans en cordons, que vous diviserez en tronçons de longueur appropriée à la cavité que vous avez à obturer. Arrangez-vous pour que la feuille d'étain recouvre la feuille d'or afin d'obtenir un produit plus résistant et qui s'adaptera plus facilement aux parois de la cavité.

La méthode que nous avons préconisée pour l'aurification ordinaire s'applique ici, presque sans modifications, pour la condensation du tiers gingival des obturations profondes *proximo-triturantes* dans les prémolaires et les molaires. Vous n'emploierez que des fouloirs à stries plus marquées et vous aurez soin de ne pas vous servir du maillet. Vous encastrerez solidement les cordons d'or-étain dans les angles entre les parois de la cavité et vous vous aiderez du mouvement de balancement du fouloir que nous avons décrit. Agissez avec le maximum de force compatible avec la solidité des parois et des bords.

L'or-étain ne supporte pas l'excès de manipulation ; vous procéderez donc lentement, par poussées longues et fortes, de façon à condenser du même coup la plus grande masse possible de la substance obturatrice. Vous condenserez ensuite de la même manière une autre partie de la masse en veillant à bien placer le fouloir et à lui donner la direction voulue. Manipulé de cette façon, l'or-étain obéira facilement à l'instrument et restera parfaitement en place ; de plus, la masse ne courra aucun risque de se désagréger.

Si, au contraire, vous procédez par coups répétés, l'or-étain se fendillera et se désagrégera au point de devenir inutilisable. Les résultats défectueux dont se plaignent un grand nombre d'opérateurs sont uniquement dus à l'excès de manipulation. Continuez de la même façon jusqu'à ce que vous ayez condensé, et à la main seulement, une quantité suffisante d'or-étain. La surface présente alors de profondes dépressions dues aux fortes dents du fouloir. Vous allez adapter sur cette surface des cylindres d'or cohésif avec le même fouloir et toujours à la pression manuelle.

Vous recouvrirez ainsi la première partie de l'obturation de la paroi jugale à la paroi linguale. Dès que ces cylindres seront enclavés entre les deux parois et incorporés à l'or-étain, vous échangerez le fouloir rugueux contre un fouloir à stries moins profondes. Remarquons que jusqu'ici nous n'avons fait que fixer à la main la première masse d'or-étain dont nous avons pour ainsi dire entrelacé les couches, et nous y avons cloué les cylindres cohésifs. Ne modifiez pas cette façon de faire, car il n'existe pas de cohésion entre l'étain et l'or, ni entre ce mélange et l'or cohésif ; il faut donc nécessairement les entremêler de la façon que nous indiquons. A partir de ce moment, vous prendrez le maillet et martèlerez vigoureusement la couche cohésive, pour qu'elle pénètre dans le bloc d'or-étain et que toute la masse devienne compacte et dure. Vous terminerez ensuite l'obturation avec l'or cohésif et de la manière habituelle.

Le polissage et le finissage de l'or-étain au bord gingival sont identiquement les mêmes que pour l'aurification ordinaire.

Quand vous obturerez avec cette combinaison les *cavités triturantes* de prémolaires et de molaires chez les enfants, vous prendrez un cordon assez gros pour remplir, si possible, la cavité entière et vous laisserez un excédent suffisant pour permettre un parfait finissage. Si la cavité est trop grande pour qu'un seul cordon puisse suffire à la remplir, vous choisirez un premier fragment qui, une fois condensé, laissera encore un certain vide dans la cavité. En d'autres termes, vous laisserez la place nécessaire pour que le deuxième tronçon s'enfonce assez profondément dans la cavité et soit bien enclavé entre les parois. Ce sont les parois qui le maintiendront en place, plutôt que l'union de la seconde couche avec la première. L'or-étain, nous le répétons, n'a aucune cohésivité et bien que les différents plans puissent se pénétrer jusqu'à un certain point, leur union n'est pas suffisamment intime pour retenir la couche supérieure. Si donc vous vous apercevez en condensant le premier morceau de métal, que le niveau de cette première partie de l'obturation va se rapprocher par trop de la face triturante, vous en retrancherez une partie et ménagerez ainsi l'espace nécessaire pour le second fragment. Nous conseillons d'employer deux ou plusieurs tronçons plutôt que d'en couper un seul de longueur suffisante, parce qu'il est trop difficile de manipuler un cordon de plus de 2 centimètres.

Disons tout de suite que l'or-étain ne présente qu'une faible résistance aux efforts de la mastication et qu'il s'use très rapidement ; il est donc peu recommandable pour l'obturation des cavités triturantes de quelque importance, et doit être réservé pour les cavités de dimensions restreintes. Cette restriction faite, voici comment vous procéderez : le principe général est de bloquer le métal entre les parois, et les diamètres de la cavité s'y prêtent dans la plupart des cas. Pour cela, prenez avec des pinces le premier morceau d'or-étain à 5 ou 6 millimètres environ de son extrémité ; portez cette extrémité dans la cavité et repliez le cordon sur lui-même contre la paroi pulpaire. Saisissez-le ensuite un peu plus en arrière et continuez à le replier couche par couche jusqu'à ce que vous ayez introduit assez de métal pour constituer, après la condensation, une masse appréciable solidement enclavée entre les parois. Si la profondeur de la cavité est telle qu'un seul cordon ne suffise pas à la remplir, introduisez votre première pièce tout entière, avant de commencer la condensation au fouloir. Si au contraire, un seul cordon doit être suffisant, condensez dès que la première moitié est mise en place, laissant l'autre partie en dehors de la cavité.

Vous opérerez cette condensation uniquement à la main et choisirez un fouloir à tige résistante et à stries accusées. Vous l'appliquerez au milieu de la masse et tasserez vigoureusement au milieu de la paroi pulpaire, en dirigeant dans tous les sens le mouvement de balancement bien connu, grâce auquel vous obtiendrez une adaptation parfaite aux parois. Employez toute la force que peuvent supporter sans danger le tissu dentaire et le péricément. — Ici, comme dans les obturations proximales, vous prendrez garde à ne pas trop travailler le métal. — Une fois cette première portion fortement fixée, recommencez la même manœuvre pour le reste. Arrivé à la fin de l'opération, vous replierez l'extrémité libre du cordon du côté de la paroi pulpaire, et vous l'enfoncerez avec force dans la masse obturatrice. L'orifice de la cavité est recouvert à ce moment d'un léger excès de métal qu'il va falloir condenser. Ne vous servez pas d'un fouloir pour terminer cette opération, mais d'un large brunissoir à boule, avec lequel vous brunirez soigneusement toute la surface et particulièrement les bords, jusqu'à ce qu'elle soit aussi dense que possible.

Il vous reste à donner à l'obturation la forme correcte et le poli et vous y arriverez aisément avec une pierre de corindon montée sur le tour. Si l'aurification est très petite, située dans une profonde dépression, entre les tubercules, telle enfin que la pierre ne puisse être utilisée, vous prendrez une fraise à finir. Le procédé le meilleur, lorsqu'il est applicable, est de prendre simplement un disque de papier de verre dont on dirige l'inclinaison avec le brunissoir à boule.

Nous conseillons fortement l'emploi de l'or-étain, de préférence à celui de l'amalgame, pour obturer les petites cavités triturantes chez les enfants. Contrairement à l'opinion générale, l'opération est plus rapide et donne des résultats plus précis, si elle est habilement faite. Tout au moins l'or-étain ne dissimule pas ses défauts. Si l'obturation est défectueuse, on s'en aperçoit dès que l'opération est terminée, tandis que l'amalgame peut sembler parfait à l'œil nu et laisser néanmoins, en se contractant, des intervalles entre sa surface et la paroi de la cavité. Ces vides forment des portes d'entrée pour les microbes producteurs de la carie qui pourront recommencer leur œuvre de destruction et la poursuivre jusque dans les parties profondes. Le mélange d'or-étain ne se rétracte pas, ne change pas de forme, comme le font la plupart des amalgames, et par conséquent, il assure aux parois une protection plus sérieuse. Sachez donc manipuler parfaitement cette combinaison métallique et vous trouverez fréquemment l'occasion de l'employer avec d'heureux résultats.

Le manuel opératoire que nous venons d'indiquer pour l'obturation à l'or-étain s'applique mot pour mot à l'obturation à l'étain pur (1).

––––––––––

(1) La combinaison d'or-étain employée dans la proportion sus-indiquée dans ce chapitre, offre, ainsi que le fait remarquer l'auteur, peu de résistance au travail de la mastication et s'userait très vite si on l'employait pour les obturations étendues des faces triturantes. Mais en augmentant la proportion d'or, en mettant par exemple cinq ou six feuilles d'or n° 4 pour une seule feuille d'étain du même numéro et même *huit feuilles d'or pour une d'étain,* ainsi que nous l'avons préconisé, on peut obtenir, par un bon martelage, des surfaces très dures.

La préparation en est très simple : on superpose quatre feuilles d'or puis une feuille d'étain, puis quatre nouvelles feuilles d'or, on coupe en trois ou quatre parties égales et l'on replie chacune de ces parties en rubans que l'on coupe de la longueur voulue.

On retire de l'emploi de cette combinaison divers autres avantages :

1° Les fragments étant plus gros, l'obturation peut être faite très vite, mais elle demande à être pressée avec plus de force;

2° La couleur de l'obturation finie est celle de l'or vert. Il y a même à ce point de vue une chose intéressante à noter : lorsque l'on passe l'obturation au brunissoir, on obtient une teinte étamée; pour obtenir la couleur d'or vert, il suffit de monter sur le tour une meule de cuir ou plus simplement une fraise autour de laquelle on enroule du coton; on trempe cet instrument dans une pâte de pierre ponce et, avec le tour, on polit vigoureusement la surface de l'obturation; la teinte d'or pâle apparaît aussitôt.

Hugenschmidt, pour avoir le plus d'or possible à la surface, sans en exclure la présence de l'étain qui est considérée comme capitale, opère comme suit :

Il remplit la plus grande partie de la cavité avec le mélange d'une partie d'étain pour six parties d'or, et de temps en temps, il place au milieu des premiers cylindres, et les dépassant, un cylindre contenant douze parties d'or pour une d'étain; en tassant, on obtient ainsi une plus grande proportion d'or à la surface. (*Revue de Stomatologie,* avril 1900, p. 148).

CHAPITRE XII

MANIPULATION DE L'AMALGAME

Il est impossible d'énoncer une règle invariable déterminant les proportions respectives de mercure et d'alliage qui composeront un amalgame parfait. Le nombre des alliages manufacturés et leurs exigences particulières s'opposent à l'établissement d'une telle formule. En conséquence, on a pris l'habitude d'ajouter à la quantité d'alliage un excès de mercure destiné à faciliter l'amalgamation, et on exprime cet excédent une fois le produit préparé. On a beaucoup et vainement discuté pour établir si cette coutume n'était pas nuisible. Quoi qu'il en soit, c'est encore cette façon d'opérer qui donne pratiquement l'amalgame le plus uniforme. Il est vrai que chaque fabricant pourrait enfermer dans de petites capsules, d'une part une certaine quantité d'alliage, de l'autre la quantité correspondante de mercure, suivant une proportion que l'expérience lui aurait démontré être la meilleure pour son alliage particulier. Il deviendrait ainsi très simple et très pratique de préparer l'amalgame sans qu'il soit besoin d'un excès de mercure. Cet essai a été tenté par un seul fabricant, mais l'indifférence des dentistes n'a encouragé en rien la généralisation du procédé. D'ailleurs, même s'il était possible d'indiquer la proportion de mercure réclamée par chaque variété d'alliage, ce serait une naïveté de croire que, dans la pratique courante, les opérateurs s'astreindraient à peser rigoureusement les produits. Ce serait pourtant la méthode idéale ; mais à quoi bon soutenir un procédé que manifestement les praticiens n'adopteront pas. Puisque l'enseignement pratique doit viser au plus grand bien du plus grand nombre, nous nous contenterons d'exposer la manière de mélanger

l'alliage avec le mercure et d'indiquer la consistance ou plasticité
que doit posséder l'amalgame pour atteindre aux meilleurs résultats.

Les alliages qu'on préparait il y a une douzaine d'années semblaient s'amalgamer beaucoup plus facilement que les alliages
actuels. Aujourd'hui, il faut triturer la masse avec beaucoup de
soin pour assurer une amalgamation parfaite. Le meilleur moyen
d'y arriver est de se servir, tout au moins au début de la préparation, d'un mortier et d'un pilon. Prenez un mortier d'une certaine dimension et dont la surface interne soit rugueuse. N'employez pas les minuscules mortiers en verre poli que l'on recommande parfois pour cet usage. D'abord, ils ne présentent pas une
surface de trituration suffisante, et de plus, leur paroi lisse n'immobilise pas la limaille et la laisse fuir sous la pression du
pilon. Quand, au contraire, la surface est rugueuse, l'alliage est
retenu et écrasé comme il convient entre le pilon et la paroi.
Donc, placez dans un bon mortier la quantité de mercure nécessaire pour la cavité à obturer, ajoutez peu à peu la limaille, jusqu'à ce que l'amalgame atteigne la consistance voulue ; nous entendons par là que vous devez vous arrêter au moment où l'addition d'une plus grande quantité d'alliage enlèverait au produit
son caractère plastique et le rendrait granuleux.

A ce moment, pressez la masse dans la paume de la main
gauche, et pétrissez-la avec un doigt de la main droite. Ce pétrissage accroît généralement ses propriétés plastiques. Si vous trouvez qu'elle contient un excès de mercure, ajoutez un peu plus
de limaille et continuez à pétrir. Quand le tout vous paraîtra
parfaitement uni, cessez le pétrissage ; si votre amalgame est bien
fait, il ne doit laisser exsuder qu'une minime quantité de mercure quand vous le pressez entre les doigts ou quand vous le comprimez par torsion dans une peau de chamois ou dans un linge
résistant. N'oubliez pas que l'excédent de mercure ainsi rejeté
peut entraîner avec lui une portion des métaux constituants de
l'alliage et changer par là la formule du produit. Cherchez donc à
réduire cet excès au minimum. Ainsi préparé, l'amalgame doit
se fragmenter et ne manifester qu'une faible plasticité. S'il appartient au groupe des amalgames rapides, c'est-à-dire qui durcissent très vite, chargez votre assistant de le pétrir jusqu'à ce
que les derniers morceaux soient en place. Si vous êtes seul, ar-

rangez-vous pour le malaxer constamment dans votre main gauche, et si ce procédé vous paraît compliqué, choisissez un alliage qui durcisse lentement (1).

Tassement de l'amalgame

L'amalgame ne veut pas être manipulé comme une véritable substance plastique, que très peu de force suffit à mettre en place ; il réclame, au contraire, une forte pression. Mais, comme il a de la tendance à fuir sous l'effort, vous emploierez des fouloirs à tête plate et aussi large que le permet la cavité. De cette façon, vous pourrez le comprimer directement contre la paroi et l'y appliquer fermement, puisque le diamètre de la tête de l'instrument s'oppose aux bavures. Si cette pointe est trop petite, elle pénétrera dans le bloc d'amalgame qui se morcellera et s'effritera, à moins toutefois que les diamètres de la cavité soient très réduits et que le rapprochement des parois suffise à le maintenir en place.

Vous prendrez soin d'exercer de fortes pressions pour obtenir une obturation parfaitement dense et non poreuse. C'est pour atteindre ce degré de condensation que certains opérateurs recommandent l'usage du maillet, mais il importe peu que l'on emploie le maillet ou la seule pression manuelle si la force est suffisamment puissante. On comprend maintenant pourquoi l'amalgame donne toujours de meilleurs résultats dans une cavité à parois complètes, que dans une cavité ouverte, comme une proximo-triturante de molaire. Dans toutes ces cavités, il faut avant tout remplacer la paroi absente par une matrice. C'est là le seul moyen d'obtenir la densité voulue ; si vous avez à reconstituer une large brèche, commencez donc par fabriquer une matrice en maillechort. Prenez une bande mince, conformez-la à la dent, soudez-en les extrémités, mettez-la ensuite en place, don-

---

(1) Un grand nombre d'opérateurs conseillent de laver l'amalgame après l'avoir trituré, d'abord à l'eau savonneuse, puis à l'alcool et au chloroforme. Nous sommes très partisans de ce procédé. L'eau des premiers lavages devient vite sale et noire, puis, si l'on continue le savonnage, l'eau reste claire. On retire donc ainsi de l'amalgame des substances qui y étaient mal incorporées, et qui auraient pu faire noircir l'obturation et la dent. Il est facile de constater que les amalgames lavés noircissent peu.

nez-lui au brunissoir la forme convenable et obturez. Vous la laisserez autour de la dent jusqu'au lendemain pour soutenir l'amalgame pendant son durcissement. A la seconde visite, coupez la bande, enlevez-la et polissez.

Quant à la façon d'insérer l'amalgame, elle est bien simple : vous prenez avec des pinces un petit fragment que vous placez dans la cavité et vous le condensez soigneusement ; vous en ajoutez ensuite un second, et ainsi de suite, morceau par morceau. Si, pendant les condensations successives, vous voyez apparaître à la surface un peu de mercure, enlevez la masse ramollie qui en résulte et ajoutez le fragment suivant sur la surface plus dure que vous aurez ainsi découverte. Une obturation de ce genre n'est pas satisfaisante s'il reste à sa surface un excès de mercure ; même si l'on admet que cet excédent ne s'oppose pas à la condensation de la masse, une raison subsiste néanmoins pour rejeter la portion ramollie. Comment juger, en effet, de l'adaptation de l'amalgame aux parois et aux bords de la cavité, si l'on condense une substance molle ? Elle se comportera comme une masse de gelée et fuira toujours du côté opposé à la pression, à moins que l'on n'emploie un fouloir dont la pointe s'adapte parfaitement sur toute la surface de l'obturation, de façon à emprisonner l'amalgame et à le condenser d'un seul coup. Mais ce procédé, le seul qui, dans un tel cas, pourrait assurer une parfaite adaptation, serait bien rarement applicable. Revenons donc au moyen pratique qui est la suppression dans l'amalgame de tout excès de mercure (1).

Quand la cavité sera entièrement remplie, vous donnerez à l'obturation sa forme sans attendre le durcissement. Prenez avec les pinces une boulette de coton très serrée et balayez doucement pour polir la surface de l'amalgame, toujours dans la direction des bords. Tout excédent sur la surface proximale, dans l'espace

---

(1) Si l'on presse fortement un amalgame que l'on vient de placer dans une cavité, le mercure vient à la surface; c'est cet excès d'amalgame trop chargé de mercure que l'auteur conseille d'enlever. Pour faire mieux encore, on peut finir l'obturation d'amalgame en brunissant à sa surface de petits morceaux d'or (feuille mince n° 1 ou 2) que l'on aura légèrement chauffés; ou bien on y incorporera par le brunissage un peu d'alliage sans mercure, ou enfin, on la tamponnera fortement avec une boulette de fine feuille d'étain. Ces procédés enlèveront merveilleusement les dernières parcelles de mercure non combiné.

interproximal, doit être soigneusement enlevé à ce moment, avec de minces rifloirs destinés à cet usage. Si vous laissiez de petits fragments durcir au delà du bord gingival, d'abord vous éprouveriez beaucoup de peine à les enlever dans la suite, de plus ils provoqueraient et entretiendraient une irritation de la gencive que seul évitera le polissage, en produisant la continuité parfaite de l'obturation avec les bords de la cavité. Comme l'or, l'amalgame demande en cet endroit délicat un fini tout spécial, et c'est pendant qu'il est encore semi-plastique que vous devez le donner. Veillez aussi à ce que l'articulation se fasse correctement et que l'obturation ne soit pas exposée au choc trop violent d'un tubercule antagoniste avant complet durcissement.

Quand vous en êtes à ce point, vous pouvez remettre à une autre séance le finissage de l'obturation et vous y apporterez le même soin et la même méthode que s'il s'agissait d'une aurification. Vous pouvez obtenir un fini magnifique ; et si vous avez pris la peine de suivre toutes les recommandations ci-dessus indiquées, si vous soignez le polissage, l'amalgame vous donnera des résultats avantageux et de beaucoup supérieurs à ceux que tout dentiste voit chaque jour dans la bouche des patients.

CHAPITRE XIII

MANIPULATION DES CIMENTS

La préparation du ciment et la façon de faire le mélange réclament quelques précautions. Vous placerez sur une petite tablette la poudre nécessaire à l'obturation et vous déposerez un peu plus loin la quantité correspondante de liquide. Ce liquide mérite une mention spéciale ; il doit être très voisin de son point de cristallisation et avoir par conséquent une consistance épaisse. S'il ne présente pas cette apparence, il ne peut être employé dans la bouche avec confiance. Ceux de ces produits, que nous savons être excellents, cristallisent pour la plupart avec une telle facilité qu'il faut prendre le plus grand soin pour éviter leur précipitation. Si l'on en laisse quelques gouttes exposées à l'air, des cristaux se forment immédiatement. C'est ainsi que l'on en trouve sur le goulot des flacons, qui proviennent de traînées de liquide qu'on y a laissé couler et sécher.

Lorsque ces particules cristallisées tombent dans le flacon, elles y jouent le rôle de centres de cristallisation et peuvent entraîner la perte de tout le contenu. Le goulot doit donc être tenu propre et, par conséquent, vous ne prendrez pas l'habitude de verser directement le liquide de la bouteille sur la tablette. Prenez comme intermédiaire un instrument inattaquable, avec lequel vous puiserez les quelques gouttes nécessaires. Les spatules ordinaires en acier ne sont pas appropriées à cet usage, pas plus qu'à faire le mélange, car l'acide les attaque.

Le Dr W. V. B. Ames a donné le modèle d'une spatule en maillechort, à l'épreuve de l'acide, et assez rigide pour malaxer soigneusement le ciment. Mais vous ne pourrez l'employer pour puiser, le cas échéant, un supplément de liquide lorsque vous vous en êtes servi pour commencer le mélange. Il vaut mieux, en somme, avoir, pour cet usage, une baguette de verre ou un compte-gouttes, toujours propres.

Pour préparer le ciment, vous ajouterez petit à petit la poudre au liquide en remuant et en écrasant soigneusement la masse avec la spatule sur une large surface de la tablette et vous chercherez à obtenir une pâte présentant la consistance du mastic frais. Ne craignez pas de malaxer, car c'est la seule façon d'incorporer parfaitement le liquide à la poudre. Si le ciment ne doit servir qu'à enfermer temporairement des médicaments dans une cavité, ou si pour une raison quelconque vous ne devez pas employer la pression pour le mettre en place, vous pourrez le laisser plus mou ; cela vous permettra de l'appliquer très facilement. Mais s'il est destiné à une obturation durable, vous le ferez assez épais .

Voici quel est le meilleur moyen pour introduire le ciment dans la cavité : Mettez-le en boulette en le roulant avec les doigts, placez cette boulette sur la pointe de la spatule, puis prenez avec des pinces un tampon de coton très serré ; avec ce tampon vous enlèverez soigneusement le ciment de la spatule et le pousserez fortement dans la cavité. Si le coton est très serré et la pâte aussi ferme qu'elle doit l'être, ils n'adhéreront pas l'un à l'autre, sauf avec quelques rares variétés de ciment. Une fois la matière obturatrice mise en place, vous en enlèverez l'excédent et vous comprimerez la masse, au moment où elle commence à prendre, avec un fouloir à pointe large, plate et lisse.

Hâtez-vous de donner la forme correcte pendant que le ciment est encore mou, et de veiller à la protection des bords; il existe pour cela des instruments minces et appropriés à tous les cas. Vous ne toucherez plus ensuite à l'obturation jusqu'à complet durcissement (1).

Fréquemment, vous emploierez le ciment chez les enfants, pour obturer les cavités qui commencent à se former sur les faces tri-

---

(1) Lorsque le ciment est achevé, il est bon de le laisser durcir le plus possible avant de permettre à la salive de le mouiller. On peut même le recouvrir d'une légère couche de cire ou de paraffine, qui ne restera peut-être en place que quelques heures, mais aura cependant permis à la matière obturante de durcir complètement, avant d'avoir été mouillée,

turantes des prémolaires et des molaires. Pour le placer et le préserver de l'humidité pendant les premières minutes qui suivent son insertion opérez ainsi qu'il suit : Introduisez-le et comprimez-le avec une boulette de coton comme nous venons de conseiller de le faire en ayant soin qu'il en reste un excédent débordant sur la face triturante. Puis, posez le bout du doigt sur toute la face et pressez fortement pour faire fuir au delà des bords de la cavité tout l'excès du ciment. Maintenez la pression jusqu'au début de la cristallisation après quoi vous vous hâterez de polir la surface avec un instrument approprié.

CHAPITRE XIV

MANIPULATION DE LA GUTTA-PERCHA

La manipulation de la gutta-percha ne comporte de difficulté, que dans la façon de la ramollir, et l'appréciation de son point de ramollissement.

Elle doit être maniable pour être facilement insérée dans la cavité ; mais il ne faut pas qu'elle ait été surchauffée. Au contact de la flamme, elle se carbonise presque instantanément ; elle perd par là toutes ses qualités et cesse d'être utilisable. Pour lui donner la souplesse voulue, le moyen le plus pratique est de la placer sur une plaque de porcelaine que l'on tient à quelque distance de la flamme, de façon que l'échauffement soit graduel et constant. Si vous êtes trop pressé pour employer ce procédé lent, ramollissez-la directement en observant les précautions nécessaires, c'est-à-dire en tenant à la pince les fragments de gutta-percha suffisamment éloignés de la flamme pour que la chaleur soit modérée et ne détruise pas ses qualités. Quand ces fragments sont suffisamment chauffés, vous les placez directement dans la cavité et les y fixez par pression.

Si vous employez la gutta-percha rose en plaques, produit beaucoup plus durable que la gutta-percha blanche, quelle qu'elle soit il vous faut encore surveiller plus soigneusement le chauffage. Cette variété ne se ramollit qu'à une température assez élevée, elle est donc plus susceptible de provoquer des réactions douloureuses dans les dents vivantes ; c'est une raison de plus pour ne pas la porter à une température excessive. Vous la chaufferez donc doucement et, comme elle est peu conductrice, assez longtemps pour permettre à la masse centrale de se ramollir. Si vous l'exposiez rapidement à une forte chaleur, la couche superficielle serait brûlée, et l'intérieur resterait dur.

Quand il s'agit d'une obturation provisoire, par exemple, lorsque vous aurez à enfermer des médicaments dans une cavité, vous choisirez les variétés les plus molles de gutta-percha. Elles se ramollissent naturellement plus vite, elles s'adaptent facilement aux parois, elles maintiennent parfaitement les agents médicamenteux et sont plus facilement enlevées. Mais l'excès de chaleur les fait adhérer à l'instrument d'une façon désagréable. Arrêtez donc le chauffage au moment où elles ont la consistance du mastic. Pour finir l'obturation, enlevez le surplus avec un instrument chaud, en allant toujours du centre vers les bords. Si la gutta-percha semble avoir une tendance à se relever à la périphérie de la cavité, chauffez l'instrument juste assez pour ramollir la masse, placez-en la partie large sur la surface de l'obturation et pressez jusqu'à ce que tout soit refroidi. La gutta-percha restera en place.

CHAPITRE XV

INCRUSTATIONS DE PORCELAINE

Les deux sortes d'incrustations le plus en usage sont les incrustations de porcelaine pour les parties visibles dans les dents antérieures, et les incrustations d'or dans les prémolaires et les molaires, où l'effort de la mastication devient un facteur important pour le choix de la substance obturatrice.

L'incrustation de porcelaine qui fait le sujet de ce chapitre comporte les opérations suivantes :

1° Prise de l'empreinte de la cavité avec une mince feuille de métal qui servira de matrice ;

2° Coulage dans cette matrice d'un bloc ayant le contour désiré ;

3° Fixage du bloc dans la cavité, à l'aide de ciment.

Le succès des incrustations de porcelaine est une réaction contre l'abus inesthétique de trop grandes et trop nombreuses aurifications dans les dents antérieures. Peut-être n'eût-on pas manifesté le même engouement pour cette nouvelle substance, ni adressé à l'art dentaire tant de reproches justifiés, si les dentistes avaient pris la peine d'étudier plus soigneusement l'or-platine et veillé à respecter l'harmonie des teintes pour les dents exposées à la vue. Il faut pourtant reconnaître qu'il est des cas où une incrustation de porcelaine bien faite possède un cachet auquel ne peut atteindre aucune autre obturation. Il est également vrai que ce genre d'opération impose beaucoup moins de fatigue au patient que la construction d'une obturation importante. Aussi tout opérateur doit aujourd'hui connaître le travail de la porcelaine et acquérir, pour le plus grand bénéfice de ses patients, l'habileté qui lui est nécessaire.

La porcelaine est particulièrement indiquée pour les dents antérieures lorsque l'ouverture de la cavité se trouve sur la face labiale, surtout lorsqu'elle est près de la gencive, et encore dans les caries labio-proximales, qui présentent une ouverture labiale et ont une paroi linguale résistante. Dans certains cas, où vous jugerez que les pressions à supporter ne seront pas trop fortes, vous pourrez encore restaurer à l'aide d'incrustations de porcelaine, le contour des incisives dont l'angle proximo-incisif a été détruit. N'oubliez pas que la porcelaine est facilement fracturée, que cet accident peut arriver plus que partout ailleurs dans ces endroits particulièrement exposés et que les bords de votre incrustation doivent être très soigneusement finis pour éviter la possibilité d'éclats. Quoi qu'il en soit, la supériorité esthétique de ce genre d'obturation est telle que vous avez fréquemment le droit de courir quelques risques dans l'espoir d'un succès. Souvent vous aurez d'agréables surprises là où vous n'espérez guère, alors qu'ailleurs vous trouverez des déceptions que vous ne prévoyiez pas. Et cette incertitude est un point important à envisager dans la question des incrustations. Nous n'avons pas encore une expérience suffisamment longue, à ce sujet, pour émettre des opinions définitives, quoiqu'on en dise. Nous avons vu des résultats merveilleux, nous avons constaté également des insuccès lamentables même chez les meilleurs experts en cette matière. C'est donc qu'il existe dans ce problème certains facteurs encore mal connus. Sans doute le ciment joue un grand rôle au point de vue de la stabilité du bloc ; mais il est d'autres raisons à considérer. En effet, les cavités qui se présentent sur le tiers gingival de la surface labiale des incisives semblent un terrain de choix pour l'emploi des incrustations. Elles n'ont là à supporter aucune pression malencontreuse, et cependant ne voyons-nous pas, malgré tout, nombre de ces obturations s'ébranler et tomber ?

La plupart du temps, nous trouverons l'explication de ce fait dans une préparation défectueuse de la cavité. Sous l'influence de quelques spécialistes enthousiastes, on a pris l'habitude de se fier aux qualités adhésives du ciment pour retenir l'incrustation en place, même dans des cavités superficielles. Cette confiance exagérée a conduit beaucoup d'opérateurs à négliger l'étude de la forme rétentive dans la préparation de la cavité. La vérité, c'est qu'il ne faut pas compter sur le ciment pour maintenir le bloc en place, comme on s'en rapporte à la colle pour unir deux morceaux de bois. La cavité doit être préparée de telle façon que le bloc de porcelaine, à l'essayage, trouvera une paroi bien définie sur laquelle il s'appuiera sûrement, et des parois latérales qui lui interdiront, même en l'absence de cimentation, toute oscillation. En d'autres termes, c'est une friction mécanique qui doit retenir l'incrustation et le ciment interviendra bien plutôt pour combler les interstices et rendre la cavité absolument étanche que pour « coller » et maintenir le bloc incrusté.

Suivez ces conseils, préparez les cavités selon ces principes, et vous vous épargnerez bien des insuccès. N'oubliez pas que la cavité doit être suffisamment profonde, la résistance de la porcelaine étant fonction de son épaisseur, et évitez absolument la formation de bords minces, c'est-à-dire fragiles.

Si la résection des parties cariées a amené dans la cavité la production de retraits accusés, mais si, d'autre part, toutes les portions d'émail restent supportées par une couche de dentine assez épaisse, vous n'agrandirez pas l'orifice jusqu'à détruire toutes les parois surplombantes ; vous vous contenterez de remplir tous les retraits avec du ciment, et vous donnerez ensuite à la cavité la forme voulue pour que la matrice puisse en sortir facilement et intacte.

Préparation des cavités pour incrustations

1° *Cavités gingivales des surfaces labiales ou jugales.* — Vous préparerez ces cavités d'après les principes que nous avons énoncés au chapitre V ; cependant l'angle formé par la paroi axiale avec les parois avoisinantes sera moins accusé, moins précis, dans le cas qui nous occupe. C'est là la seule différence à apporter dans cette partie de l'opération. Il est évident que le fond de la cavité ne devra pas être plus large que son orifice, puisqu'il deviendrait impossible de retirer, sans la déformer, la matrice que vous auriez convenablement ajustée ; toutefois vous veillerez à obtenir des parois latérales presque parallèles et réunies à la paroi axiale suivant un angle droit.

N'oubliez pas que l'absence d'une forme nettement rétentive, de la cavité, est responsable de la plupart des insuccès ; le ciment, encore une fois, est incapable de retenir à lui seul l'incrustation. Certainement l'ajustement de la matrice dans une cavité profonde et présentant les angles que nous avons conseillés, constitue une opération assez difficile, mais vous réussirez certainement avec de la patience et du soin, et le succès récompensera largement votre peine. Les fig. 129 et 130 représentent la section longitudinale d'une incisive avec la cavité préparée, et la section sagittale de la même dent avec l'incrustation en place.

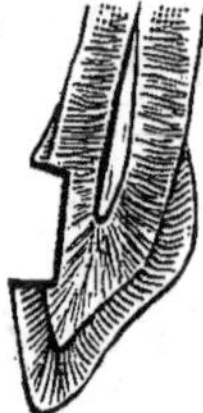
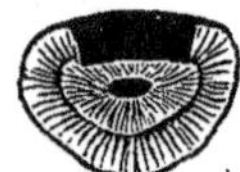

Fig. 129   Fig. 130

2° *Cavités proximales des incisives et canines.* — L'enchâssement d'une incrustation dans ce genre de cavités réclame soit une large séparation des dents, soit la destruction ou bien de la paroi labiale, ou bien de la paroi linguale, dans des proportions convenables pour permettre l'entrée du bloc. Faites tout votre possible pour donner à ces cavités une forme rétentive, mais vous ne pourrez que très rarement établir à la jonction des parois les angles que nous recommandons pour les cavités labiales, car il est beaucoup moins facile d'enlever la matrice d'une cavité proximale. Cette difficulté conduit trop souvent l'opérateur à faire des cavités imprécises et insuffisamment accentuées. N'oubliez pas, encore une fois, que la résistance de la porcelaine est fonction de son épaisseur.

3° *Cavités proximales des incisives comprenant l'angle incisif.* — C'est dans cette classe de cavités que l'opérateur doit apporter le plus d'attention et d'habileté ; et c'est aussi dans ces cas incertains qu'il obtiendra souvent les succès les plus encourageants. La préparation de la cavité peut être faite selon deux méthodes susceptibles, d'ailleurs, de recevoir des modifications qu'indiqueront soit le développement de la carie, soit la forme même de la dent.

Pour les dents épaisses dans le sens labio-lingual, la couche labiale de l'émail pourra être conservée dans la région incisive. Vous pourrez établir dans ces cavités le gradin que nous recommandons pour l'aurification; il devra seulement être ici plus large et plus profond et les angles en seront moins nets. D'autres fois, vous pourrez vous dispenser de creuser le gradin et vous donnerez à la cavité la forme représentée figure 131. Remarquez que dans ces cas l'incrustation ne peut être délogée que dans une direction : la direction labio-linguale. Certainement, vous serez ainsi mal protégé contre les forces dirigées dans ce sens, mais en somme

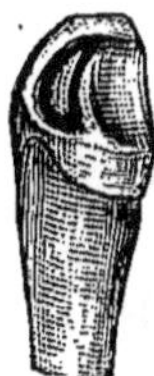
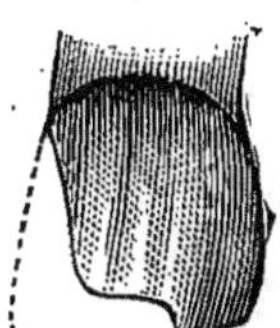

Fig. 131   Fig. 132

elles se manifestent rarement dans la bouche, et l'expérience a prouvé que cette forme de préparation donne des résultats satisfaisants.

Pour les dents étroites dans le sens labio-lingual, il vous faudra généralement détruire le bord incisif ainsi que nous l'indiquons figure 132. Vous couperez au travers de l'émail labial et de l'émail lingual, mais naturellement la destruction sera plus étendue en hauteur sur la face labiale. Notre but est de préparer la place nécessaire pour une masse appréciable de porcelaine. Rappelez-vous que le point faible, dans ces incrustations, se trouve à la jonction des parties proximale et incisive ; ne craignez donc pas d'accroître, si possible, dans cette région, et sur la face linguale bien entendu, l'épaisseur de la porcelaine, sans chercher à reproduire exactement en ce point la forme primitive de la dent. Si l'articulation avec l'incisive inférieure ne vous permet pas cette addition, n'hésitez pas à meuler ce bord incisif antagoniste ; souvent d'ailleurs cette mutilation sera inutile, l'articulation laissant un espace naturel suffisant. Cherchez toujours dans ce genre d'obturations, à augmenter la résistance du bloc par l'accroissement de la masse obturatrice : la résistance de la porcelaine est fonction de son épaisseur.

4° *Cavités proximo-triturantes des biscupides et molaires.* — Principe : la partie proximale de la cavité doit être largement ouverte dans le sens jugo-lingual, au niveau de la surface triturante. Si possible, les parois jugale et linguale devront s'écarter progressivement l'une de l'autre en partant de la paroi gingivale. Il est bien évident que vous ne pourriez ajuster convenablement une matrice dans une cavité dont l'orifice serait plus étroit que les parties profondes. Vous devrez donc être prêt, dans la plupart des cas, à réséquer une portion notable de tissu sain pour vous donner la place et l'accès voulus.

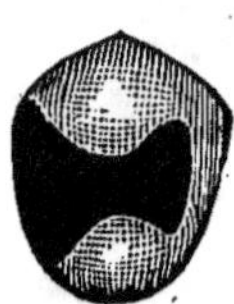 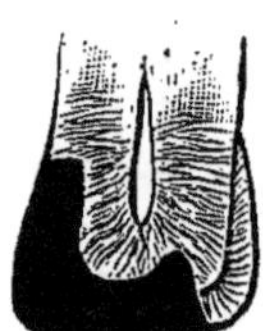 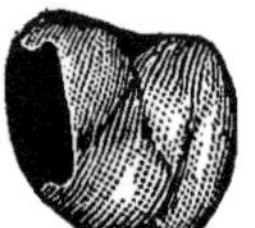

Fig. 133   Fig. 134   Fig. 135

Cette préparation vous conduira généralement à détruire complètement la fissure que vous aurez dû entamer sur la surface triturante. Cette extension vous aidera d'ailleurs à donner au bloc la forme de rétention la meilleure. En fait, la création du gradin et la forme rétentive que vous lui donnerez constituent la seule méthode certaine d'assurer l'incrustation contre tout déplacement latéral. Elle n'est plus dès lors susceptible d'être délogée que dans le sens vertical. Mais il faut reconnaître que cet accident est peu probable, bien qu'il se produise parfois, le bloc étant soulevé par la mastication de matières adhérentes, telles que les caramels, etc...

Vous aurez deux façons d'assurer la rétention au moyen du gradin, et vous vous déciderez pour l'une ou l'autre suivant la forme de la dent et la profondeur de la carie. Ou bien vous terminerez le gradin en queue d'aronde (*fig. 133*), ou vous creuserez simplement sa partie extrême plus profondément dans la dentine, comme dans la figure 134.

Nous n'insisterons jamais trop sur l'importance de ces ancrages, les seuls sur lesquels vous puissiez compter.

Quand il s'agit de molaires où vous trouvez une masse considérable de tissu sain, vous emploierez un autre système représenté figure 135, et recommandé par le Dr Ottolengui. La rétention est alors fournie par des rainures établies le long des parois jugale et linguale et se prolongeant jusqu'à la surface triturante. La cavité présente alors son maximum de largeur à la paroi axiale. Mais ce procédé n'est applicable que dans les molaires dont la surface triturante est exempte de fissures ou autres défauts de calcification, et où la création du gradin constituerait une intervention trop radicale.

Nous rappelons encore une fois que là comme partout ailleurs, la rétention doit être mécanique et ne doit à aucun degré dépendre du ciment.

La préparation des cavités dans les bicuspides et les molaires peut être en grande partie effectuée à l'aide de meules, de ciseaux à émail et de disques. De plus, il est très rarement nécessaire d'appliquer la digue. L'opération en devient donc d'autant moins pénible pour le patient.

Ajustement de la matrice

Selon les circonstances, la matrice est faite d'or ou de platine, mais les méthodes d'ajustement restent les mêmes dans les deux cas. L'épaisseur de la feuille de platine peut varier entre 15 et 25 millièmes de millimètre.

Disposons maintenant la matrice. Vous avez deux façons de procéder : la première, méthode indirecte, comporte la prise de l'empreinte de la cavité, le coulage du modèle et l'estampage de la matrice sur ce modèle. La seconde consiste à préparer directement la matrice sur la paroi de la cavité. — Chaque méthode a ses avantages particuliers, selon le cas. Mais on peut dire, qu'en général, il est plus pratique de suivre la méthode directe ; la méthode indirecte réclame beaucoup de temps et de minutie, et le travail qu'elle nécessite est fréquemment inutile. Ses partisans objectent avec raison que les résultats du brunissage sont inférieurs à ceux de l'estampage, mais ils concluent à tort à la nécessité de couler un modèle. Nous ferons, en effet, remarquer que le procédé le meilleur pour adapter directement la matrice aux parois de la cavité consiste en une sorte d'estampage et non de brunissage ; ainsi, d'une part, la méthode directe est aussi exacte que la précédente, et, d'autre part, sa simplicité la met à l'abri des causes d'erreur que les diverses manipulations de la méthode indirecte rendent possibles. Il est vrai qu'au début de l'emploi des obturations de porcelaine, on recommandait le brunissage direct à l'aide d'un brunissoir de métal, mais c'est là une méthode abandonnée que rien ne nous force à suivre.

D'autre part, l'opérateur habile pourra tirer une matrice parfaite de cavités dont on ne saurait prendre l'empreinte, et ceci s'applique particulièrement aux cavités profondes, où l'on cherche à assurer la rétention par le frottement des surfaces du bloc contre les parois. Ce serait une erreur de croire que toute cavité susceptible de laisser passer la matrice permet par là même la prise de son empreinte. Que sont, en effet ces cavités où nous faisons de la rétention par frottement ? Ce sont celles dont les parois sont si voisines du parfait parallélisme, qu'elles enserrent étroitement la matrice pendant toute sa sortie ; il faut donc une délicatesse de main particulière pour l'enlever sans la déformer. Le bloc fait d'après cette matrice prendra sa place avec un léger claquement sec, dû au frottement de ses parois, à leur friction contre les parois de la cavité. On comprend dès lors fort bien pourquoi dans ces conditions, la prise d'empreinte est impossible. C'est là un point très délicat, dans la préparation de ces cavités, que d'établir des parois presque parallèles, condition indispensable à la sécurité de l'incrustation, tout en évitant la formation du moindre retrait dont la présence s'opposerait à la sortie de la matrice.

D'un autre côté, encore, vous rencontrerez de nombreux cas où la méthode indirecte, c'est-à-dire la prise d'une empreinte, réclamerait une séparation des dents beaucoup plus considérable que celle qu'exige la méthode directe, c'est-à-dire, l'adaptation d'une matrice et que l'exige également le rétablissement du contour normal de la dent.

Quoi qu'il en soit vous devrez être familiarisés avec les deux méthodes, pour pouvoir employer l'une ou l'autre à volonté, suivant le cas.

Prise de l'empreinte de la cavité ; méthode indirecte (1). — Dans les cas néanmoins où l'estampage sur le modèle est supérieur à la méthode directe, vous procéderez de la façon suivante : Lorsque la cavité sera définitivement préparée, vous la sécherez à l'air chaud, puis vous étendrez sur toute sa superficie une couche de poudre de talc, en vous aidant à cet effet d'un tampon de coton : le talc s'opposera à l'adhérence des parois et de l'empreinte. Choisissez ensuite un ciment à durcissement rapide, faites-en une boulette que vous roulerez et malaxerez entre vos doigts, préalablement recouverts de talc, de façon à protéger également la couche superficielle du ciment contre toute adhérence. Comprimez alors cette boulette et faites en sorte d'en avoir un excès suffisant pour obtenir une empreinte parfaite des bords de l'émail. Laissez durcir, enlevez avec précaution le ciment, et taillez en les bords, en respectant, naturellement, les parties correspondant aux contours de la cavité. De cette empreinte, vous tirerez un modèle, soit en amalgame de cuivre, soit en oxyphosphate de cuivre, soit simplement en oxyphosphate de zinc — sans omettre de prendre, encore une fois, les précautions nécessaires contre l'adhérence. Vous êtes alors prêt à estamper la matrice, et vous vous servirez pour cela, soit d'une petite pochette pleine d'eau, imaginée à cette intention, soit de caoutchouc non vulcanisé que vous comprimerez dans la cavité du modèle.

Cette méthode présente l'avantage suivant : On sait que la porcelaine subit, pendant sa fusion, une certaine contraction, qui peut modifier sensiblement la forme de la matrice. Cette façon de faire permet de remettre la dite matrice en place sur le modèle, et, s'il y a lieu, d'en rajuster les bords contre les parois de la cavité.

Adaptation directe de la matrice aux parois. — Taillez dans la feuille de platine — ou dans la feuille d'or, suivant le cas — un morceau beaucoup plus large que la superficie de la cavité. Recuisez-le soigneusement, et posez-le sur l'orifice. Veillez à le placer afin qu'après son adaptation parfaite, il puisse déborder encore largement sur tout le pourtour. Prenez vos précautions à ce point de vue, car la feuille peut se déplacer facilement au

---

(1) Nous reviendrons plus longuement sur cette méthode indirecte de prise de l'empreinte au chapitre suivant, page 262.

début de l'estampage, glisser d'un côté ou de l'autre, et ne vous donner, par suite, qu'une empreinte partielle des contours.

Pour ajuster la matrice, prenez dans les mors d'une pince solide, une boulette de coton mouillé, suffisamment large pour recouvrir le plancher de la cavité, et tassez-la doucement dans la direction des parties les plus profondes.

Si vous procédez avec délicatesse, vous atteindrez généralement un bon résultat sans avoir trop déchiré la feuille de métal. Quand ce premier tampon est bien comprimé, prenez-en un second, avec lequel vous appliquerez contre les bords les portions de la matrice qui se sont relevées et gênent votre travail ; mais n'essayez pas à ce moment de les ajuster définitivement. Vous ne devez encore chercher qu'à adapter le mieux possible la matrice contre le plancher de la cavité. Pour le faire continuez à enfoncer vigoureusement des tampons mouillés l'un sur l'autre, jusqu'à ce qu'ils forment une masse très compacte. Servez-vous, à cette fin, de fouloirs ou de brunissoirs à large extrémité. Si la matrice est bien bourrée de coton, vous n'aurez pas à craindre que la pression exercée d'un côté provoque son déplacement du côté opposé. C'est là, on le voit, un véritable estampage, et non un brunissage ; et, à ce propos, disons qu'il est rarement nécessaire, et qu'il est rarement indiqué de travailler directement le métal avec un brunissoir. Toute pression doit être exercée sur le coton et transmise par son intermédiaire. Lorsque la cavité est presque complètement remplie de tampons, ajustez les bords, vous le ferez en employant du caoutchouc non vulcanisé : Placez-en un morceau sur le coton, et comprimez-le fortement avec un large brunissoir sur tout le contour de la cavité. Vous obtiendrez ainsi un ajustement aussi parfait que possible sur la couche d'émail. Ne frottez pas directement le brunissoir contre le métal, car les portions brunies dans ces conditions se durcissent très vite, se recourbent sur elles-mêmes et, par conséquent, ne s'appliquent plus sur l'émail.

Lorsque cette opération est terminée, enlevez le caoutchouc et le coton morceau par morceau ; ensuite, examinez attentivement si l'adaptation de la matrice aux parois est parfaite, et, spécialement, si les contours de l'orifice sont nettement indiqués. Si vous remarquez quelqu'imperfection à ce point de vue, recommencez immédiatement la manœuvre de l'estampage telle que nous venons de la décrire, et n'enlevez la matrice que lorsqu'elle est

irréprochable. Il est plus pratique d'agir ainsi en une seule fois,
que de procéder à des essais répétés, pendant lesquels on court
beaucoup plus le risque de modifier l'empreinte. Il n'est pas rare,
en effet, que l'on heurte le métal en cherchant à le remettre en
place. La matrice déformée ne s'adapte plus aux parois, et vous
ne pouvez plus la rajuster aussi exactement qu'on aurait pu le
faire, si elle n'avait pas été enlevée.

Une fois l'ajustement terminé, vous enlevez délicatement la matrice, en introduisant sous l'un des bords libres, la pointe d'un
explorateur fin. Vous examinerez de quel côté elle peut sortir le
plus librement, et c'est de ce côté, naturellement, que vous
agissez. Avec un peu d'habileté et de légèreté de main, vous pouvez la soulever et l'extraire sans apporter la moindre modification
à sa forme.

Lorsque le bloc de porcelaine est destiné à l'une de ces obturations dites à. contours, c'est-à-dire doit reproduire certaines
courbes plus ou moins compliquées, veillez à ce que la matrice
s'étende assez loin autour de la cavité, pour reproduire fidèlement
sur une assez grande étendue, la forme des parties voisines.
Ainsi vous obtenez un guide sûr, qui vous aidera à reconstituer
la forme de la dent.

Les porcelaines

Et maintenant, quelle composition employer pour les blocs
de porcelaine ? Nous avons à choisir entre deux variétés : la
première fusible à basse température ; la seconde, à température élevée. Laquelle est préférable ?

Nous ne pouvons encore donner à cette question une réponse
définitive, et nous devons attendre, avant de formuler des conclusions, d'avoir acquis une expérience plus longue de ce genre
d'obturations. L'épreuve pratique est le meilleur juge en ces sortes
de débats ; et, dans quelques années, nous aurons sans doute réuni
un nombre suffisant d'observations, pour décider en toute connaissance de cause en faveur de l'un ou l'autre genre de porcelaine.
Aujourd'hui, nous nous bornons à indiquer les résultats de l'expérience actuelle, qui semblent être en faveur des porcelaines
fusibles à haute température. Par porcelaines fusibles à haute
température, on entend celles dont le point de fusion est plus

élevé que celui de l'or pur, de sorte qu'elles doivent être fondues dans une matrice de platine. Les pâtes fusibles à basse température, au contraire, peuvent être cuites dans une matrice d'or. Les partisans de cette dernière sorte de porcelaine cherchent à tirer avantage de la distinction que nous venons de signaler. L'or, disent-ils, est beaucoup plus facilement adaptable aux parois d'une cavité que le platine ; employez donc la porcelaine à basse température et la matrice d'or. Cet argument n'a pas beaucoup de valeur, car les soins que l'on apporte aujourd'hui à la fabrication du platine pour matrices ont réduit à un minimum insignifiant les différences qui, à ce point de vue spécial, distinguent les deux métaux.

Jusqu'ici, les porcelaines fusibles à basse température n'ont pas manifesté, quant à la couleur, une grande résistance à l'action des fluides buccaux ; de plus, il est très difficile d'atteindre, avec elles, à la teinte exacte que l'on désire. D'un autre côté, leur matière colorante est à ce point délicate, que la moindre surchauffe suffit à la brûler, à la détruire, ce qui donne à la porcelaine une teinte uniformément blanche. Pour toutes ces raisons, nous croyons préférable de n'employer que les porcelaines fusibles à haute température. Nous attendrons, pour changer d'opinion, que les améliorations récemment apportées dans la manufacture des produits rivaux, aient manifesté leur excellence pendant un temps d'épreuve suffisamment prolongé. Quelques-uns d'entre eux présentent toutefois des caractéristiques dignes de considération et possèdent des qualités de manipulation qui les recommandent à l'attention des praticiens. De plus, il faut compter avec une sorte d'équation personnelle : certains opérateurs réussiront mieux avec une sorte de porcelaine qu'avec une autre. Essayez-les donc toutes et choisissez celle qui paraîtra vous donner le plus de satisfaction.

Avant de commencer à travailler la porcelaine, d'une façon pratique vous devez vous familiariser avec la manipulation de ces compositions, avec la cuisson et la façon d'obtenir la teinte. Vous n'y arriverez qu'à la longue et la pratique sera votre meilleur maître.

De la teinte

L'idéal, dans les obturations de porcelaine, consiste à produire un bloc d'une nuance identique à celle de la dent. Il serait très désirable de posséder des règles fixes permettant d'arriver à coup sûr à ce résultat ; mais la multiplicité des teintes que présentent les dents rend impossible l'établissement de telles règles. L'opérateur peut s'aider de l'échelle de teintes que fournissent les fabricants ; mais il devra surtout compter sur son propre sens artistique, pour arriver à des résultats excellents.

Le Dr W. T. Reeves, de Chicago, a donné, à ce sujet, des conseils très utiles. Le principe de sa méthode repose sur ce fait que la couche naturelle de l'émail est plus ou moins transparente, de sorte que la teinte de la dent est surtout donnée par les tissus sous-jacents. En conséquence, Reeves incorpore la teinte le bloc en le recouvrant d'une couche de pâte d'émail presque transparente et fusible à une température moins élevée que la pâte de fondation.

Le mélange des couleurs réclame une grande délicatesse, mais l'opérateur minutieux acquerra vite l'habileté nécessaire, que l'expérience développera encore, et il deviendra de plus en plus capable de produire des blocs de la nuance voulue. Il existe certains endroits dans la bouche, éclairés de telle façon qu'il est presque impossible d'y placer une porcelaine simulant la dent naturelle ; néanmoins, l'effet produit par ces obturations, si elles sont bien faites, n'est jamais aussi désagréable que celui du métal.

On sait que la teinte de la dent varie depuis le bord gingival jusqu'au bord incisif. C'est là une particularité à laquelle il faut prêter une grande attention ; et, à ce propos, nous croyons utile d'indiquer le détail de pratique suivant. Quand vous obturerez une cavité labiale située sur le tiers gingival de la dent, vous choisirez une teinte légèrement plus sombre que celle qu'indique l'examen comparatif de la dent et de l'échelle des teintes. De cette façon, vous obtiendrez une couleur plus semblable à celle du tiers gingival. Cette règle est également applicable aux canines, et en voici la raison : Si vous vous placez en face du patient qui présente une obturation de porcelaine sur la face labiale d'une canine, vous constatez que le bloc paraît plus transparent et plus clair qu'il ne l'est en réalité. Ce fait est dû à ce que, vu de face, le bloc est pénétré facilement par les rayons lumineux. Si vous changez de position, l'effet produit ne sera plus du tout le même ; tel bloc peut vous sembler d'une teinte parfaite quand, placé légèrement sur le côté, vous regardez directement la convexité labiale de la dent et vous paraître beaucoup trop clair quand, passant du côté opposé, vous le voyez diagonalement à travers la surface labiale. Vous vous arrangerez donc pour produire une teinte qui donne de bons effets à la distance ordinaire de la conversation et supporte bien les variations de lumière et d'ombre qui se produisent dans la bouche. Vous y arriverez, en général, en choisissant pour cette partie labiale de la dent des nuances plus foncées.

Pour les obturations proximales, choisissez plutôt une teinte légèrement plus claire. Cette différence ne se notera pas, étant donné que ces parties de la dent sont dans l'ombre. Une teinte quelque peu trop foncée apparaîtra au contraire immédiatement.

Cuisson de la porcelaine

Nous ne pouvons donner ici d'indications sur le temps nécessaire à la cuisson de la porcelaine. Tout dépend et du genre de pâte et du type de four employé. Les différents fabricants fournissent les instructions nécessaires à ce sujet. Nous donnerons seulement quelques conseils relatifs au mélange et à la manipulation des matériaux. Et d'abord, une des conditions indispensables au succès est l'absolu propreté de tous les instruments : la matrice ne doit présenter aucune trace de salive ou de sang ; la tablette employée pour le mélange des poudres, de même que les spatules seront soigneusement nettoyées; l'eau destinée à la pâte devra être absolument pure.

Vous commencez par préparer et mélanger la quantité nécessaire de poudre, pour former la masse fondamentale du bloc, et vous y ajoutez la quantité d'eau voulue. Ensuite, vous saisissez fortement, avec une pince, l'un des bords libres de la matrice. Elle présente parfois dans son fond quelques déchirures, mais, dans la majorité des cas, ces brèches ne compliquent en rien l'opération et la pâte les recouvre comme si la paroi était complète. Prenez avec une spatule une certaine quantité de pâte et recouvrez-en le plancher de la matrice. Puis, choisissez un instrument quelconque à manche rugueux et frottez ce manche en travers du mors de la pince, comme vous feriez, par exemple, d'un archet sur les cordes d'un violon. Le frottement produit des petites secousses qui précipitent les particules de poudre au fond de la matrice et les amènent en contact étroit ; en même temps, l'eau en excès remonte à la partie superficielle. Ce rapprochement des particules solides a pour objet de réduire au minimum la contraction que subit la porcelaine pendant la fusion. Absorbez l'eau avec du papier buvard propre (1), et continuez le frottement jusqu'à ce que la masse soit bien compacte. Chauffez ensuite la matrice pour dessécher complètement la pâte et portez-la dans le four. La première cuisson n'a pas pour but de fondre complètement la porcelaine, mais de lui donner simplement un biscuitage. Quand vous aurez atteint ce résultat, vous retirerez la matrice du four et vous donnerez au bloc sa forme définitive, en le recouvrant d'une couche de pâte d'émail. La seconde cuisson doit être poussée jusqu'à la fusion complète, de façon à donner à cette couche une transparence et un brillant uniformes. Le nombre des cuissons varie suivant les cas ; les petits blocs n'en demandent souvent que deux, mais il en faut parfois quatre ou cinq quand il s'agit d'obturations plus importantes.

Quand le bloc est cuit, détachez-le de la matrice de platine et vous n'avez plus qu'à le mettre en place. Si la cavité a une forme telle qu'elle ne lui assure aucune fixité, creusez, avec un disque diamanté, des sillons sur la partie cavitaire du bloc, et, dans tous les cas, meulez légèrement la surface polie qui doit être au contact des parois, pour augmenter l'adhésivité du bloc. Vous pourrez encore arriver au même résultat, en exposant cette surface polie à l'action de l'acide fluorhydrique. Cet acide doit être manié avec grand soin. Il vous sera livré dans des flacons de gutta-percha. Quand vous vous en servirez pour détruire le poli de la porcelaine, n'oubliez pas de fondre une légère couche de cire sur les parties de l'incrustation qui ne doivent pas être attaquées. Ceci fait, mettez-le en place dans la cavité préalablement séchée et doublée de ciment. Le ciment devra avoir une consistance telle que vous ayez à employer une certaine force pour l'expulser, en pressant sur le bloc, mais naturellement il ne devra pas être ferme au point de s'opposer à la parfaite mise en place. Em-

___

(1) Ou mieux encore avec du papier de soie.

ployez, pour transmettre la pression, une tige de bois que vous tiendrez solidement en place pendant quelques minutes, jusqu'à ce que le ciment commence à cristalliser.

Vous enlèverez alors le surplus et vous nettoierez les bords avec du coton. En général, le bloc une fois cimenté perd des qualités de teinte qu'il semblait présenter à l'essayage. Ce fait est dû à l'opacité des ciments que nous possédons aujourd'hui et c'est là un défaut contre lequel nous ne pouvons rien, tant que nous n'aurons pas à notre disposition des ciments transparents.

CHAPITRE XVI

LES INCRUSTATIONS D'OR [1]

Les incrustations d'or sont réellement très utiles dans les cas déjà signalés où l'étendue de la carie s'oppose à l'aurification, en raison de la fatigue qu'il faudrait imposer au patient. L'opération tout entière est beaucoup mieux supportée que la condensation — un à un — des fragments d'or, comme elle se fait dans l'autre type d'obturation. De plus cette méthode vous permettra de restaurer de nombreuses dents, qui autrement n'auraient pu être que couronnées.

Les règles que nous avons données pour la préparation des cavités, au chapitre de la porcelaine, conservent ici toute leur valeur, mais la question de la rétention prend une importance plus grande. Ainsi, dans les cavités proximo-triturantes, vous devez employer le procédé du sillon de rétention triturant partout où il pourra être appliqué. Quand votre bloc d'or sera maintenu en place par ce sillon triturant à angles droits avec la partie proximale de la cavité, vous pourrez répondre de la solidité. Une autre particularité, dans la préparation des cavités pour blocs d'or, a trait à l'arrangement des bords de l'émail. Ces bords doivent être biseautés très franchement et pleinement recouverts par ceux du bloc.

C'est un des caractères des plus avantageux des incrustations d'or que toutes les parois d'émail minces ou frêles peuvent être bien préparées et qu'ainsi, complètement recouvertes, elles soient abso-

---

[1] Ce chapitre, inspiré des principes du Dr Johnson est l'œuvre des auteurs français.

lument protégées. Contrairement à ce que nous avons dit pour la porcelaine, ces blocs d'or ont des bords très résistants qui peuvent sauvegarder l'émail affaibli. De plus, le fait de recouvrir parfaitement les bords de la cavité protège le ciment, et diminue considérablement la tendance qu'il manifeste à se dissoudre jusqu'à une certaine profondeur.

Les incrustations de blocs d'or pour l'obturation des dents sont loin d'être une nouveauté : le Dr Aguilhon de Sarran (de Paris), les a employées depuis plus de 30 ans. Voici comment il procédait :

Après avoir préparé la cavité de façon à ce qu'elle soit « de dépouille », il l'obturait avec de la cire, en prenant soin surtout des bords de cette obturation. Le bloc de cire ainsi formé était retiré de la dent, puis investi dans une pâte faite avec un mélange de plâtre et de talc. Lorsque l'investissement était sec, il brûlait la cire et obtenait ainsi un moule, dans lequel il fondait au chalumeau de l'or à 22 carats. Il recommandait de presser l'or en fusion avec un bâtonnet de bois, afin de le faire adhérer au fond et aux bords du moule.

Ce procédé ne pouvait donner de bons résultats que dans les cavités simples n'intéressant qu'une face, et encore la difficulté de la prise d'empreinte ne les rendait vraiment très pratiques que pour les cavités triturantes.

FABRICATION DES INCRUSTATIONS D'OR AU CHALUMEAU

Lorsqu'apparut la méthode d'obturation par les incrustations de porcelaine fondue dans des empreintes-matrices en or ou en platine, il devint tout naturel d'employer de la même façon les incrustations d'or. De petits morceaux d'or peuvent être en effet fondus au chalumeau dans la matrice même ; ils s'y soudent, assurant ainsi une adaptation parfaite au fond de la cavité. De nouveaux morceaux d'or étant ajoutés et fondus sur place, on peut ainsi finir le bloc d'or et lui donner le contour nécessaire.

La Matrice

La matrice, dans ce genre d'incrustations, sera de préférence en platine assez malléable pour bien s'adapter à la cavité, assez épais pour bien conserver pendant les diverses manipulations de la fabrication la forme qui lui aura été donnée.

La feuille d'un millième de pouce d'épaisseur (n° 60), sera employée avec avantage. La matrice étant destinée à faire corps avec le bloc d'or, son épaisseur ne peut avoir d'inconvénient.

Comme nous l'avons vu pour les incrustations de porcelaine, la matrice peut être obtenue soit *directement* dans la bouche, soit *indirectement* sur un modèle.

Nous ne reviendrons pas sur la première méthode, suffisamment décrite à propos des obturations de porcelaine. La méthode indirecte, au contraire, mérite d'être plus longuement exposée, parce qu'elle pourra souvent être employée utilement (1).

Cette méthode nécessite souvent un certain degré d'écartement des dents. Ce sujet a déjà été traité dans le chapitre général de la préparation des cavités. Le lecteur est prié de s'y reporter.

La meilleure substance pour prendre l'empreinte est, dans presque tous les cas, la laque dentaire, recommandable à cause de sa dureté et de sa solidification rapide ; elle donne une reproduction très fine et très fidèle.

D'autres matières, la cire dure, en particulier, peuvent donner également de bons résultats .

Prise de l'empreinte dans les cavités d'accès facile. — S'il s'agit d'une cavité simple et très accessible, on procèdera de la façon suivante : Prenez un morceau de laque environ trois fois plus grand que la cavité. Ramollissez l'une des extrémités à la lampe à alcool ou au bec de Bunsen, en ayant soin de ne pas la laisser s'enflammer, et donnez-lui une forme approximativement conique; l'autre extrémité est laissée en dehors de la flamme et conservée le plus froide, c'est-à-dire le plus dure possible.

Placez dans la cavité restée humide, afin que la laque n'y adhère pas, l'extrémité ramollie, et pressez lentement et fortement avec un doigt sur la portion dure. Laissez votre doigt en place pour empêcher l'empreinte de bouger, et durcissez-la par un petit jet d'eau froide ; ensuite vous l'enlevez facilement, si la cavité est convenablement préparée.

---

(1) Il sera aussi nécessaire de la bien connaître pour la fabrication des incrustations d'or par le procédé de la cire perdue, que nous étudierons plus loin.

S'il s'agit d'une cavité proximo-triturante, la laque s'insinuera fatalement dans l'espace interproximal, et vous ne pourriez la retirer sans déformation. Le Dr Pierre Robin (de Paris), a conseillé le procédé suivant pour obvier à cet inconvénient. Après avoir écarté les dents, glissez dans l'espace interproximal un système composé (*fig. 136*) d'un morceau de bristol B, plié en V sur un carton C. Maintenez-le avec un doigt pendant la prise de l'empreinte, et au besoin servez-vous-en pour mieux appliquer la laque sur les bords proximaux de la cavité. Lorsque l'empreinte

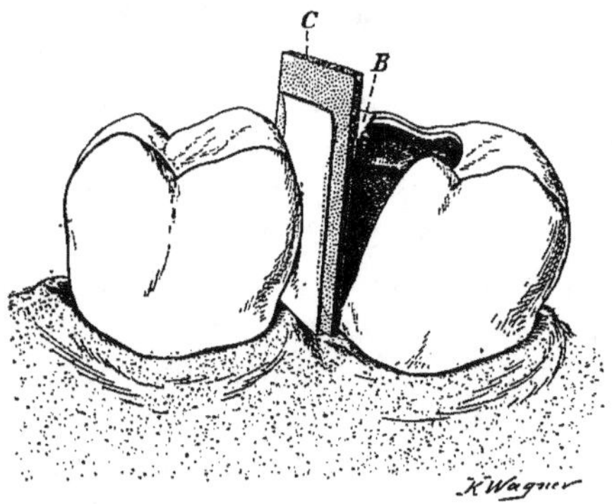

Fig. 136

a été durcie par l'eau froide, tenez-la en place, et retirez avec une pince la feuille de carton. Les feuillets de bristol étant peu épais, l'espace interproximal redevient pour ainsi dire libre, et vous pouvez retirer sans difficulté l'empreinte et le bristol qui y est souvent collé.

Vous pouvez obtenir un résultat analogue en plaçant dans l'espace interproximal une petite feuille mince d'un métal rigide, de l'acier par exemple, et en l'éloignant du collet de la dent voisine à l'aide de morceaux d'amadou. Lorsque la laque sera dans la cavité et refroidie, vous enlèverez l'amadou ; l'espace interproximal redeviendra libre et l'empreinte sera facilement enlevée.

Prise de l'empreinte dans les cavités interproximales. — Le meilleur moyen d'obtenir une empreinte indirecte dans ce genre de cavités peu accessibles est celui indiqué par le Dr Baumgardner (de Sao Paulo) : Coupez un ruban de feuille mince d'aluminium,

long de 4 centimètres environ et d'une largeur un peu supérieure
à celle de la cavité parallèlement à l'axe de la dent.

Pour les cavités s'étendant le long de la gencive, vous pouvez
lui laisser un petit prolongement, de même pour celles qui intéressent le bord triturant (*fig. 137*). Votre bande étant préparée, vous
y fixez par la chaleur un petit morceau de laque de volume suffisant pour remplir la cavité et recouvrir légèrement les bords
(*fig. 138*). Vous la ramollissez, puis vous passez le ruban entre
les dents et pressez énergiquement la laque dans la cavité (restée
humide pour éviter l'adhérence), en repliant les extrémités de la
bandelette métallique du côté lingual et du côté jugal ou labial.

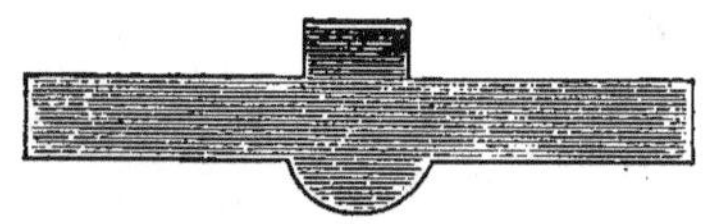

Fig. 137

Ruban d'aluminium avec prolongements
gingival et triturant.

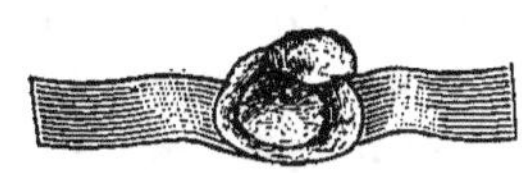

Fig. 138

Ruban et empreinte de la cavité

Après 30 secondes d'attente, durcissez par un jet d'eau froide et
enlevez l'empreinte.

Le moulage. — Un moulage en plâtre n'offrirait pas une résistance suffisante pour les diverses manipulations de la fabrication
des incrustations d'or. Il est plus recommandable d'obtenir un
moulage en *spence-metal* ou en *inlay-metal* qui sera beaucoup
plus dur. Ces métaux spéciaux (1) se fluidifient à une très basse
température et peuvent être coulés directement sur l'empreinte,
même si elle est en cire. Ils se figent immédiatement, et présentent
à la pression une grande résistance qui peut être très utile, soit
pour l'estampage de la matrice en platine, soit pour le finissage
du bloc.

Pour liquéfier le spence-metal, vous le chaufferez dans une casserole spéciale en ayant soin de ne pas trop élever la température,
car un excès de chaleur le rendrait moins fluide. Si après un certain temps de chauffage vous constatez qu'il n'a plus sa fluidité

(1) Le *spence-metal* est un mélange de soufre et de limaille de fer.

primitive, ajoutez-y une pincée de soufre pour lui rendre cette propriété.

Il sera utile que le moulage de la cavité repose sur un petit socle. Vous emploierez donc, pour le coulage, une des *bagues à inlay* (*fig. 139*), que fournissent les divers fabricants. Mettez dans la partie inférieure un peu de *moldine* ou, à son défaut, de terre à modeler. Enfoncez dans cette pâte molle votre empreinte, en laissant la cavité découverte, bien entendu, et enlevez en nivelant, l'excès de moldine. Huilez légèrement l'empreinte ; mettez en place la seconde partie de la bague, et versez votre spence-metal.

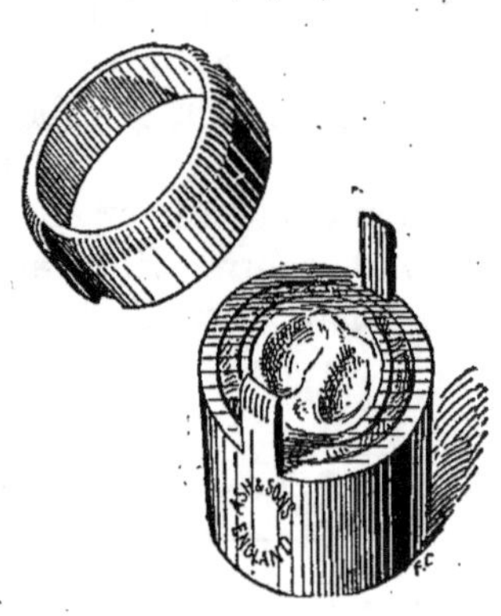

Fig. 139

La dernière partie de l'opération se conçoit d'elle-même ; vous n'avez plus qu'à ramollir votre empreinte dans l'eau *bouillante* et à l'enlever.

Il vous reste maintenant à estamper la matrice sur le moulage ainsi obtenu. Recuisez votre petite feuille de platine afin de la rendre plus malléable, et estampez-la avec un des appareils spéciaux que l'on trouve dans le commerce, ou tout simplement comme vous le feriez dans la bouche, à l'aide d'amadou, de caoutchouc non vulcanisé et d'un brunissoir (*fig. 140*).

La matrice ainsi obtenue est destinée à être placée sur un investissement qui peut être un mélange de plâtre et de terre à modeler. Préparez donc votre pâte d'investissement assez fluide ; enlevez avec de la cire la matrice, afin de ne pas la déformer ; couvrez son envers avec une légère couche de pâte, en ayant soin d'éviter les bulles d'air, et placez-la ensuite sur un petit macaron fait de la même substance d'investissement.

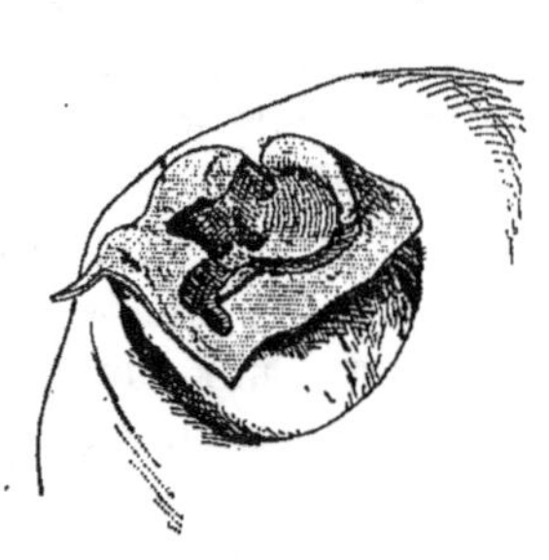

Fig. 140

Fusion du bloc dans la matrice (1)

Après avoir laissé sécher un instant, ou bien après avoir activé la dessiccation par la chaleur, vous pouvez commencer la fusion de l'or dans la matrice.

L'or employé doit être de l'or pur, coupé en petits paillons de différentes tailles, dans une feuille de cinq à six millièmes de millimètre d'épaisseur. Ces paillons sont placés dans une soucoupe ou une boîte de porcelaine contenant une solution concentrée de borax dans laquelle ils baignent. Le borax facilite la mise en place exacte des paillons d'or, qui se fixent à l'endroit où on les applique sur le bloc chaud, par suite de la fusion du sel.

Tout étant préparé, chauffez au chalumeau votre matrice ; placez dedans un paillon d'or, et fondez-le ; ajoutez un à un les petits morceaux du métal. Il est utile de commencer par tapisser d'une couche mince et uniforme d'or tout le fond de la cavité, en ayant soin de recouvrir les bords.

Quand ceci est fait, il faut, pour réaliser la reconstitution des contours et des tubercules de la dent, ne plus employer que de petits paillons et les fondre à la place exacte où ils ont été mis. Pour y arriver, chauffez toute la masse avec une flamme large de votre chalumeau, puis par un jet de flamme très fine dirigé comme un coup de dard, faites en sorte de fondre rapidement le paillon avec une zône très limitée de la surface sur laquelle il est posé.

Ce résultat est facilement obtenu avec un peu d'habitude et permet de faire des reconstitutions compliquées et étendues (2).

Votre bloc est prêt, il ne vous reste plus qu'à le rectifier, s'il en est besoin, l'articulation, à le polir et le mettre en place. Nous

(1) Voir à ce sujet les remarquables articles du Dr Pierre Robin (*Revue de Stomatologie,* mai et juin 1907).

(2) Un procédé du Dr Pierre Robin permet de construire rapidement un tubercule proéminent, et faire monter l'or pour ainsi dire à pic : Prenez un petit morceau de la feuille de platine, celle qui a servi à l'empreinte et placez-le perpendiculairement à la surface du bloc d'or en formation. Les nouveaux paillons d'or que vous ajouterez ensuite se souderont autour en formant un petit monticule auquel vous imprimerez la forme que vous voudrez.

reviendrons sur ce sujet après avoir étudié les autres méthodes de fabrication des incrustations d'or (1).

FABRICATION DES INCRUSTATIONS D'OR
PAR LA MÉTHODE DE LA CIRE PERDUE

Première méthode de Solbrig

Le Dr Solbrig (de Paris) a eu l'idée d'employer le procédé de la cire perdue à la fabrication des blocs d'or. Sa méthode primitive très ingénieuse et qui apportait déjà presque une révolution dans cette importante question a été entièrement transformée par son inventeur et a fait place à un nouveau mode de fabrication qui fera l'objet d'une étude détaillée.

(1) Vous pouvez également employer avec avantage le procédé indiqué par le Dr J. Batchelor, de Milwaukee :

Prenez une feuille de platine d'une épaisseur de un centième de millimètre. Ajustez-la approximativement dans la cavité, puis enlevez-la, coupez-en le surplus et ne laissez que l'excès nécessaire pour bien recouvrir les bords et permettre une manipulation facile de la matrice. Reportez-la dans la cavité et, cette fois, adaptez-la soigneusement. Cela fait, et pendant qu'elle est en place, condensez-y légèrement quelques fragments d'or-cristal, avec lesquels vous indiquerez nettement le contour du futur bloc. Il ne s'agit pas là d'une condensation soignée, sauf en ce qui concerne l'adaptation sur les bords, qui doit être parfaite.

S'il s'agit d'une cavité proximale, employez pour vous aider dans la restauration du contour, une matrice d'Ivory très mince.

Tout cela ne vous prendra que quelques minutes.

Enlevez ensuite la matrice de platine remplie d'or, et aidez-vous pour cela, si nécessaire, de deux explorateurs que vous enfoncerez dans la masse, l'un sur la surface proximale, l'autre sur la surface triturante. Puis fondez sur ce bloc d'or de la soudure à 22 carats. Si vous avez opéré comme il convient la semi-condensation dont nous avons parlé, l'or-cristal absorbera pour ainsi dire la soudure, qui ira combler les interstices et avec laquelle vous donnerez au contour le fini voulu. Vous obtenez ainsi un bloc très solide.

Pour éviter la fusion de la soudure sur la face cavitaire de la matrice, ayez soin de recouvrir cette face d'une couche de rouge ou de blanc d'Espagne, au moyen d'un pinceau.

Cette méthode donne entre les mains du Dr Batchelor des résultats merveilleux et très rapidement obtenus.

L'ancien procédé pourra cependant rendre des services dans certains cas, nous l'exposerons donc succinctement :

Obtenez d'abord une matrice de platine soit par la méthode directe, soit par la méthode indirecte. Pour renforcer le platine, fondez un morceau d'or pur dans l'intérieur de la matrice. Portez alors le tout dans la cavité et rebrunissez les bords afin d'assurer un ajustement parfait. Remplissez ensuite la matrice avec de la cire collante et construisez ainsi dans le platine, un bloc de cire qui rétablisse le contour exact, le point de contact et l'occlusion (*fig. 141*).

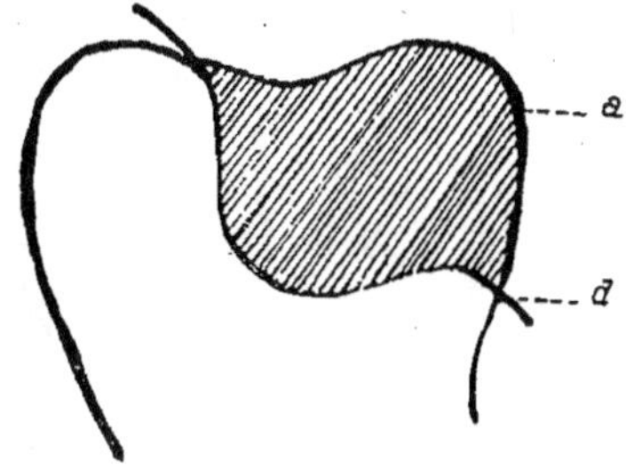

Fig. 141

a) Bloc de cire; d) empreinte de platine.

Cette partie du travail peut être exécutée sans difficultés, du moment que l'or a donné suffisamment de rigidité à la feuille de platine pour permettre de la manipuler sans courir le risque de la déformer. Il n'est pas nécessaire d'appliquer la digue ; au contraire, l'humidité de la bouche empêchera la cire d'adhérer à la dent.

L'empreinte en platine contenant la cire est soigneusement retirée ; ceci ne demande que peu de précautions, si la cavité est bien préparée, la cire collante aidant à en conserver la forme. Dès lors, il est possible d'interrompre le travail ou de le poursuivre à votre gré.

Pour terminer, procédez de la façon suivante :

A l'incrustation ainsi préparée, attachez un cône de cire muni au centre d'une épingle. A l'extrémité, fixez-y une paille de balai afin de donner un évent pour l'échappement des gaz (*fig. 142*). Le tout est maintenant prêt pour l'investissement.

Pour cet investissement peu importe que l'on ait recours à la pierre ponce, au sable jaune, à la poussière de marbre ou au talc, pour être délayé par parties égales avec le plâtre : l'essentiel est de s'assurer que ces matières sont bien mélangées et plutôt employées à l'état liquide.

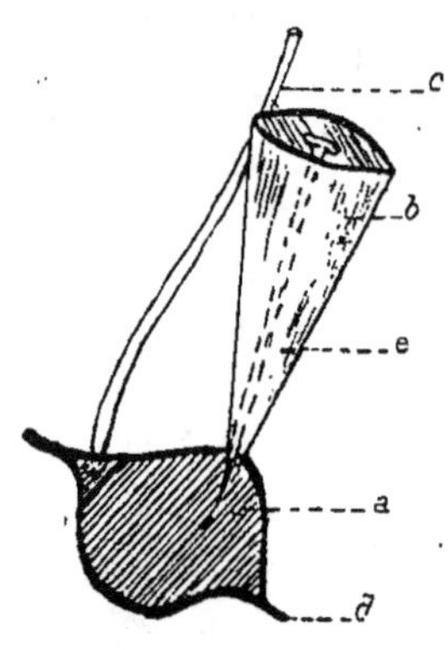

Fig. 142

a) Bloc de cire ; b) cône de cire ;
c) paille de balai ; d) empreinte
de platine ; e) épingle.

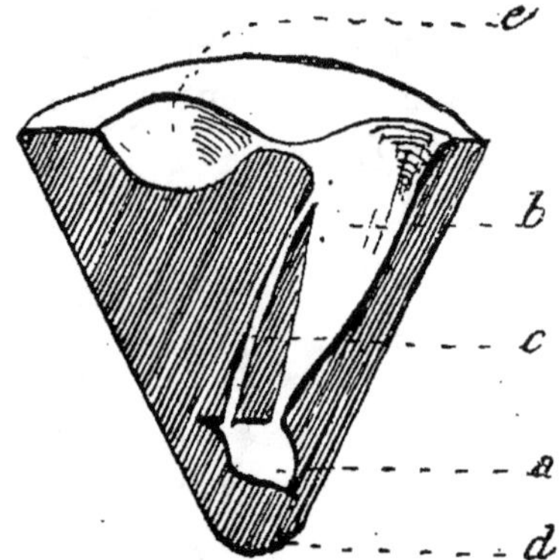

Fig. 143

Coupe du moule où sera fondu et coulé l'or.
a) empreinte ; b) entonnoir conique ;
c) évent ; d) investissement ; e) cupule où
sera fondu l'or.

Pour donner à l'investissement une forme pratique : faites un entonnoir en papier, remplissez-le avec le mélange et introduisez le bloc de cire en le penchant un peu de côté.

Avant que le plâtre ait atteint son entier durcissement, façonnez une petite cupule dans la surface supérieure de l'investissement (*fig. 143*), pour recevoir l'or dont nous allons nous servir.

Lorsque le plâtre a atteint la consistance nécessaire, il faut le chauffer légèrement pour enlever le cône de cire avec son épingle. Ce qui reste de cire dans la matrice ainsi que la petite paille se consument au cours de l'opération de la fusion de l'or. Celle-ci aura lieu de préférence dans un petit four (*fig. 144*).

Quelques minutes suffiront pour chauffer la masse entière. Quand l'intérieur atteint un rouge vif, fondez l'or, dans sa cupule à l'aide du chalumeau ; lorsqu'il est à point, inclinez le petit four de façon à permettre à l'or liquide de s'écouler dans la matrice, à travers l'ouverture en forme d'entonnoir. L'incrustation est alors pour ainsi dire achevée.

Pour refroidir l'investissement, il suffit de le plonger dans l'eau, le bloc d'or se retire ensuite très facilement du plâtre.

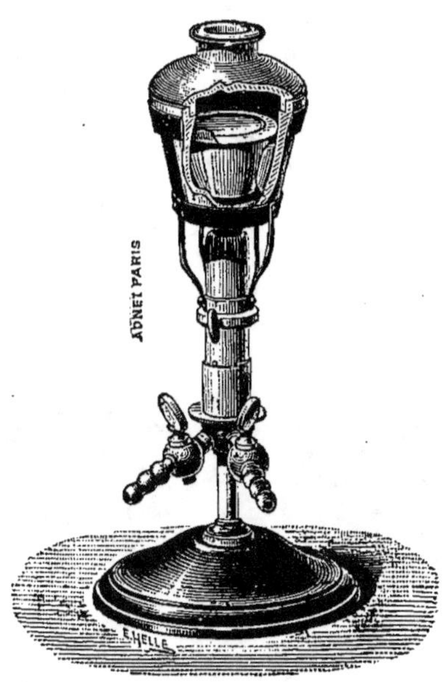

Fig. 144
Le Fourneau

Le résultat ainsi obtenu sera une reproduction fidèle de la cire, avec ses contours parfaits, l'occlusion et le point de contact. Sciez le cône d'or et l'incrustation est prête à être essayée dans la bouche; il ne reste plus qu'à la polir.

FABRICATION DES INCRUSTATIONS D'OR
PAR LES MÉTHODES DE LA CIRE PERDUE SOUS PRESSION

1° Nouvelle méthode de Solbrig

La nouvelle méthode de Solbrig, présente le grand perfectionnement de supprimer complètement l'empreinte de platine, et d'obtenir, à l'aide d'une instrumentation spéciale (qui sera décrite plus loin), un bloc d'or articulé avec les dents opposantes, et qui ne demandera pour ainsi dire pas d'ajustement ni de polissage. Elle consiste à fabriquer en cire, soit dans la bouche, soit sur un moulage, suivant que la cavité est plus ou moins accessible, une obturation aussi parfaite que possible. Le bloc de cire ainsi obtenu est ensuite reproduit dans tous ses détails d'une façon parfaite par la méthode de la cire perdue *sous pression.*

Prenons un cas compliqué : la cavité est complexe et d'un accès

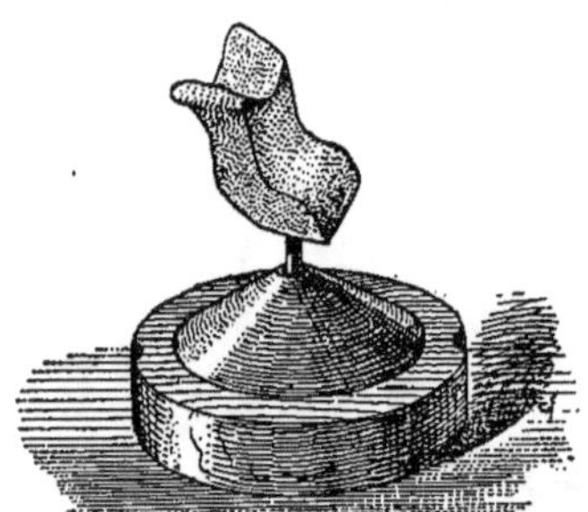

Fig. 145

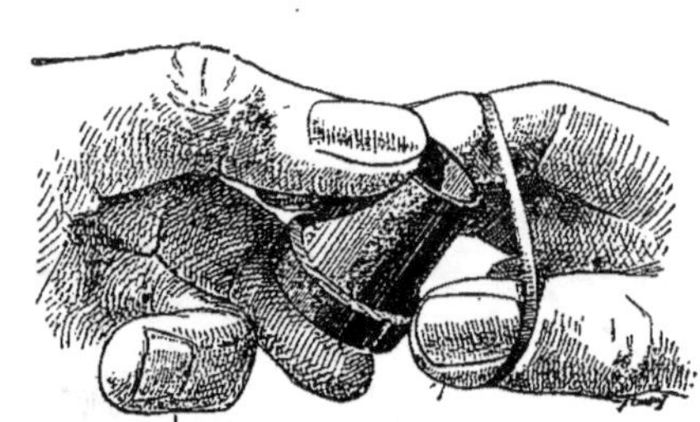

Fig. 146

difficile. Vous en prendrez une empreinte à la laque d'après les procédés précédemment décrits, et coulerez un moulage en spence-metal.

Sur ce moulage, obturez à la cire la cavité préalablement huilée ; donnez à votre obturation une forme parfaite, avec la reconstitution du contour, du point de contact et de l'articulation (1).

On peut, si on le juge utile, essayer le bloc de cire dans la bouche du patient et le rectifier s'il y a lieu.

Investissement du bloc de cire. — Vous retirez le bloc de cire, soit de la bouche (après refroidissement), soit du moulage, par

(1) Si le cas le demande, on pourra monter sur l'articulateur, en opposition avec le moulage de la dent à obturer, celui de la dent antagoniste, ou plus simplement celui de la surface antagoniste. Il suffira pour cela de placer dans la cavité un petit morceau de cire et de faire mordre le patient. Cette *cire d'articulation* ainsi obtenue, sera portée dans la cavité du moulage et servira à couler une contre-partie. Le tout sera monté sur un articulateur.

la manœuvre suivante : Prenez, avec des precelles, une pointe
de métal spécialement destinée à cette manœuvre ; chauffez légèrement l'une de ses extrémités, enduisez-la de cire collante et
piquez-la légèrement dans le bloc à l'endroit où la fidélité de la
reconstitution semble le moins importante.

Placez (*fig. 145*) l'autre extrémité de cette
pointe dans le canal ménagé au centre
d'un cône préalablement huilé.

Préparez alors un mélange d'investissement un peu moins consistant que le plâtre pour couler les modèles. Lavez la cire
avec de l'alcool au moyen d'un pinceau
très fin pour enlever l'huile et badigeonnez le bloc en cire avec un autre pinceau
également très fin trempé dans le mélange d'investissement. Posez ensuite le
cylindre correspondant au cône choisi sur
ce dernier en ayant soin de bien maintenir ensemble ces deux parties au moyen
d'un élastique que l'on passera comme l'indique la figure 146.

Vous versez alors dans le cylindre la
pâte d'investissement avec le plus grand
soin pour éviter les bulles. Une fois le
mélange suffisamment durci, retournez le
cylindre. Retirez le cône, placez le cylindre sur un support *ad hoc* au-dessus d'un
bec de Bunsen dans une position horizon-
tale comme l'indique la figure 147.

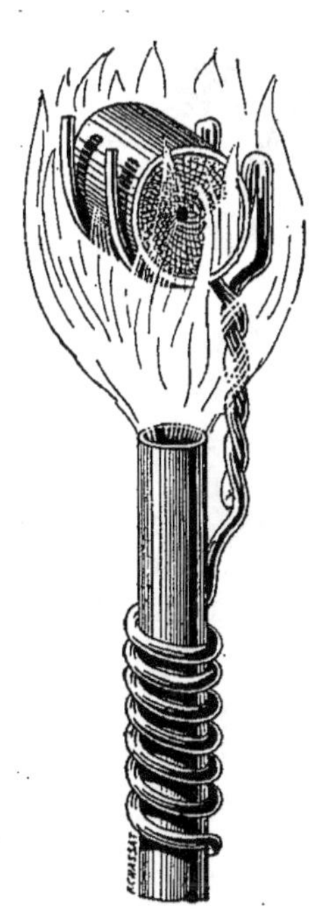

Fig. 147

Maintenez-le ainsi dans la flamme environ 20 minutes pour
obtenir un séchage parfait et le brûlage complet de la cire.
Au début de l'opération de ce séchage, il est nécessaire de retirer
la pointe.

La pince. — C'est alors qu'entre en jeu la pince Solbrig, dont
la description est suffisamment donnée par les figures ci-contre. —
Cette pince (*fig. 148*), présente deux mâchoires évidées, dont
l'une recevra le cylindre, avec la cavité conique dirigée vers le
haut, et l'autre deux rondelles d'amiante imbibées d'eau.

On dispose dans la cavité conique deux ou trois morceaux d'or à 22 carats, formant un volume deux ou trois fois plus grand que celui du bloc à faire. Il faut veiller à ne pas mettre trop de métal,

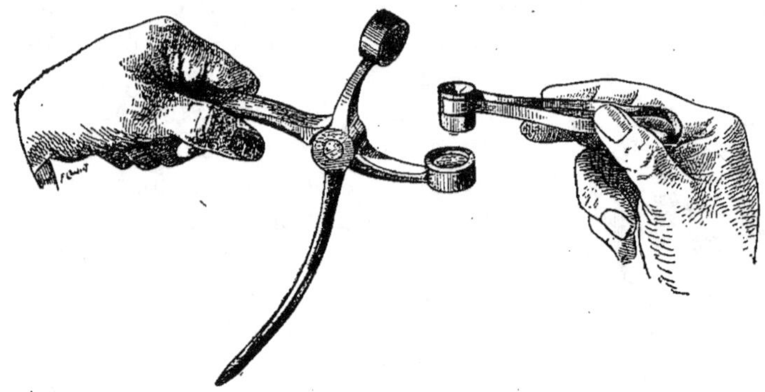

Fig. 148

de façon que la partie supérieure de la boule formée par l'or une fois fondu, reste un peu au-dessous du niveau des bords supérieurs du cylindre et que l'amiante ne vienne pas en contact avec l'or au moment de la fermeture de la pince. Pour cette même

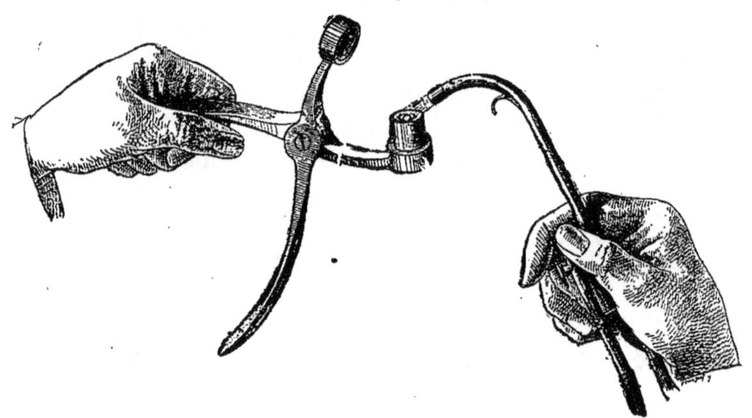

Fig 149

raison, deux disques d'amiante seulement doivent être placés dans le creux de la pince, de façon à ne pas en émerger.

La pince étant toujours tenue par une seule branche, l'opérateur dirige le jet d'un chalumeau (*fig. 149*), sur l'évidement jusqu'à ce que l'or soit complètement fondu et bien fluide. A ce moment, sans cesser de darder le chalumeau, l'opérateur ferme la pince en appuyant la deuxième branche sur la table (*fig. 150*), et en rapprochant sa main gauche de cette table. Le chalumeau n'est retiré qu'au dernier moment lorsque la distance entre les

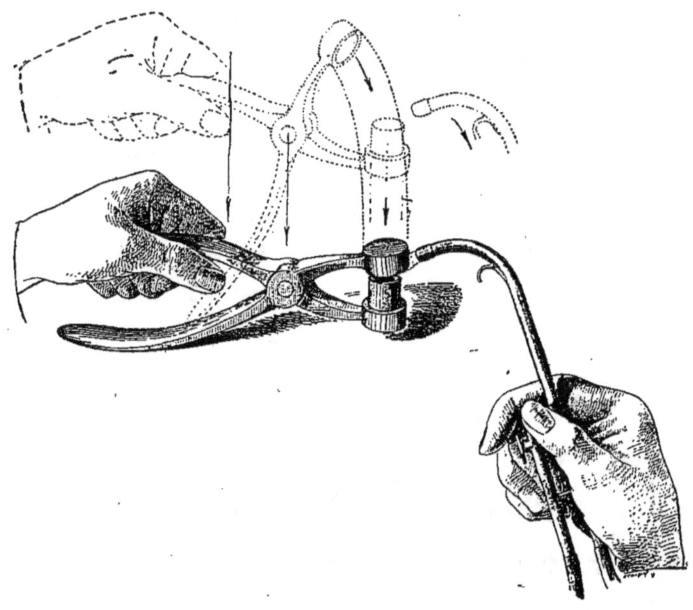

Fig. 150

deux mâchoires est devenue trop petite pour laisser passer la flamme. La pince ayant été hermétiquement fermée et maintenue fortement dans cet état, la pression de la vapeur d'eau produite a précipité l'or dans les plus petits détails de la cavité. On plonge dans l'eau les mors de la pince toujours fermée et l'opération est terminée.

Il faut ensuite défaire le revêtement et couper la masselotte. Si le modèle en cire a été soigneusement confectionné, le bloc d'or obtenu sera parfait et aucune retouche ne sera nécessaire. On fait un essai dans la bouche pour s'assurer que le résultat désiré est réalisé ; il ne reste plus qu'à prendre les dernières dispositions pour la pose du bloc.

2° **Méthode de Taggart** (1)

La méthode du Dr Taggart (de Chicago) est également basée sur *la méthode de la cire perdue sous pression*. Il se sert à cet effet d'un appareil qui semble assez compliqué, mais dont la manipulation est cependant simple (*fig. 158*).

De même que Solbrig dans sa seconde méthode, Taggart ne se sert pas d'empreinte-matrice en platine. Il conseille de former le bloc de cire directement dans la bouche, en lui donnant un contour et une articulation parfaits, de façon à reconstituer scrupuleusement la forme normale de la dent. Il recommande de polir soigneusement le bloc à l'aide de spatules et de brunissoirs enduits de vaseline, de façon à lui donner un excellent « fini ».

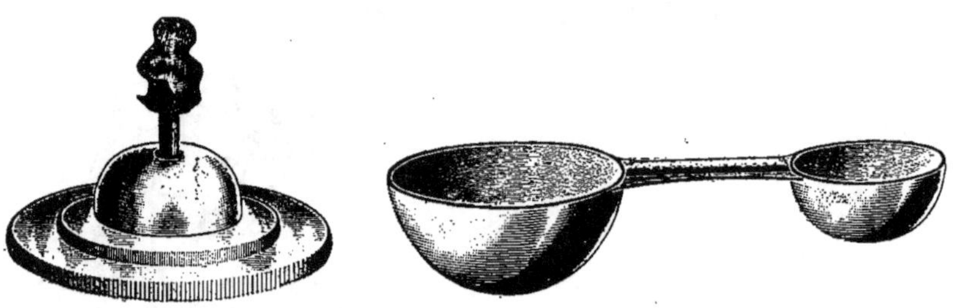

Fig. 151   Fig. 152

Pour retirer de la dent le bloc de cire ainsi préparé, on plante, dans sa face la plus accessible, comme nous l'avons décrit pour la méthode Solbrig, un fil métallique spécialement préparé, et on enlève le tout pour l'investir dans un petit moufle spécial, dont voici la description :

Le corps du moufle est un simple anneau pourvu d'un fond mobile. Ce fond porte à sa face supérieure un cône plein, dont le sommet est percé d'un trou du calibre du fil de cuivre dont nous nous sommes servis tout à l'heure. Posons donc ce fond sur

(1) Plusieurs excellents articles ont été publiés sur cette méthode, par son auteur dans l'*Items of Interest*.

la table, plaçons dans le trou du cône l'extrémité libre du fil de
cuivre, qui porte toujours à son autre extrémité le bloc de cire
(*fig. 151*), et tout est prêt pour l'investissement.

Taggart qui insiste beaucoup sur la façon de faire le mélange
investisseur, a imaginé pour assurer les proportions, un appareil
de dosage (*fig. 152*).

La grande coupe sert à mesurer la poudre spéciale d'investissement, la petite indique la quantité d'eau ; les deux doivent être
remplies très exactement. Mélangez la poudre et l'eau dans le
bol de caoutchouc. Penchez ensuite celui-ci (*fig. 153*), et faites-le

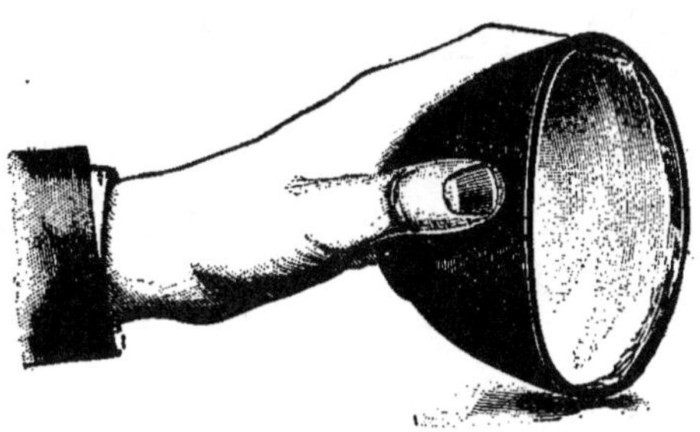

Fig. 153

tourner doucement de manière à ce que son intérieur soit enduit
entièrement d'une fine couche de pâte. Ce procédé est infaillible
pour chasser toute trace de bulles d'air.

Recouvrez ensuite le bloc de cire d'une légère couche d'investissement en évitant les bulles, et ajoutez la pâte peu à peu
(*fig. 154* et *155*).

Placez l'anneau du moufle (*fig. 156*), ne pressez pas sur la masse
pâteuse pour l'enfoncer, mais tournez doucement le moufle, et
elle s'étalera d'elle-même. Ajoutez, s'il est nécessaire, un peu du
mélange et retournez le moufle sur une surface polie. Vous laisserez reposer pendant au moins un quart d'heure, et si vous voulez faire, sans plus attendre, le coulage de l'or, ce qui est préférable, chauffez le tout sur le bec de Bunsen, cela permettra d'enle-

ver le fond du moufle avec le fil et produira le brûlage de la
cire.

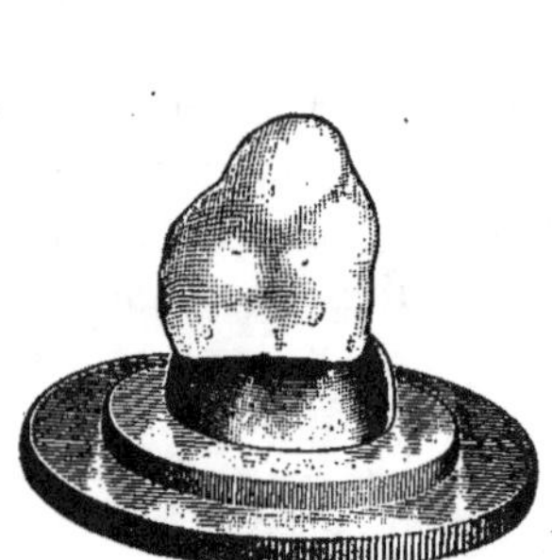

Fig. 154

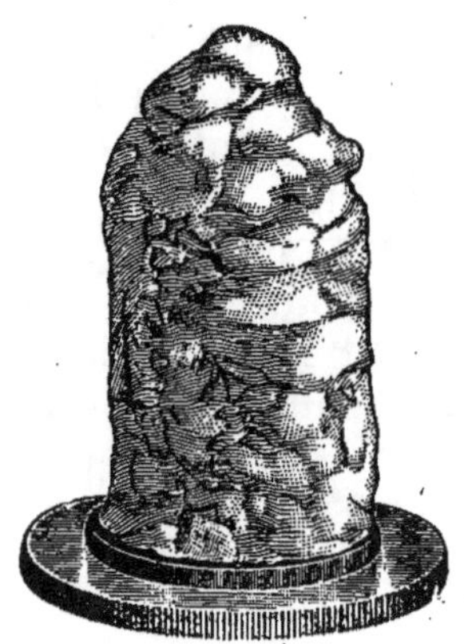

Fig. 155

Il restera donc dans le moufle le moule creux du bloc, surmonté
d'un canal et d'un petit entonnoir (*fig. 157*).

C'est dans cet entonnoir que sera placé l'or aussi pur que

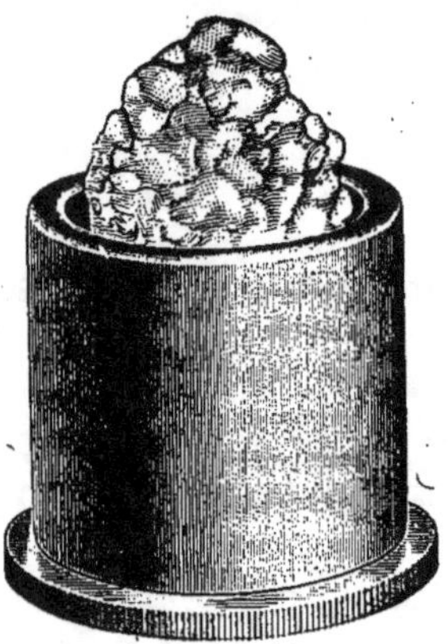

Fig. 156

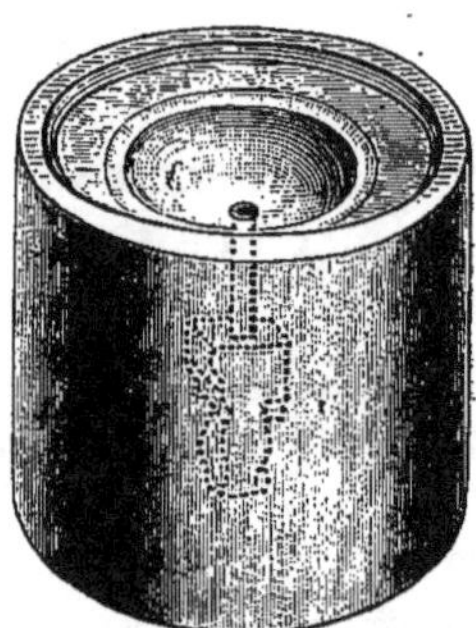

Fig. 157

possible. On n'en prendra qu'un seul morceau qui sera choisi de
grosseur convenable (environ le double du volume du bloc que
l'on veut obtenir). Il serait dangereux d'employer plusieurs paillons d'or, car l'on peut craindre, dans ce cas, que l'un d'eux fon-

dant avant les autres, intercepte plus ou moins la lumière du canal.

La fusion et le coulage se feront à l'aide d'une machine (*fig. 158*),

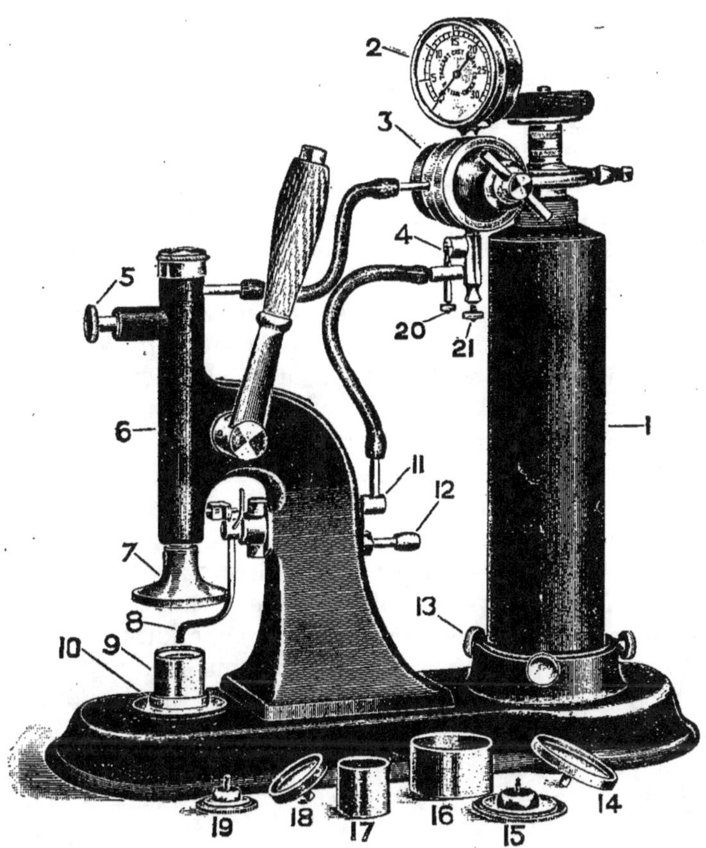

Fig. 158

dont le but est de fondre l'or à la flamme d'un chalumeau au protoxyde d'azote, et d'opérer ensuite sur l'or liquide une forte pression.

Le corps de la machine peut être mis en communication en 11 par l'intermédiaire de la valve (3), avec le récipient de protoxyde d'azote (1). Le gaz d'éclairage parviendra des conduites de la ville, pàr un tuyau souple qui sera fixé en 12. Le bec du chalumeau est en 8. Il est mobile autour de son point d'attache.

Avant la manœuvre, toutes les valves et robinets étant fermés, éloignons de la machine le bec de la soufflerie (8), puis allumons-le. L'absence de pression produira une flamme longue et fumante. Tournons la roue (1) du récipient de protoxyde d'azote, pour le mettre en communication avec la valve (3) et à l'aide du robinet (21), faisons-la communiquer en 11 avec le gaz d'éclairage qui vient de 12. La flamme devient immédiatement courte et bleue. Un manomètre situé au-dessus de la valve (3), permettra de vérifier la pression, qui devra être de trois ou quatre kilogs.

Plaçons sur l'anneau (10) le petit moufle (9) que nous avons préparé et qui contient le morceau d'or. Dirigeons la flamme directement sur l'or. Il ne tardera pas à se fondre, et lorsqu'il sera très fluide, tirez énergiquement en avant le levier placé sur le corps de la machine. Ce seul mouvement produira automatiquement un double effet : 1° Le bec du chalumeau sera poussé de côté ; 2° La plaque de pression (7), garnie d'amiante, viendra s'appliquer hermétiquement sur le moufle, obligeant ainsi la masse d'or en fusion à pénétrer dans les plus petits recoins du moule et à en épouser la forme d'une façon très exacte.

Il sera suffisant de laisser cette pression agir pendant trente secondes. Le moufle sera alors mis dans l'eau, et l'investissement complètement lavé. Le bloc d'or vous apparaîtra surmonté d'un fil et d'un cône d'or. Vous scierez le fil tout près de la surface du bloc et décaperez ensuite celui-ci dans une solution d'acide chlorhydrique à 50 %. Si votre bloc de cire a été bien préparé, vous avez à peine besoin de polir votre bloc d'or ; il ne vous reste donc plus qu'à le mettre en place.

MISE EN BOUCHE DES INCRUSTATIONS D'OR

Si l'empreinte était excellente, le bloc d'or n'aura besoin d'aucune retouche. Il est bon cependant de l'examiner à la loupe, de l'essayer dans la cavité, et au besoin d'enlever les bavures qui pourraient empêcher son adaptation parfaite.

On devra également dans un grand nombre de cas, en aug-

menter les chances de rétention, en faisant sur les surfaces qui
correspondent au fond de la cavité, des rainures à l'aide de la
scie d'atelier. On peut encore pratiquer dans sa masse à l'aide
de fraises montées sur le tour de cabinet un creux plus ou moins
accentué de forme rétentive.

Pour ces diverses manœuvres, et pour le cas aussi où on aurait
à enlever sur un bord une bavure que l'on jugerait inutile, il
sera pratique de tenir le bloc, avec une pince du genre de celle
représentée par la figure 159.

La fixation au ciment de l'incrustation dans la cavité doit se
faire avec toutes les précautions usitées habituellement pour assurer l'étanchéité complète de la dent pendant toute la durée de

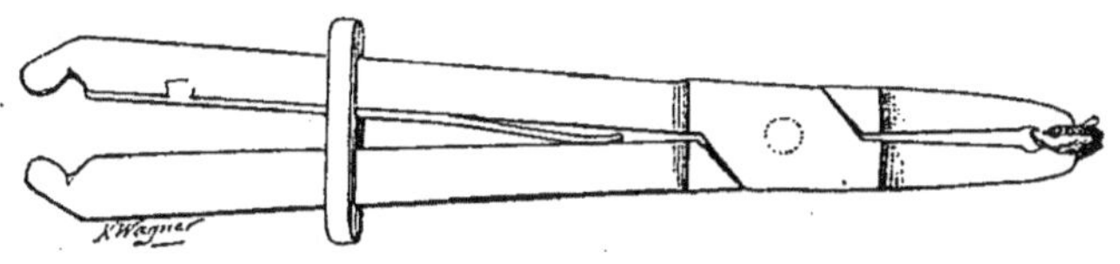

Fig. 159

l'opération. La digue, la serviette, ou les rouleaux de coton main-
tenus ou non par le clamp, pourront être également employés.

Le ciment doit être préparé avec soin de façon à obtenir une
pâte très adhésive.

Dans ce but, procédez de la manière suivante : Placez séparé-
ment, sur une large plaque de verre, la poudre et le liquide. In-
corporez au liquide une petite portion de poudre à l'aide d'une
spatule en os, ivoire ou agate (mais pas en métal). Pétrissez bien
le mélange en l'étalant plusieurs fois en fine couche sur la plaque
de verre, et en le grattant avec la spatule pour le remettre en
masse. Ajoutez progressivement de petites quantités de poudre (en
recommençant chaque fois le pétrissage), jusqu'à ce que le ciment
ait la consistance voulue.

Tapissez ensuite d'une fine pellicule de la pâte ainsi obtenue,
les parois et les bords de la cavité. Enduisez de même d'une très
légère couche la surface correspondante du bloc à incruster. Placez celui-ci dans la cavité et enfoncez-le fortement à l'aide d'un
instrument du genre de ceux représentés par les figures 160, 161
et 162, que vous tiendrez à pleine main.

Si la situation de la cavité le permet, vous frapperez même de petits coups dans différentes directions avec le maillet à main sur l'extrémité du manche du fouloir, afin de bien mettre en place le bloc d'or.

Si vous vous servez d'un ciment non hydraulique, vous laisserez le champ opératoire sec jusqu'au complet durcissement d'une petite quantité de ciment que vous aurez conservé comme témoin sur la plaque de verre.

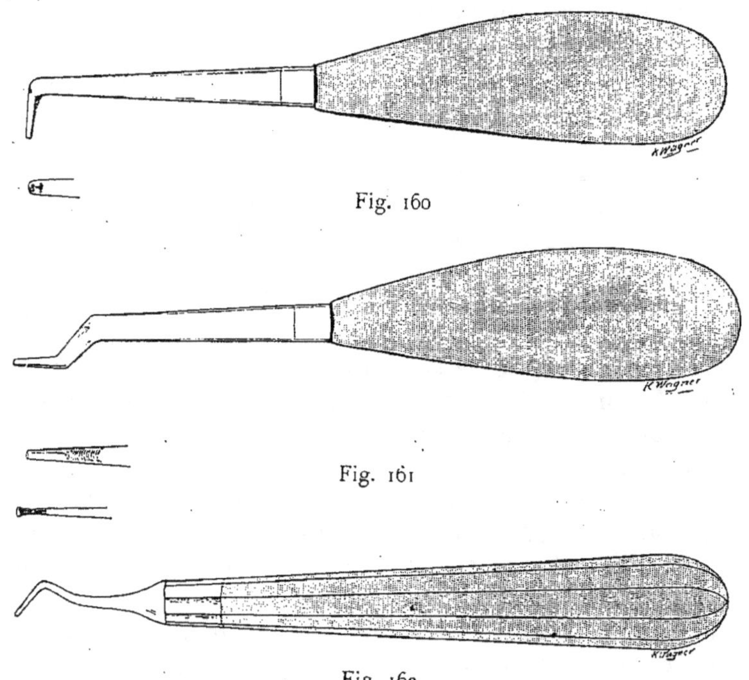

Fig. 160

Fig. 161

Fig. 162

Le finissage se fera de préférence dans une séance suivante. Les bords de l'incrustation si parfaits soient-ils seront soigneusement brunis sur les bords de la cavité, et un dernier polissage sera fait avec des disques fins.

Avec toutes ces précautions les incrustations d'or donneront de très bons résultats, quelle que soit la méthode choisie pour leur fabrication. Mais il n'est pas superflu de répéter encore que la préparation de la cavité est pour ce mode d'obturation, plus encore que pour tout autre, d'une importance capitale.

CHAPITRE XVII

COIFFAGE DE LA PULPE

Lorsque la carie a progressé jusqu'au point d'atteindre la pulpe, la question se pose de savoir si l'on doit tenter de conserver cet organe par un coiffage ou s'il faut le détruire et obturer le canal. C'est là une occasion pour le praticien de faire appel à la finesse de son jugement, après avoir examiné attentivement les conditions du cas qu'il traite. Il est impossible de formuler une règle invariable, applicable quelles que soient les circonstances. Nous énoncerons seulement les principales indications qui pourront guider l'opérateur et le décider pour ou contre le coiffage.

L'âge du patient, l'étendue de la dénudation pulpaire, la situation dans la bouche de la dent affectée, la durée et le degré de la douleur causée par la mise à nu de l'organe, tels sont les principaux points à considérer avant de prendre une décision. Il est moins difficile de sauver une pulpe chez les jeunes patients que chez les individus âgés, et du reste, la conservation est beaucoup moins importante chez ceux-ci que chez ceux-là.

Le rôle physiologique de la pulpe n'est pas fini tant que la dent n'est pas calcifiée complètement jusqu'à l'extrémité de l'apex, et cette calcification n'est jamais terminée qu'après l'éruption totale de la couronne à travers la gencive. Or, nous voyons des dents déjà attaquées par la carie au point de présenter une dénudation de la pulpe, dès leur période d'éruption, avant que la pointe de la racine soit formée, et si la pulpe meurt à ce moment, l'apex ne se forme jamais. Il est donc important, chaque fois que l'on trouve cet organe exposé chez de jeunes individus, d'essayer de le sauver pour atteindre la fin de la calcification. L'âge auquel ce processus est terminé varie sans doute, mais on peut dire d'une manière générale, que c'est environ six années après le début de l'éruption.

Une autre raison nous invite encore à entreprendre le coiffage chez les jeunes, c'est qu'il réussit beaucoup plus fréquemment chez eux que chez les patients âgés. L'explication de cette différence se trouve dans ce fait que l'orifice apical est plus large chez l'enfant, de sorte que la congestion des vaisseaux pulpaires n'a pas chez lui les conséquences désastreuses qu'il a chez les individus plus vieux. Avec l'âge, le foramen apical se rétrécit et la moindre irritation de la pulpe peut suffire à causer sa mort.

L'étendue de la dénudation joue aussi un rôle important dans le parti à prendre. Si la pulpe n'est que légèrement exposée, si elle n'a été attaquée d'aucune façon, ou si par exemple elle a été accidentellement mise à nu par un excavateur, les chances de réussite sont plus nombreuses que si la dénudation est étendue, ouvrant ainsi une porte plus large à l'infection. De plus, l'un des principaux éléments du succès dans le coiffage étant l'absence absolue de toute pression sur la pulpe, on conçoit combien cette condition est plus difficile à réaliser dans le dernier cas que dans le premier.

Nous avons signalé l'importance de la position de la dent dans la bouche, et nous entendons par là faire une différence entre les dents antérieures en évidence et celles que le patient ne montre jamais, même lorsqu'il parle. Dans le premier cas, la conservation de la pulpe s'affirme beaucoup plus que dans le second. En effet, la mort de la pulpe provoque la plupart du temps un changement de coloration de la dent qui perd sa translucidité normale, et cette coloration attire le regard à un tel point que toute la bouche peut être déparée. Il est vrai que par un traitement approprié et appliqué dès la destruction de la pulpe, jusqu'à l'obturation finale de la cavité, on peut parer à toute décoloration intense ; mais il n'est jamais possible, néanmoins, d'affirmer que la dent morte gardera la couleur qu'elle avait auparavant. Et d'ailleurs, c'est de la bonne méthode conservatrice que d'essayer de ne pas dévitaliser les dents antérieures. Tout effort pour y atteindre sera légitime, alors même que le succès paraîtrait douteux.

Les pulpes ne résistent pas toutes de la même façon et n'ont

pas la même vitalité ; s'il y a quelque espoir d'arriver à un bon
résultat dans une dent antérieure, donnez-lui le bénéfice du doute
et agissez en conséquence. Néanmoins, et pour sauvegarder votre
réputation, n'oubliez pas d'avertir le patient et déclinez d'avance
votre responsabilité, au cas où la pulpe mourrait sous le coiffage.
Si vous avez affaire à une personne intelligente, elle appréciera
vos efforts et ne vous reprochera pas un insuccès. Si, au contraire,
elle ne paraît pas vous comprendre, n'insistez pas, ne courez aucun risque, et détruisez toute pulpe douteuse. Vous n'avez pas à
agir avec cette catégorie de patients comme avec ceux qui, appré-
ciant le sens de votre intervention, s'inclinent d'avance devant le
résultat, quel qu'il puisse être.

Il est encore une considération d'un grand poids au sujet de
la décision que vous allez prendre ; elle a trait à la durée et au
degré de l'inflammation pulpaire. L'intensité de la douleur sera
le symptôme qui vous renseignera pleinement sur ces deux points.
Si la dénudation ou la presque dénudation de la pulpe a provoqué
une forte « rage de dents » et surtout si cette pulpite aiguë a duré
plusieurs heures, c'est que l'organe est profondément atteint, il
ne pourra guérir et toute tentative de conservation sera infruc-
tueuse. Mais si la dent a été traitée dès le début des accidents, et
surtout si l'inflammation a cédé promptement au traitement palliatif, vous avez beaucoup de chances de réussir.

L'état général exerce encore une influence sur le succès ou
l'échec du coiffage et nous dirons aussi, la contrée où habite le
patient. Dans quelques régions, particulièrement dans celles où
règne la malaria, le coiffage de la pulpe mène invariablement à
un échec. Ces insuccès ont souvent modifié les idées de praticiens
pourtant soigneux et conservateurs, et les ont amenés à poser en
principe que toute pulpe mise à nu doit être détruite. Cette affirmation nous semble exagérée, car l'expérience a maintes fois cer-
tifié que les pulpes peuvent continuer à vivre, et dans d'excellentes conditions, pendant plusieurs années sous le coiffage (1). La

(1) Aux considérations signalées ci-dessus, nous ajouterons encore la curieuse
remarque suivante qui concerne le tempérament du patient. Le D^r Ed. T. Darby
(de Philadelphie) déclare que, malgré les précautions les plus minutieuses, il n'a
jamais réussi à conserver par le coiffage la vitalité d'une pulpe chez les sujets roux,
et que chez les blonds, la proportion d'insuccès est considérable. — Cette observation correspond fort bien à ce que nous savons de la faible résistance manifestée
par ce type de patients à l'infection en général.

pulpe est vraiment trop utile dans certains cas, et nous les avons indiqués, pour que l'on puisse admettre sa destruction systématique.

Il est encore un point dont l'importance semble être ignorée par la grande majorité des praticiens : nous voulons parler de l'effet produit sur la membrane péridentaire par la disparition de la pulpe. Dans tous les cas de dents mortes, et même pour celles qui ne donnent lieu à aucun ennui et dont le patient n'a jamais eu à se plaindre, vous constaterez que cette membrane a beaucoup perdu de sa force de résistance. En d'autres termes, le patient ne peut exercer sur ces dents la même pression que sur les dents vivantes. Ce fait lui échappera tant qu'il n'aura pas à accomplir un effort spécial pendant la mastication ; il existe pourtant, et il indique une altération de la membrane. C'est là encore un détail dont vous devez tenir compte, au moment de décider pour ou contre le coiffage de la pulpe.

Substances propres au coiffage de la pulpe

Bien des substances ont été recommandées pour le coiffage de la pulpe, et chacune d'elles possède des vertus particulières que toutes les autres n'ont pas, si l'on en croit ceux qui les préconisent. Tel praticien se servira avec succès de tel produit qui semblera donner de moins bons résultats dans les mains d'un second opérateur. Nous devons ici (comme d'ailleurs en toute chose) nous incliner devant les préférences personnelles et laisser chacun adopter la méthode et la matière qui lui paraîtront le plus efficaces.

Il est bon cependant de passer rapidement en revue les principaux matériaux qui sont d'un emploi courant pour le coiffage.

Et d'abord, ce qu'avant tout il faut demander à la substance employée, c'est de mettre la pulpe absolument à l'abri des irritations extérieures. Elle sera donc mauvaise conductrice au point de vue technique, elle n'aura aucun caractère irritant, et de plus, elle sera assez plastique pour être adaptée sur la pulpe sans pression, et se cristalliser ensuite en formant une couche rigide qui mettra l'organe à l'abri des chocs extérieurs.

La gutta-percha a été parfois recommandée. Elle a l'avantage d'être mauvaise conductrice, de n'être en rien irritante ; mais comment l'appliquer exactement sur une pulpe exposée, sans exercer de pression ? Il n'est pas certain d'autre part, qu'elle conservera toujours le même volume après son insertion, et la moindre dilatation, si fréquente dans la gutta-percha, peut en faire un irritant mécanique. Ces dernières considérations, et surtout la crainte de la pression qu'elle peut exercer sur la pulpe, font de la gutta une matière rarement utilisable dans le coiffage. Pour éviter absolument toute pression, certains opérateurs se servent d'un disque de métal mince et concave dont ils tournent la concavité vers la pulpe, les bords du disque reposant sur la dentine, autour de la surface dénudée. Puis ils coulent du ciment sur cette coiffe métallique. Cette méthode a l'inconvénient de créer un espace entre le disque et la pulpe, espace qui ne restera pas vide, et ceci, dans le cas particulier, a un intérêt sérieux (1). Encore une fois, il nous faut une adaptation sans pression.

(1) Il est en effet nécessaire d'établir un contact parfait entre la substance employée pour le coiffage et le tissu pulpaire, de façon à éviter la formation d'un espace où transsuderait et se décomposerait le sérum sanguin. Mais il ne nous semble pas que cette condition constitue une contre-indication quelconque à l'usage des coiffes métalliques. Il suffira de remplir la coiffe métallique avec la pâte de coiffage, avant de la mettre en place, et l'on obtiendra ainsi l'adaptation voulue. Nous pensons, pour notre part, que la coiffe de métal représente le moyen le plus sûr de protéger la pulpe contre toute pression, c'est-à-dire contre l'accident qui doit être absolument évité dans cette opération.

Nous recommandons, en conséquence, d'employer aussi souvent que possible des coiffes en aluminium, et de choisir pour porter au contact immédiat de la pulpe une pâte antiseptique, aussi peu stimulante que possible. Les huiles essentielles, et en particulier l'essence de girofle, sont à conseiller.

Nous fixons notre choix au mélange suivant :

        Thymol,
        Glycérine,
        Oxyde de zinc,

qui devra présenter une consistance relativement fluide.

Le thymol possède en effet, et à un haut degré, des propriétés antiseptiques, germicides et analgésiques ; et il est susceptible de détruire les bactéries, qui ont pu envahir la couche superficielle de la pulpe, sans irriter cet organe d'une façon sensible.

Lorsque la coiffe est en place, on l'y maintient à l'aide d'un instrument et l'on enlève l'excès de pâte; puis on l'immobilise définitivement en coulant dans le fond de la cavité une mince couche d'un ciment assez fluide à l'oxyphosphate de zinc; lorsque le ciment est suffisamment dur, on peut terminer l'obturation.

Si pour une raison quelconque, on a décidé de ne pas employer la coiffe métallique, nous recommandons alors de suivre la méthode préconisée par le D' Kirk. Elle consiste à fondre sur l'extrémité d'une spatule un fragment d'un mélange

L'oxychlorure de zinc a aussi pour le coiffage ses partisans. Les propriétés irritantes de ce produit en limitent l'emploi aux pulpes peu délicates, à celles qui peuvent supporter une violente irritation sans succomber. Il semble que la pulpe peut quelquefois continuer à vivre dans ces conditions. L'irritation peut provoquer une production rapide de dentine secondaire protectrice : ces cas sont rares, et le plus souvent la pulpe meurt lorsqu'elle est soumise directement à l'influence irritante de cette substance. Comme il est impossible de prévoir comment la pulpe supportera l'oxychlorure il est imprudent de l'employer.

Les partisans de l'oxyphosphate de zinc sont sans aucun doute, les plus nombreux, car cette substance est moins irritante que la précédente et d'un emploi plus commode. On peut la placer et l'adapter sans pression sur la pulpe, et elle prend une assez grande dureté pour la protéger suffisamment contre les chocs extérieurs.

Néanmoins, l'oxyphosphate est légèrement irritant et certaines pulpes ne peuvent supporter son contact direct. Mais vous pourrez les protéger suffisamment en étendant sur la partie exposée un mélange de poudre de ciment et d'essence de girofle. Cette couche intermédiaire, antiseptique et anodine, suffira comme protection. Grâce à cette méthode, il est probable que vous arriverez à conserver toute pulpe susceptible de guérison et que vous n'infligerez à votre patient aucune douleur. Quelques opérateurs remplacent la pâte à l'essence de girofle par de la chlorapercha (1), de façon à obtenir une pellicule protectrice avant d'appliquer l'oxyphosphate de zinc. Mais la chloropercha n'est généralement pas aussi bien tolérée que la pâte.

de thymol et de paraffine et à le couler directement sur la partie dénudée lorsqu'il est assez refroidi. Ces deux substances peuvent rester temporairement liquides, alors même qu'elles ont atteint en refroidissant un degré inférieur à celui de leur point de fusion. Et cette propriété nous permet de les porter liquides au contact du tissu pulpaire, sans provoquer de souffrance notable. Leur durcissement s'opère ensuite rapidement et l'on recouvre la masse d'une couche de ciment comme dans le cas précédent, etc.

Il est parfois nécessaire d'aider au succès du coiffage, en opérant une révulsion immédiate sur la gencive, dès que la dent soignée manifeste quelque sensibilité aux changements de température.

Si les douleurs continuent et augmentent en dépit du traitement, et si l'on a pris toutes les précautions voulues, il ne reste plus qu'à ouvrir la dent : la destruction de la pulpe s'impose.

(1) Solution de gutta-percha dans le chloroforme.

Technique du coiffage de la pulpe

La condition primordiale du succès est l'enlèvement de toutes les matières infectées qui se trouvent au voisinage immédiat de la pulpe. Vous exciserez donc la dentine décalcifiée aussi radicalement que possible, en ayant soin de ne pas toucher à l'organe pulpaire. Moins il restera de dentine infectée, moins sera grand le danger d'infection ; nous avons déjà insisté sur ce fait dans un précédent chapitre (1).

Pendant ce nettoyage et le coiffage subséquent, vous vous mettrez soigneusement à l'abri des fluides de la bouche. Badigeonnez d'abord la cavité avec un antiseptique non irritant, de préférence l'essence de girofle. Après avoir asséché votre coton, vous enlèverez les couches de dentine décalcifiée à l'aide d'un excavateur en cuiller tranchant. Ce nettoyage terminé, appliquez de nouveau le même antiseptique, laissez-le en place trois ou quatre minutes, pendant que vous préparerez la substance dont vous allez vous servir pour le coiffage. Cela fait, absorbez l'excédent d'essence de girofle avec un coton et placez la pâte sur la pulpe. Le moyen le plus rapide d'y arriver est de l'étendre avec un petit rouleau de coton très serré que vous tiendrez dans vos pinces. Agissez avec douceur, enlevez l'excès de pâte, recouvrez d'oxyphosphate de zinc (2), et attendez la complète solidification. Si le cas que vous entreprenez est d'un succès douteux, n'exposez pas la dent au martelage d'une aurification immédiate. Remplissez plutôt toute la cavité d'oxyphosphate de zinc et attendez six mois. Si au bout de ce laps de temps la pulpe est encore vivante et n'a causé aucun ennui, enlevez une partie du ciment et remplacez-le par de l'or en prenant soin, naturellement, de laisser au-dessus de la pulpe une couche suffisante d'oxyphosphate.

---

(1) Voir : Traitement de la dentine ramollie dans les cavités profondes.
(2) Sans produire de compression.

CHAPITRE XVIII

DESTRUCTION DE LA PULPE

Lorsqu'une pulpe ne peut être sauvée, il est nécessaire de la détruire et d'obturer les canaux. Le procédé couramment employé pour « dévitaliser » la pulpe est l'application d'acide arsénieux.

On trouve chez les fabricants des pâtes arsenicales toutes préparées ; il suffit d'en prendre une petite portion et de l'enfermer dans la cavité pendant un temps plus ou moins long, suivant les circonstances. Un autre moyen consiste à anesthésier tout le tissu pulpaire avec une solution de chlorhydrate de cocaïne que l'on y introduit, soit par cataphorèse, soit par injection, soit par pression, et à faire l'extirpation immédiate sous cette anesthésie. Vous choisirez la méthode appropriée au cas particulier, en tenant compte aussi des résultats que chacune d'elles donne entre vos mains ; l'extirpation immédiate sous l'anesthésie cocaïnique a de très chauds partisans, mais elle est également très combattue ; certains opérateurs disent n'en obtenir aucun succès.

D'une façon générale, si vous n'êtes pas pressé d'enlever la pulpe, employez l'acide arsénieux, vous aurez des résultats plus uniformément satisfaisants qu'avec la cocaïne. Mais si vous devez agir vite, c'est à la cocaïne que vous vous adresserez.

Dévitalisation par l'acide arsénieux

Quand vous employez l'acide arsénieux, vous devez avant tout porter cet agent directement au contact de la pulpe, en évitant avec soin d'exercer la moindre pression sur cet organe. Obturez ensuite provisoirement la cavité avec tout le soin possible, afin que

l'acide arsénieux ne puisse s'échapper et venir au contact de la
gencive, car c'est un caustique énergique qui détruit rapidement
les tissus. S'il atteint les gencives ou les autres parties molles,
il les sphacèlera sur une surface proportionnelle à son volume et
à la durée pendant laquelle il·agira sur elles. Son action peut
s'étendre jusqu'au procès alvéolaire.

Il est indispensable qu'il soit très sûrement enfermé, mais il
est très délicat d'arriver à ce résultat sans presser sur l'organe
pulpaire. La majorité des douleurs imputées à l'acide arsénieux
pendant son action sur la pulpe, sont probablement dues à la
pression exercée lors de son application.

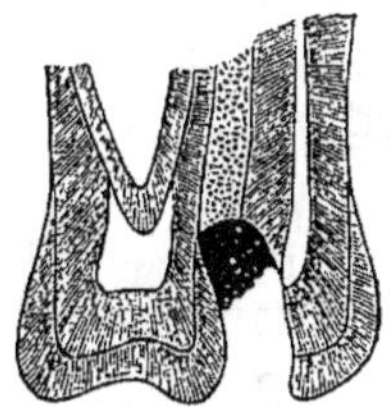

Fig. 163

Les substances les plus pratiques pour sceller l'acide arsénieux
sont la gutta-percha et le ciment. On aura recours à la première
dans les cas où elle peut être appliquée contre les parois, sans
comprimer la pulpe ; on utilise le second lorsque l'application de
gutta-percha est trop difficile. Le ciment est coulé doucement sur
l'arsenic et on peut le faire adhérer parfaitement aux parois.
Il est donc préférable dans la plupart des cas, mais il est peu aisé
de l'enlever et c'est là son inconvénient. Pour les cavités proximales où la paroi se dirige en pente du point de dénudation pulpaire jusqu'au bord gingival, quelques particules d'acide arsénieux risquent de glisser vers la gencive ou d'être entraînées par le
ciment, et l'opérateur ne s'en aperçoit qu'au moment où les accidents se sont produits. La partie gingivale le plus exposée est
naturellement la portion interproximale.

Pour parer à toute complication de cette nature, quand vous
ferez une application d'acide arsénieux dans une cavité proximale,
vous disposerez un tampon de gutta-percha sur la paroi gingivale.
Ce tampon, ainsi que l'indique la figure 163 partira du point de

dénudation, recouvrira l'espace interproximal et s'appuiera sur la dent suivante. Ce procédé vous mettra à l'abri de tout danger. Dans ce cas, vous ferez bien de vous servir de ciment pour enfermer l'acide arsénieux et vous en étendrez la couche protectrice jusqu'à la dent voisine. Comme nous l'avons déjà dit, vous n'aurez pas de pression à exercer pour le mettre en place ; en outre, étant beaucoup plus dur que la gutta, il résistera mieux à la mastication, il sera moins susceptible de se laisser enfoncer dans la cavité, et la pulpe ne courra pas le danger d'être comprimée.

La quantité de pâte arsenicale nécessaire pour détruire une pulpe est très minime. La plupart des opérateurs en appliquent beaucoup plus qu'il n'est utile et augmentent ainsi les risques de lésion des parties voisines. La moitié, ou même le quart du volume d'une tête d'épingle ordinaire suffit amplement si vous veillez à ce que la pâte soit au contact direct de la pulpe. Voici un bon moyen de la traiter : Déposez sur une plaque de porcelaine la quantité voulue de pâte ; ramassez-la avec une boulette de coton humectée d'essence de girofle, et portez-la dans la cavité que vous avez naturellement préparée d'avance. Placez le caustique exactement sur la partie pulpaire découverte (1) et laissez le coton dans la cavité. Vous coulerez alors avec précaution le ciment sur le pansement. Si vous agissez en tout ceci avec beaucoup de délicatesse, votre patient souffrira rarement ensuite.

Pendant combien de temps faut-il laisser en place l'acide arsénieux ? Tout dépend des cas. S'il s'agit d'un jeune patient — chez lequel le foramen apical est toujours largement ouvert, — ou si pour une raison quelconque le scellement du pansement ne vous paraît pas parfait, enlevez le caustique au bout de 24 heures ; mais il n'est pas souvent indiqué d'extraire la pulpe à ce moment.

Bien qu'en fait l'arsenic puisse avoir terminé son rôle et assuré la destruction du tissu pulpaire, la sensibilité subsiste néanmoins pendant quelques jours encore après l'application (2). Vous ferez

(1) Très important.

(2) Il arrive même, dans certains cas, que la sensibilité, après avoir disparu complètement pendant quelque temps, reparaît et nécessite une nouvelle application du médicament. Ce phénomène, lorsqu'il se produit, ne se manifeste guère que dans les dents à racine unique, où le caustique a été appliqué sur une pulpe non enflammée. Dans ces conditions, il peut se faire qu'au bout d'un jour ou deux il soit

mieux d'attendre huit ou dix jours avant d'enlever la pulpe, de façon que toutes les connections nerveuses soient rompues à l'apex. Si vous agissez avant que ce travail de désorganisation soit terminé, vous infligerez toujours une certaine douleur au patient, et vous ne pourrez être aussi certain d'extraire complètement l'organe jusqu'à l'apex, car vous vous exposez à déchirer les filets retenus par leurs adhérences et à en abandonner une portion dans le canal. Vous pouvez d'ailleurs laisser la pulpe en place pendant une semaine, sans craindre la décomposition et l'infection qui suivent très rarement de si près la destruction du tissu pulpaire, pourvu du moins que la cavité soit parfaitement à l'abri des liquides buccaux. Par conséquent, lorsqu'au bout de vingt-quatre heures vous enlevez le pansement arsenical, n'oubliez pas de placer sur la pulpe un antiseptique non irritant et de fermer avec soin la cavité à la gutta-percha.

Quant aux adultes qui, pour une raison quelconque, ne pourraient revenir vous voir après 24 heures, si vous êtes sûr de la parfaite occlusion de la cavité, vous pourrez laisser l'arsenic en place pendant une semaine au besoin, et alors vous extrairez la pulpe sans la moindre douleur. Mais dans ces cas, n'employez qu'une quantité de pâte très minime et veillez à ce que la cavité soit hermétiquement fermée.

Signalons maintenant un accident qui, bien que très rarement observé, se produit parfois. Il se peut qu'après un traitement arsenical, la dent tombe par suite de la destruction de la membrane péri-dentaire, et cela, bien qu'il n'y ait eu aucune fuite du caustique sur la gencive. Cet accident tient sans doute à l'existence d'un canal supplémentaire, reliant le canal pulpaire au côté externe de la racine (1). On a rapporté quelques-uns de ces cas, même quand l'acide arsénieux n'avait été laissé en place que

possible d'introduire une broche jusqu'à l'apex sans provoquer la moindre douleur. L'organe semble donc parfaitement dévitalisé. Mais si, pour un motif quelconque, l'extraction de la pulpe est différée, on peut trouver à la visite suivante que la sensibilité a reparu et que l'opération est actuellement impossible.

L'action du caustique semble n'avoir été que temporaire et n'avoir accompli la destruction du tissu pulpaire que plus ou moins superficiellement (Dr L. Jack). Dans ce cas, il est indiqué de répéter l'application d'arsenic.

(1) A moins qu'il ne s'agisse des canaux qui, d'après Aguilhon de Sarran, assureraient la circulation collatérale de la pulpe dentaire. Ces canaux ont été décrits par Salter et par Kœlliker; celui-ci les a pris pour des canaux de Havers. Aguilhon

vingt-quatre heures, mais ils sont si exceptionnels, étant donné l'usage répandu de ce dévitalisant pulpaire, qu'il faut les signaler seulement pour en faire connaître la possibilité.

Extraction de la pulpe sous l'anesthésie cocaïnique

Les accidents que déterminent parfois l'arsenic et la lenteur de son action ont suggéré à quelques opérateurs l'idée de chercher d'autres méthodes d'extraction de la pulpe. De ces méthodes, la plus satisfaisante consiste à faire pénétrer par pression une solution de chlorhydrate de cocaïne dans le tissu pulpaire pour l'anesthésier, et à l'extraire immédiatement. Voici la façon de procéder :

Prenez quelques cristaux de chlorhydrate de cocaïne, dissolvez-les dans une ou deux gouttes d'alcool ou de chloroforme, imbibez-en un petit tampon de coton et placez ce tampon directement sur la pulpe. Pour faire pénétrer la solution dans le tissu, remplissez la cavité avec une petite boulette de caoutchouc non vulcanisé et pressez doucement ce caoutchouc vers la pulpe, à l'aide d'un instrument à extrémité large. Vous augmenterez progressivement la pression qui, légère au début, s'accroîtra avec la tolérance de la pulpe, et vous pourrez enfin exercer un vigoureux effort, grâce auquel l'agent anesthésique pénétrera profondément dans le tissu pulpaire. Si la partie dénudée est très réduite, vous risquez de n'obtenir qu'une anesthésie superficielle ; il sera donc bon de faire une première application de la solution alcoolique de cocaïne, comme nous venons de le décrire, ce qui permettra

de Sarran, qui en a fait des coupes reproduites dans le *Manuel des Travaux d'Histologie* (de Rémy), les décrit ainsi :

« Sur les racines jugales des dents, et sur la moitié jugale de ces racines, sur une hauteur de trois à quatre millimètres, on voit au microscope quinze à vingt-cinq vaisseaux qui traversent le cément et l'ivoire, et vont s'étaler le long de la paroi de la cavité pulpaire. Ils ont la structure de gros capillaires. Partis d'une des branches de l'artère dentaire, ils arrivent au contact du cément, et se divisent en quelques rameaux. L'un traverse, comme nous l'avons dit, les tissus radiculaires, les autres se glissent à travers la membrane alvéolo-dentaire, soit pour s'y terminer, soit pour aller se perdre dans la paroi externe de l'alvéole ou dans la gencive...

« C'est par eux que se fait la circulation du sang au moment où la dent se développe. »

(*Société de Biologie*, 13 novembre 1880. — *XIII° Congrès International de Médecine*, Paris 1900. — *Revue de Stomatologie*, avril 1901, p. 166.)

d'ouvrir une plus large brèche et de faire pénétrer profondément le médicament par une seconde application (1).

Cette méthode donne parfois des résultats surprenants ; la pulpe subit immédiatement l'action de la cocaïne et vous pouvez l'extraire sans que le patient accuse la moindre sensation pénible. Malheureusement, dans beaucoup d'autres cas, les résultats sont tout à fait défectueux (2). On sait que la cocaïne, au point de vue général, ne produit pas les mêmes effets chez tous les individus. Cette observation reste vraie pour l'usage particulier que nous en faisons ici. Chez quelques patients, la pression nécessaire à la pénétration de la cocaïne provoque les plus cruelles douleurs, quelle que soit la délicatesse de l'opérateur et la patience avec laquelle il attende la production de l'anesthésie. Il arrive que les efforts les plus constants sont impuissants à anesthésier la pulpe et l'effet de la solution semble nul. Cette méthode présente encore un inconvénient, mais beaucoup moindre, nous voulons parler de l'hémorragie qui suit l'extraction de la pulpe. Il est parfois difficile d'arrêter ce flot de sang et de mettre le canal dans les conditions requises pour son obturation (3). Fréquem-

(1) L'emploi du caoutchouc non vulcanisé a un inconvénient. Ce corps s'applique mal sur les bords de la cavité, en tout cas n'y adhère pas; il laisse suinter au dehors l'alcool cocaïné. On obtient un plus sûr résultat par une obturation hermétique à la gutta-percha, que l'on aura bien soin de faire adhérer aux bords séchés de la cavité, avant d'opérer la pression. (Voir H. Rodier. Extirpation immédiate des pulpes vivantes, *Rev. de Stomatologie,* avril 1900.)

(2) Cette anesthésie immédiate ne réussit jamais lorsque la pulpe a subi l'action d'un caustique, par exemple de l'acide arsénieux.

(3) Il est indispensable d'arrêter complètement l'hémorragie et de laver soigneusement le canal avant de l'obturer. Autrement, le sang pénètre dans les canalicules dentinaires, s'y décompose, et produit progressivement dans la dent les changements de coloration qui accompagnent toute extravasion sanguine dans les tissus.

On sait que les globules rouges doivent leur couleur à l'hémoglobine. Or, la décomposition de l'hémoglobine donne naissance à des composés définis, possédant chacun une coloration spéciale, et dont les plus importants sont la méthémoglobine, de couleur rouge brun, l'hémine, noir bleuâtre, l'hématine, également noir bleuâtre ou brun foncé, et l'hématoïdine, orange. Sans parler des autres circonstances qui peuvent encore modifier ces colorations, la conséquence finale de ces décompositions est la teinte noirâtre ou grisâtre qui s'établit d'une façon permanente dans la dent ainsi affectée.

Pour éviter cet inconvénient, il suffit de laver le canal à l'eau oxygénée, après l'extraction de la pulpe. Si l'hémorrhagie ne s'arrête pas, on peut porter jusqu'à l'apex et au moyen d'une broche quelques fibres de coton imbibées de la solution

ment aussi, après une extraction pulpaire de ce genre, la dent
conserve pendant plusieurs jours une sensibilité très désagréable,
mais qui n'a que l'importance d'un ennui passager et sans gravité.
Cette sensibilité succède plus souvent à l'extraction immédiate
qu'à la méthode arsenicale.

Technique de l'extraction de la pulpe

L'extraction de la pulpe, qu'elle ait été détruite par l'une ou
l'autre des méthodes précédentes, est une opération parfois très
difficile, surtout dans les canaux étroits et tortueux. Dans les
canaux plus larges qui contiennent une masse appréciable de
tissu pulpaire, la difficulté est de beaucoup simplifiée par l'emploi des sondes barbelées Donaldson ou des sondes spiralées
Ivory (*fig. 164* et *166*). Si le canal est assez grand pour qu'elle
puisse y pénétrer, cette dernière sonde saisira la pulpe et la retiendra plus sûrement que ne le ferait une sonde barbelée, les
barbes ayant une tendance à déchirer le tissu nerveux sans l'extraire ; mais, d'autre part, les sondes barbelées entreront dans des
canaux plus petits que celles en spirale, étant donné leur diamètre
plus étroit. A ce point de vue, nous devons signaler le danger qu'il
y a à introduire l'un ou l'autre de ces instruments dans un canal
si rétréci que la sonde s'accroche aux parois, quand on lui donne
son mouvement de rotation. Dans ces essais hasardeux, vous avez
beaucoup de chances de la briser et il est extrêmement difficile,
surtout avec les instruments barbelés d'extraire le fragment qui
reste retenu dans le canal (1).

de chlorure de zinc dont on se sert pour faire le ciment d'oxychlorure de zinc. —
On peut aussi se servir de l'adrénaline ou extrait de capsules surrénales, hémosta-
tique recommandé par le D' Sauvez, de Paris.

(1) Il existe quelques instruments, pinces ou extracteurs spéciaux plus ou moins
pratiques, destinés à faciliter l'extraction des fragments de sondes restés dans les
canaux. Mais leur utilité ne se manifeste guère que dans les cas aisés. S'il est
impossible d'enlever immédiatement la partie cassée, on peut agir de la façon suivante : On sèche la cavité et l'on introduit dans le canal une goutte d'acide sulfurique à 50 %. L'acide sulfurique se combine avec les éléments inorganiques de la
dent, formant principalement des sulfates de soude et de chaux que l'on peut
gratter et enlever avec une sonde, agrandissant ainsi le diamètre du canal.
On peut arriver de cette façon à dégager le fragment, après un ou plusieurs essais.
Quel que soit le résultat, on neutralisera ensuite l'excès d'acide sulfurique en intro-

On a présenté récemment un autre type de sonde à canaux, la sonde Kerr, dont la tige est tordue sur son axe. Cet instrument est très utile ; et il peut être employé, soit pour l'extraction des filets radiculaires, soit pour le nettoyage des canaux (*fig. 165*).

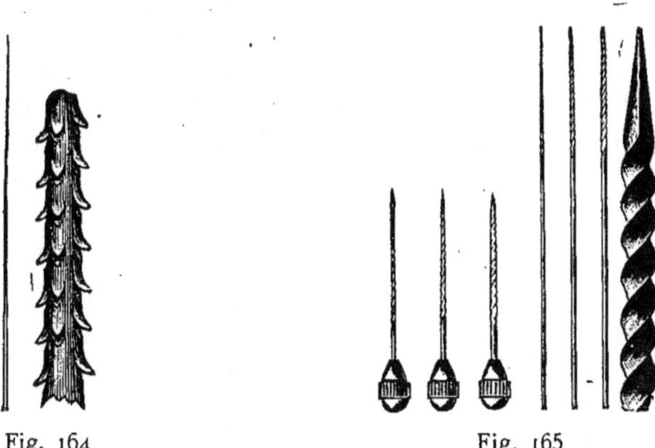

Fig. 164   Fig. 165

Avant de tenter l'extraction d'une pulpe, vous ouvrirez largement la cavité pour avoir toute liberté d'action. Enlevez tout le plafond de la chambre pulpaire pour l'apercevoir tout entière et bien voir l'orifice des canaux. Si vous opérez sur une molaire, excisez avec un excavateur en cuiller la partie de la pulpe contenue dans la chambre, vous découvrirez ainsi très bien les orifices radiculaires. Remplissez ensuite la cavité d'alcool ; débarrassez-la des débris, puis séchez à l'air chaud. N'exagérez d'ailleurs

duisant dans le canal du bicarbonate de soude, jusqu'à ce que l'effervescence cesse.

Une autre méthode consiste à porter au contact de la sonde cassée une goutte ou deux de teinture d'iode que l'on enferme dans le canal pendant plusieurs jours. On provoque ainsi la production d'iodure de fer, il en résulte une légère diminution du diamètre de la sonde, qui peut suffire à permettre son dégagement. Toutefois, ce procédé est moins bon que le précédent.

Nous devons ajouter que ces deux méthodes, et particulièrement la seconde, présentent l'inconvénient suivant : les sels de fer formés par l'action sur l'instrument, soit de l'acide sulfurique, soit de l'iode, pénètrent peu à peu dans les canalicules dentinaires; et l'on constate que la dent prend au bout de six mois ou un an une coloration noirâtre, due à la présence de ces sels, coloration qu'il est difficile de faire disparaître. Aussi, lorsqu'on emploie l'acide sulfurique dans le traitement des canaux, il est indiqué de choisir des sondes en métal inoxydable, tel que le platine iridié, par exemple.

pas ce séchage qui altérerait la résistance de la dent. Une trop grande dessiccation rendrait le tissu dentaire fragile et l'exposerait aux fractures.

Le séchage a deux conséquences excellentes : D'abord, il réduit sensiblement le volume des filets pulpaires qui se rétrécissent, se recroquevillent vers le centre du canal en même temps qu'ils se durcissent et offrent une prise plus facile et plus sûre à la sonde ; en second lieu, il diminue considérablement la sensibilité dans les cas où le contact de l'instrument suffit à provoquer la douleur. Bien que dans ces conditions la pulpe soit sensible

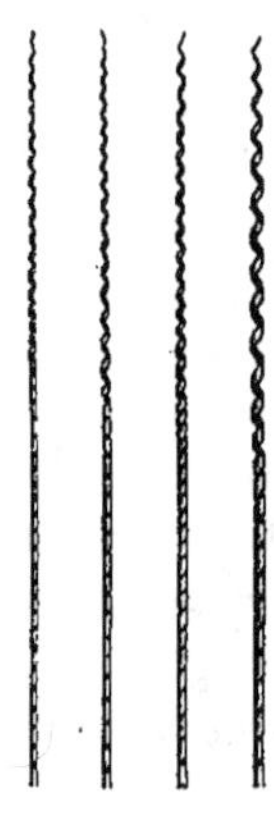

Fig. 166

au toucher, il est rare qu'elle le soit aux variations thermiques, et l'application d'air chaud est indolore. Pour atteindre à ce résultat sans affecter le tissu de la couronne, vous appliquerez la chaleur directement sur la pulpe. Un moyen excellent consiste à mettre en contact un instrument très chaud avec l'extrémité de chaque filet pulpaire, aussitôt après le lavage à l'alcool. Cette extrémité, tout au moins, devient parfaitement sèche et prend une consistance tannée qui facilite son extraction.

Une fois les filets ainsi bien desséchés, enfoncez votre sonde sur le côté du canal et aussi loin qu'elle pourra pénétrer, puis imprimez-lui un mouvement de rotation destiné à accrocher le tissu pulpaire. Si vous vous servez d'une sonde barbelée, introduisez-la en dirigeant les barbes contre la paroi du canal, de façon que le côté lissse soit en contact avec le filet radiculaire. Quand elle a pénétré assez loin, faites-lui faire un demi-tour pour que les barbes saisissent la pulpe et assurent son extraction.

Pour cette opération, vous emploierez des sondes sans manches, qu'elles soient barbelées en spirale ou tordues sur l'axe, vous aurez ainsi plus de facilité à les introduire dans les canaux, suivant l'angle voulu, détail particulièrement important dans les dents postérieures. En tenant ces sondes entre le pouce et l'index, vous pourrez atteindre les canaux les plus reculés de la bouche et vous agirez directement dans les cas où vous n'auriez pu, sans les couder, vous servir de sondes à manche. Remarquez, que d'ailleurs, la courbure de la sonde se serait opposée au mouvement.

Si vous avez à traiter des canaux trop étroits pour admettre une sonde barbelée, dans les racines jugales des molaires supérieures et les racines mésiales des molaires inférieures par exemple, le mieux à faire sera de les élargir avec une sonde de Kerr. Ces sondes sont excessivement résistantes quand elles sont neuves, et elles peuvent pénétrer dans l'immense majorité des canaux, exception faite pour ceux dont le diamètre est tel qu'aucune sonde n'y pourrait passer (1).

Quand l'extraction de la pulpe est terminée, inondez les canaux d'alcool, pour enlever tous les débris. Placez-y de l'essence de girofle pour prévenir toute infection possible (2), et lavez encore une dernière fois à l'alcool, avant le séchage terminal et l'obturation définitive. Si l'extraction de la pulpe a été complète, si les canaux sont propres et aseptiques, vous pouvez les obturer immédiatement (3).

---

(1) Dans la première édition, l'auteur conseillait de fabriquer pour l'ouverture des canaux une sonde lisse avec un fragment de corde à piano, limé de façon à présenter trois faces planes réunies par des angles tranchants. — Nous rappelons ce procédé, bien que la sonde de Kerr semble préférable.

(2) Le formol peut aussi être employé dans ce cas, avec avantage : Antiseptique puissant et surtout fixateur des matières organiques, il momifiera, pour ainsi dire, les derniers débris pulpaires qui peuvent rester dans le canal radiculaire le mieux nettoyé. Il suffira d'en placer une gouttelette dans le canal, et de l'évaporer à l'air chaud.

(3) Nous pensons même que vous devez les obturer immédiatement, l'attente ne pouvant amener que des inconvénients et ne présentant aucun avantage.

CHAPITRE XIX

OBTURATION DES CANAUX PULPAIRES

Du jour où les dentistes ont estimé les dents mortes dignes de soins, ils ont cherché une substance convenable pour obturer les canaux. Nous ne ferons pas ici l'historique des différents matériaux qui ont été conseillés ; disons seulement que le plus communément employé aujourd'hui est la gutta-percha. Ses qualités lui ont acquis la faveur générale, et bien qu'elle ne soit pas parfaite à tous les égards, elle répond encore plus que toute autre substance aux exigences de ce genre d'obturation : Elle est mauvaise conductrice et n'est pas irritante ; elle est suffisamment souple pour s'adapter à toutes les inégalités des canaux et suivre un pertuis étroit et tortueux, surtout si on l'emploie sous forme de solution. La plus généralement en usage est une dissolution de gutta-percha dans du chloroforme, que l'on fait à consistance crémeuse ; elle est connue sous le nom de chloro-percha. On pousse ce liquide dans le canal puis on enfonce aussi loin que possible un cône de gutta-percha solide sous la pression duquel s'échappe l'excès de chloro-percha.

Un inconvénient de cette solution est la volatilité du chloroforme Son évaporation se fait si vite qu'il est difficile de conserver au produit une consistance convenable pour l'emploi quotidien. Afin d'avoir une solution plus stable, on conseille de remplacer le chloroforme, au fur et à mesure de son évaporation, par de l'eucalyptol. Vous en ajouterez jusqu'au complet remplacement du chloroforme, et la solution ne sera plus composée que de gutta-percha et d'eucalyptol. Par lui-même, ce nouveau produit n'est pas obturateur, il joue simplement le rôle d'un agent lubrifiant, prépare et facilite l'introduction du cône de gutta, qui pénètrera beaucoup mieux dans le canal ainsi préparé que dans un canal sec. Le Dr Cochran, de Burlington, propose une autre et excellente composition : Dissolvez dans du chloroforme 15 grammes de gutta-percha en plaque. Ajoutez-y 15 centimètres cubes d'une solution saturée de thymol dans l'eucalyptol. Mélangez et laissez évaporer. La préparation se solidifie et est ainsi terminée. Pour l'emploi, placez-en un fragment dans la chambre pulpaire et touchez-le avec une broche chauffée. Il se liquéfie immédiatement et peut être ainsi pompé dans les canaux les plus étroits à l'aide de la broche. Si le canal est assez large, vous y introduirez immédiatement un cône de gutta que vous tasserez soigneusement.

Voici le *modus operandi* de l'obturation des canaux à la gutta-percha. Trempez dans la solution une boulette de coton ; placez-la dans la chambre pulpaire et comprimez-la contre les parois. Le liquide pénètre dans les canaux. Prenez alors une sonde lisse et refoulez la chloro-percha jusqu'à l'apex. Par les mouvements de la sonde, vous aiderez la sortie de l'air. Si vous opérez dans un canal étroit, agissez avec vigueur ; s'il s'agit de canaux plus larges, il est inutile de prendre tant de précautions, car la solution coulera facilement jusqu'à l'apex et le cône de gutta s'adaptera aisément. Du reste, évitez dans les canaux larges l'usage excessif de la sonde, de peur de provoquer au delà de l'apex une irritation traumatique. Vous devez pousser la gutta-percha liquide et solide jusqu'à l'extrémité de la racine, mais non au delà, et c'est la partie délicate de l'opération. Il n'y a aucune règle, aucun guide pour vous avertir que vous avez atteint le but, mais avec de l'attention et un toucher délicat, vous arriverez à une grande certitude. On a dit que le patient avait un léger mouvement de recul lorsque la pointe de la sonde approchait de l'apex ; c'est là un signe sans valeur. Dans certaines dents, en effet, où le foramen apical est très réduit et où il n'existe pas de tissu sensible au delà de la racine, vous pourrez obturer très complètement le canal, sans que le patient perçoive la plus légère sensation. Continuer alors la pression pour rechercher le mouvement de défense du patient serait une erreur, et certainement vous obtiendriez une irritation consécutive à cette exploration. D'autre part, il est des cas où la plus légère pression sur le contenu du canal, ne serait-elle exercée qu'à l'orifice pulpaire, sera immédiatement ressentie par le patient. L'annonce de cette sensation ne signifie nullement que la matière obturatrice a atteint l'apex, car la pression peut avoir été transmise par un coussinet d'air refoulé vers le foramen. L'opérateur doit donc acquérir un sens particulier, une délicatesse de toucher spéciale pour pouvoir se fier uniquement aux sensations qu'il perçoit et non à celles qui sont accusées par le patient.

Quand les canaux sont bien remplis de chloro-percha, prenez, avec les pinces, un cône de gutta et mettez-le en place. Si le canal est d'un tel diamètre qu'un seul cône ordinaire, de ceux que fournissent les fabricants, ne suffise pas à l'obturer complètement, enfoncez-en un second à côté du premier, ou faites vous-même un cône du volume approprié. Exercez une vigoureuse pression pour l'adapter bien exactement aux parois jusqu'à l'apex. Ordinairement, l'extrémité du cône dépasse encore dans la chambre pulpaire, bien qu'il soit enfoncé autant que possible. Si, pour adapter sur l'orifice du canal un excès de gutta, vous y appliquez un instrument chaud, elle y adhérera et, en enlevant l'instrument, vous retirez le cône obturant. Au lieu de chauffer le fouloir, vous ramollirez directement la gutta à l'aide d'un courant d'air chaud et alors seulement vous le comprimerez avec l'extrémité large d'un instrument. Quelquefois, surtout dans les dents à trois racines, où la chambre pulpaire est spacieuse, vous vous trouverez bien, avant d'opérer cette compression, de ramollir une boulette de gutta-percha et de l'appliquer sur le plancher de la chambre pulpaire ou paroi subpulpaire.

Vous ramènerez alors sur ce tampon les extrémités des cônes et vous les y incorporerez pour ne faire du tout qu'une seule masse. Ayez soin, auparavant, de passer l'extrémité de votre fouloir sur un linge humecté d'une huile essentielle quelconque, de façon à diminuer l'adhérence de la gutta à l'instrument.

Voici donc les cônes en place et la paroi subpulpaire couverte de gutta-percha, mais cela ne signifie pas que les canaux soient parfaitement obturés. Ils contiennent encore trop de chloro-percha, qu'il faut remplacer autant que possible par de la gutta solide. A cet effet, chauffez un fouloir à canaux, lubrifiez-le sur le linge huilé dont nous avons parlé, et poussez-le doucement dans le canal de façon à y bien comprimer la gutta. La chloro-percha est ainsi chassée peu à peu, vous l'absorberez avec du coton. Continuez ce travail jusqu'à ce que vous soyez certain d'avoir une obturation parfaite. Sur le plancher de gutta-percha, vous disposerez une couche de ciment (l'oxychlorure de zinc est préférable), sur laquelle vous construirez l'obturation permanente, car les fondations de gutta ne sont pas assez résistantes pour qu'elles puissent servir de base à une obturation de métal. Vous donnerez encore la préférence à l'oxychlorure de zinc pour une autre raison. C'est que, de toutes les matières obturatrices, il est le seul qui,

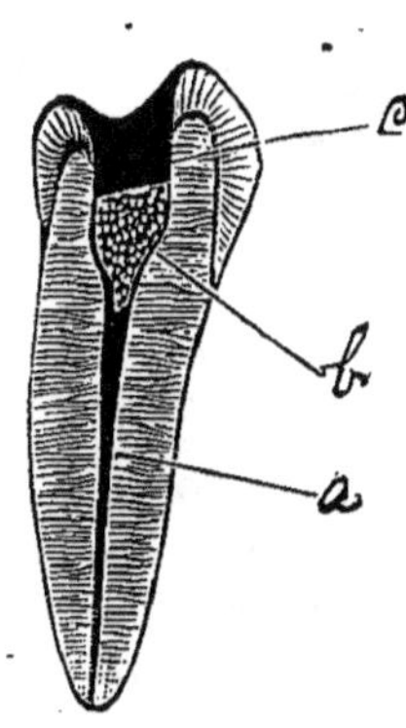

Fig. 167

placé dans la chambre pulpaire, s'oppose d'une façon absolue à l'entrée des bactéries dans les canaux radiculaires. C'est là la conclusion des expériences conduites à ce sujet par le Dr Webster, de Toronto. Il constituerait donc une excellente obturation des canaux s'il pouvait pénétrer plus facilement dans ceux qui sont étroits et tortueux, et s'il n'était susceptible de provoquer une irritation très sérieuse des tissus péri-apicaux dans ceux de large diamètre. De plus, il est extrêmement difficile de l'enlever au cas où cette opération devient nécessaire pour une raison quelconque. En résumé, actuellement, la meilleure méthode consiste :

1° A employer le mélange Cochran, pour obturer les canaux rétrécis et lubrifier ceux qui sont plus larges ;

2° A compléter l'obturation par l'introduction d'un cône de gutta-percha, lorsque cette addition est possible ;

3° A obturer la chambre pulpaire avec l'oxychlorure de zinc. Voir figure 167 : a) gutta-percha ; b) oxychlorure de zinc ; c) obturation métallique.

Dans les cas où le péricément ne manifeste pas de sensibilité, vous commencerez immédiatement l'obturation à l'amalgame ou à l'or ; mais s'il y a quelque irritation, bouchez temporairement la cavité, et attendez la disparition des troubles pour obturer définitivement.

CHAPITRE XX

TRAITEMENT DES DENTS MORTES

Nous venons d'étudier le traitement consécutif à la destruction opératoire et thérapeutique de la pulpe, dans le cas où l'opérateur a pu surveiller l'état de l'organe depuis le début de cette destruction jusqu'à l'obturation finale. Examinons maintenant le traitement qui doit être fait lorsqu'il s'agit d'une pulpe morte, sans intervention opératoire, depuis un temps plus ou moins long. Ici, nous avons à nous occuper de l'infection qui entre en ligne dès qu'on laisse, sans intervention, s'établir et se poursuivre les phénomènes de décomposition. Nous diviserons les cas qui peuvent se présenter en trois catégories :

1° La mort de la pulpe résulte du progrès de la carie, la cavité et les canaux ont été exposés à l'action des liquides de la bouche.

2° La pulpe est morte sous une obturation.

3° Les tissus durs de la dent *semblent* parfaitement sains et la mort de la pulpe provient d'une lésion quelconque autre que la carie.

Chacun de ces cas peut se présenter dans l'une des conditions suivantes :

a) Il n'existe pas de désordres appréciables au delà de l'apex, ni de sensibilité ou d'inflammation du péricément, et il n'y a pas de pus ;

b) Il existe une grande sensibilité avec une sensation d'allongement de la dent, due au gonflement de la membrane péricémentaire ;

c) Il n'y a aucune sensibilité, mais au delà de l'apex s'est formée une pochette de pus qui n'a aucun orifice externe ;

d) Il y a abcès avec fistule traversant le procès alvéolaire pour s'ouvrir sur la gencive.

Traitement des dents mortes dont les canaux ont été longtemps exposés aux liquides buccaux, mais où il n'existe pas de fistule

En traitant les cas de ce genre, vous devez toujours admettre la possibilité de l'existence, à l'extrémité apicale, d'un abcès latent, dont la moindre maladresse ferait un foyer très douloureux d'inflammation. Enlevez d'abord soigneusement le tissu carié qui se trouve dans la cavité et ouvrez largement la chambre pulpaire sans toucher le moins du monde aux canaux. Evitez absolument la plus légère pression, qui pourrait faire pénétrer quelque matière infectée au delà du foramen apical. Vous pourrez faire ce nettoyage préliminaire sans appliquer la digue et vous enlèverez fréquemment les débris en lavant la cavité avec la seringue. Vous rendrez mécaniquement la cavité et la chambre pulpaire aussi propres que possible, puis vous appliquerez la digue et vous absorberez l'humidité avec du coton. Faites alors un grand lavage à l'alcool, dont l'affinité pour l'eau, on le sait, est très grande et absorbez encore l'alcool avec du coton. Grâce à ce procédé, vous pourrez souvent enlever, sans autre manœuvre, une partie du contenu putrescent des canaux (1). Continuez ces lavages jusqu'à ce que l'alcool sorte propre et ne se colore plus au contact de la cavité. Séchez alors à l'air chaud la chambre et la plus grande partie possible des canaux, mais, comme nous l'avons déjà dit, évitez un séchage exagéré qui affaiblirait la structure de la dent. Vous allez maintenant, et avant d'en tenter l'extraction, désinfecter les débris putrescents à l'aide d'un antiseptique. La formule la meilleure pour ces cas est celle du Dr Buckley, de Chicago : un mélange à parties égales de formaline et de tricrésol.

L'emploi de ce médicament est contrindiqué là où il n'y a pas d'infection, mais il devient l'agent de choix dans les cas septiques.

Gardez-vous d'introduire à cette première séance une sonde dans

---

(1) Le peroxyde d'hydrogène (eau oxygénée) ou l'eau savonneuse sont aussi excellents pour ce nettoyage.

les canaux, ou d'essayer de les nettoyer avec des instruments ; vous ne pourrez vous y risquer, et encore avec beaucoup de délicatesse, que dans les cas où le canal est très large et bourré de débris putrescents. Si cette circonstance se présente, quand le canal aura été déshydraté à l'alcool puis séché, vous pourrez quelquefois y introduire doucement une sonde bien lisse, et détacher très délicatement quelques fragments décomposés, en vous gardant d'exercer toute pression qui pourrait être transmise à l'apex. Ces précautions dans cette partie préliminaire du traitement n'ont qu'un but, c'est d'éviter la pénétration à travers le foramen apical de la moindre parcelle de matière infectée. Le résultat d'un tel accident serait très probablement l'apparition d'une violente inflammation, à laquelle pourrait fréquemment succéder un abcès. Lorsque la chambre et le canal sont saturés d'antiseptique, vous placez sur la paroi subpulpaire une boulette de coton imbibée du même antiseptique, puis vous bouchez la cavité à la gutta-percha, ou au ciment en ayant soin de ne pas exercer de pression sur le coton.

Si vous êtes parvenu à nettoyer convenablement la dent, et s'il ne reste que très peu de matière putrescente dans les canaux, vous pourrez laisser les choses en l'état pendant une semaine, en prévenant votre patient qu'il ait à revenir immédiatement au cas où il ressentirait quelque douleur. A partir de ce moment, il ne doit plus entrer dans la cavité que ce que vous y placez vous-même, et si le patient souffre après cette première séance, son intérêt est de venir vous trouver pour que vous changiez le pansement, plutôt que de l'enlever lui-même et ouvrir ainsi la porte aux liquides buccaux.

Si la dentine vous a semblé infiltrée jusqu'à une certaine profondeur et si vous craignez que le traitement préliminaire ne l'ait pas assez nettoyée, ne laissez pas le pansement en place pendant une semaine, sans intervenir à nouveau ; mais dès le lendemain ou dès le surlendemain, revoyez votre patient et répétez le traitement. Alors vous pourrez renvoyer la suite à huit jours. Dans l'un et l'autre cas, si rien d'anormal ne se manifeste pendant la semaine d'attente, vous pourrez, sans danger, procéder au nettoyage des canaux. Remplissez-les d'alcool, prenez une sonde lisse et enlevez toute la matière infectée qui s'y trouve encore. Veillez toujours à ne pas irriter les tissus apicaux avec votre sonde, et visez à faire un nettoyage aussi complet que possible sans rien pousser au delà de l'apex.

Ce nettoyage mécanique des canaux est un élément très important du succès dans le traitement des dents mortes. Souvenons-nous en effet que dans les cas que nous étudions en ce moment, les canaux sont depuis longtemps infectés et que la dentine elle même est plus ou moins infiltrée par les matières putrescentes. Dans ces conditions, le nettoyage complet à l'aide d'instruments doit être évidemment le complément du traitement médicamenteux, quel qu'il soit. Un grand nombre d'opérateurs, trop confiants dans l'action des médicaments, croient pouvoir s'épargner le souci d'un nettoyage mécanique minutieux. Certes, les premiers sont nécessaires, mais ils sont insuffisants à eux seuls, et le traitement doit comporter une partie opératoire.

Pour réussir dans ce nettoyage, il faut avoir le libre accès des canaux. Leurs orifices dans la chambre pulpaire sont souvent très resserrés et l'abord en est peu aisé. Il est parfois difficile d'en trouver l'entrée. Si la chambre est bien ouverte, vous les découvrirez sans peine en suivant un procédé très simple. Remplissez la chambre d'alcool, puis évaporez-le à l'air chaud. Dès que la cavité sera sèche, les orifices apparaîtront.

Immédiatement, agrandissez-les avec un gros foret de Gates-Glidden (*fig. 168*) ou de Beutelrock (*fig. 169*) — un foret d'un diamètre plus grand que celui du canal — et creusez un entonnoir conduisant au canal (*fig. 170*). Cet élargissement en rendra l'entrée très facile et permettra de reconnaître ses particularités et sa direction générale. Vous déterminerez soigneusement cette direction avec une sonde lisse, et si les canaux sont rétrécis, vous les élargirez pour pouvoir les nettoyer convenablement et y introduire les médicaments.

La question de l'élargissement des canaux est très étroitement liée au traitement des dents mortes. En se servant du foret pour pratiquer cet élargissement, beaucoup d'opérateurs peu soigneux ou peu habiles ont obtenu des résultats déplorables. Il est évidemment impossible d'introduire un foret dans un canal courbe. Aussi arrive-t-il aux insouciants de perforer la racine sur l'un de ses côtés. La fréquence de ces accidents a conduit beaucoup de praticiens prudents à déclarer que le foret ne devait jamais être employé pour élargir un canal, et pourtant, cet instrument, manié comme il doit l'être, est un des auxiliaires les plus utiles que nous possédions pour le traitement qui nous occupe. On peut rarement nettoyer d'une manière convenable, et sans les élargir, des canaux tels que ceux des racines jugales des molaires supérieures, de la racine mésiale des molaires inférieures ou de la racine bifurquée d'une première prémolaire supérieure.

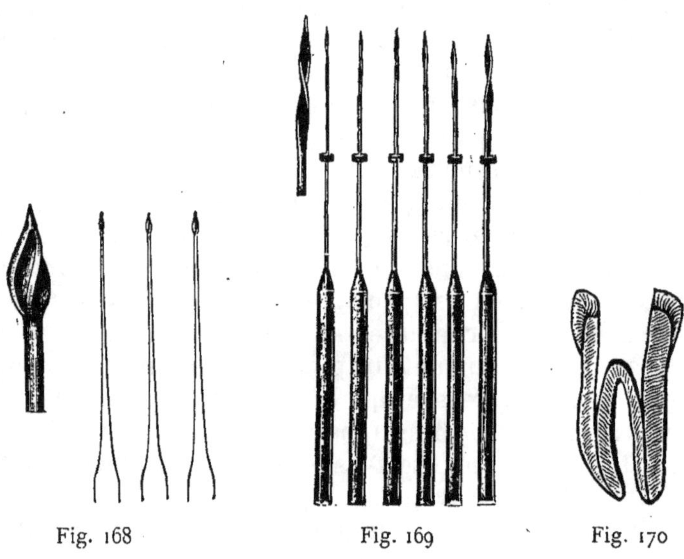

Fig. 168   Fig. 169   Fig. 170

De plus, on rencontre souvent des canaux d'un diamètre plus large que ceux que nous venons d'indiquer et qui présentent par endroits des aplatissements ou des inégalités. On est obligé de les élargir pour pouvoir les traiter et les obturer comme il convient. Dans la plupart des cas, vous vous en acquitterez très vite et sans danger avec un foret — au moins pour le premier tiers ou la première moitié du canal — si vous pouvez vous rendre compte de la direction du canal avec une sonde lisse. S'il vous est impossible d'introduire le foret sous l'angle voulu, mieux vaut ne pas l'utiliser. En effet, si le foret est courbé, soit que vous vouliez lui imprimer un mouvement de rotation, soit qu'il se bute sur un obstacle quelconque, il se brisera presque infailliblement et la partie fracturée restera dans le canal. Il faut éviter cet accident avec le plus grand soin et par conséquent ne jamais exercer une forte pression sur un foret et ne l'employer qu'en ligne droite.

Pour l'élargissement des canaux des molaires et des prémolaires, le foret doit être monté sur l'angle droit de façon à être introduit dans la direction convenable. Vous le ferez aller et venir délicatement afin qu'il puisse couper sans être bloqué, et plutôt pendant le mouvement de retrait que pendant celui d'enfoncement.

Si le foret est employé avec toutes ces précautions et en évitant de le pousser trop près de l'apex, il pourra être d'un grand secours dans la préparation des racines pour l'obturation. Dans certains cas pourtant, les canaux sont si contournés et leur accès est si incommode qu'il serait imprudent à qui que ce soit d'y introduire un foret. C'est dans ces cas que trouve son application la méthode préconisée par le D'' J. R. Callahan : l'emploi de l'acide sulfurique qui, ramollissant les parois du canal, permet de l'élargir avec une sonde de Donaldson.

Voici le manuel opératoire : Préparez une solution d'acide sulfurique du commerce à 40 % qui sera conservée dans un flacon bouché à l'émeri. Enroulez quelques fibres de coton sur une pointe de bois et trempez-les dans cette solution. Portez ensuite la pointe garnie ainsi imbibée dans la chambre pulpaire et comprimez-la sur une paroi jusqu'à ce qu'il coule une ou deux gouttes de la solution. Vous pomperez ce liquide dans les canaux à l'aide d'une sonde faite de corde à piano. — Ayez soin de changer cette sonde à chaque nouvelle opération. — Quand la sonde lisse parcourra le canal aisément, vous prendrez la sonde de Donaldson ou celle de Kerr pour racler les parois du canal et l'élargir. Lorsque cela sera fait de façon satisfaisante, lavez largement la chambre et les canaux avec une solution saturée de bicarbonate de soude pour neutraliser l'acide sulfurique et continuez le lavage jusqu'à ce que toute effervescence ait complètement cessé. Alors, vous sécherez les canaux en les remplissant d'alcool que vous évaporerez ensuite à l'air chaud ou mieux en employant les instruments spécialement construits pour ce séchage. L'emploi de ces instruments est préférable en raison du danger que l'air chaud fait courir à la couronne de la dent. Nous avons déjà dit, et nous insistons de nouveau sur ce fait, qu'il est toujours imprudent de surchauffer ou de sécher par trop les tissus dentaires. Le sèche-canal permettra d'atteindre sans danger pour la couronne, un résultat préférable à celui que vous aurait donné le courant diffusé d'air chaud (1).

Si jusqu'ici, vous êtes satisfaits de votre opération et si vous ne constatez rien d'anormal, vous pourrez obturer les canaux immédiatement.

Dans les cas où les canaux ont été longtemps exposés à l'action des liquides de la bouche, il peut exister un abcès dans la région apicale, mais, comme cet abcès se décharge à travers la dent, aucun symptôme extérieur ne le signale. Dans ce cas, vous reconnaîtrez ordinairement la présence du pus pendant le nettoyage préliminaire des canaux ou tout au moins vous en trouverez des traces sur le coton que vous avez dû enfermer dans la cavité. Dès que vous aurez constaté la présence du pus, vous modifierez légèrement le traitement. Vous nettoierez tout de suite et complètement les canaux ; vous enlèverez tout le pus qu'il vous sera possible d'avoir en l'amenant, à l'aide d'une sonde, de l'apex vers la chambre pulpaire et vous l'absorberez avec du coton ou des cônes de papier japonais préparés pour cet usage (2). Quand vous aurez extrait tout le pus possible, vous remplirez les canaux avec la solution Formaline-Tricrésol, vous placerez un tampon de coton dans la chambre et fermerez la cavité. Si le pus est abondant et de mauvaise nature, vous recommencerez ce traitement le lendemain. A cette seconde séance, l'état de la dent vous indiquera votre ligne de conduite. S'il y a une amélioration sensible, vous n'aurez pas à refaire un aussi long nettoyage avec la sonde, vous changerez simplement le pansement. Mais si le pus n'est pas modifié, vous recommencerez le nettoyage avec la sonde. Dans certains cas, il sera même indiqué d'enlever, à l'aide de cet instrument, toute trace de pus et de continuer l'écouvillonnage du canal jusqu'à ce qu'il commence à se teinter de sang.

A ce moment, arrêtez immédiatement et bourrez le canal de

(1) L'emploi des différentes tiges destinées à sécher les canaux (aiguilles de Saladin, d'Amoedo, d'Evans) serait excellent non seulement pour cet usage, mais aussi pour détruire les micro-organismes infectieux et les parties infectées elles-mêmes. Mais il convient de rappeler les accidents (destruction du péricément, résorption de la racine, etc...) qui peuvent résulter de l'emploi d'aiguilles surchauffées, et sur lesquels le Dr H. Rodier a attiré l'attention dans sa communication à la Société de Stomatologie de Paris. (*Revue de Stomatologie*, octobre 1902, p. 465.)

(2) Ou plus simplement vous sécherez le canal avec des sondes lisses autour desquelles vous aurez enroulé quelques fibres de coton ou de papier japonais.

mèches de coton saturées d'antiseptique et fermez la cavité. Vous renverrez alors le malade à la semaine suivante ; mais il devra revenir à la première alerte. Si au bout de ce laps de temps, vous trouvez encore du pus, faites à nouveau un nettoyage à la sonde, recommencez le traitement au Formol-Crésol, obturez la cavité, et attendez deux semaines, à moins d'accident.

Notez que lorsque le canal a été bien désinfecté une première fois, il ne faut pas y toucher trop fréquemment, à moins que la douleur du patient n'oblige à intervenir. C'est généralement l'excès de traitement qui amène et entretient un certain état d'irritation, et il est souvent raisonnable et pratique de laisser agir la nature.

Enfin, lorsqu'au pus épais et jaunâtre succède un fluide séreux et clair, ce qui arrive le plus souvent, vous tasserez dans le canal, et jusqu'à l'apex, des mèches de coton imbibées d'antiseptique et vous les y laisserez assez longtemps pour qu'elles deviennent sèches. Excepté dans les cas rebelles, ce résultat sera atteint en une quinzaine de jours. Si, cependant, la dent parfaitement bouchée n'a causé aucune douleur, vous l'obturerez sans danger à condition que vous séchiez parfaitement le canal jusqu'à l'apex (1).

Traitement des dents mortes avec fistule gingivale

Que la fistule provienne d'une dent obturée ou d'une dent ouverte, la première partie du traitement comprend l'ouverture de la chambre pulpaire et des canaux et le nettoyage le plus parfait possible jusqu'à l'apex.

Avec une fistule, il y a peu de danger d'amener l'inflammation en employant des sondes ou des forets dans les canaux, et plus le premier nettoyage sera complet, plus vite on pourra supprimer le foyer d'infection. Lorsque les canaux sont nettoyés, celui qui a donné naissance à l'abcès (vous pourrez généralement le déterminer en passant une sonde dans la fistule et en suivant sa direction) doit être bourré de coton saturé de Formol-Crésol. Puis, par pression, vous ferez passer cet antiseptique dans la fistule jusqu'à ce qu'il apparaisse au pertuis gingival. Pour atteindre facile-

(1) Au point de vue de l'action du Formol, voir P. Robin : De la méthode fixatrice et sclérogène dans le traitement des caries et de leurs complications. *Revue de Stomatologie*, août et septembre 1900.

ment ce résultat, vous prendrez un peu de caoutchouc mou et vous le placerez dans la cavité, puis vous appuierez fortement dessus avec la grosse extrémité d'un instrument (1). Ainsi, le contenu du canal sera comprimé et le médicament sera poussé dans le trajet fistuleux. Aussitôt qu'il apparaîtra sur la gencive, enlevez le caoutchouc, remplacez la boulette de coton par une nouvelle, imbibée d'antiseptique, et fermez la cavité pour une semaine.

A la fin de la semaine, la fistule est généralement guérie si le premier traitement a été complet, mais si la fistule persiste, vous répétez le même traitement. Comme nous l'avons dit pour le cas que nous considérions précédemment, il sera bon d'attendre quelques jours après le premier ou le second traitement pour laisser agir la nature ; si la cicatrisation ne s'opère pas la première semaine, elle ne dépasse pas la seconde.

Dans le cas où une seconde ou bien une troisième injection ne cicatrise pas la fistule, vous pouvez être certain que le procès alvéolaire entourant l'apex de la racine est nécrosé ou encore que l'extrémité de la racine est dénudée ou si rugueuse que les tissus ne peuvent plus reprendre leurs connections normales avec elle. Dans ces conditions, vous obturerez le canal et vous tasserez une mèche de coton dans la fistule par l'ouverture externe pour l'élargir. Chaque jour vous remplacerez cette mèche en augmentant chaque fois son volume, et vous poursuivrez jusqu'à ce que vous ayez obtenu un élargissement suffisant de la fistule, pour avoir un accès facile jusqu'à l'apex. A ce moment, vous monterez sur votre tour une fraise bien coupante, vous enlèverez cette portion d'os nécrosé et vous polirez toute la partie rugueuse ; vous

(1) On peut reprocher au caoutchouc mou de mal obturer la cavité, de laisser suinter le long des bords le liquide placé dans la chambre pulpaire, et de diminuer par cela la force destinée à le pousser dans le trajet fistuleux. Il semble préférable (ainsi que cela a été conseillé pour la manœuvre analogue de l'anesthésie de la pulpe) de faire, par-dessus le coton chargé de liquide, une obturation hermétique avec de la gutta-percha, sur laquelle on exercera, pendant qu'elle est encore molle, la pression telle qu'elle est décrite par l'auteur pour le caoutchouc.

Pour les dents de la partie antérieure de la bouche, dont l'orifice du canal est très accessible et dont la chambre pulpaire, petite, permettrait à peine l'introduction d'une minuscule boulette de coton, on peut employer, pour pousser le liquide, une seringue hypodermique dont on calera soigneusement l'aiguille, dans le canal, avec du coton ou de la gutta.

réséquerez même, s'il en est besoin, l'extrémité de la racine. Vous laverez soigneusement, à l'aide de la seringue, l'ouverture ainsi faite et la remplirez d'un mélange pâteux d'acide borique et d'essence de girofle. Vous tasserez par-dessus de la gaze antiseptisée, pour empêcher l'orifice de se cicatriser avant que le bourgeonnement ne s'accomplisse et ne comble parfaitement le trajet. Vous changerez le pansement chaque jour, et au fur et à mesure de la cicatrisation, vous réduirez peu à peu la quantité de gaze, jusqu'à ce qu'il ne soit plus nécessaire d'en mettre. Ce traitement guérira les fistules les plus opiniâtres ; soit dit en passant, il ne doit être employé que dans les cas vraiment rebelles, car la grande majorité des abcès guérit sans une intervention chirurgicale de cette nature. Vous vous efforcerez de traiter tous les cas, si possible, par la méthode simple, c'est-à-dire en employant la voie du canal pulpaire. Mais si vous devez intervenir chirurgicalement, faites-le, sans vous figurer d'ailleurs pour cela que vous entreprenez quoi que ce soit de grave ni de compliqué. Agissez avec délicatesse et votre patient ressentira à peine une douleur appréciable (1).

(1) L'auteur ne parle ici que des fistules gingivales. Les fistules cutanées d'origine dentaire sont justiciables du même traitement et lui cèdent avec la même facilité. Les fistules peuvent être produites par des dents non cariées, dont la pulpe s'est nécrosée sous l'influence d'un choc ou d'un traumatisme répété. Tel est souvent le cas pour les fistules cutanées, les fistules sous-mentonnières par exemple, dont l'origine dentaire peut longtemps rester méconnue. Dans ce cas, il faut déterminer la dent causale; quelquefois, elle a subi un changement de couleur, et a pris la teinte terne bleutée, caractéristique des dents mortes; mais souvent aussi, elle a conservé sa teinte normale et reste même transparente à l'éclairage buccal. Un symptôme plus constant, mais non infaillible, est l'insensibilité de la dent aux influences thermiques. Ce signe est facile à déterminer en plaçant sur la dent soupçonnée un petit bâton de verre (agitateur des chimistes) que l'on aura préalablement chauffé. Ce procédé est préférable à l'emploi du thermo-cautère, dont la chaleur rayonnante est quelquefois une cause d'erreur, et qui produit souvent des fractures de l'émail.

Lorsqu'on aura déterminé la dent qui a produit et qui entretient la fistule, il faudra la trépaner au lieu d'élection, puis traiter la dent et le trajet fistuleux, comme le décrit l'auteur.

Notons que le traitement chirurgical par la voie extérieure est toujours inefficace si la dent n'est pas traitée, et le plus souvent inutile si l'infection dentaire est supprimée.

(Voir à ce sujet : Paul E. Gires. Fistules odontopathiques. Communication au XIII' Congrès international de médecine, 1900.)

Ouverture des dents obturées dont la pulpe est morte sans symptômes d'infection

Parfois, la pulpe meurt sous une obturation sans provoquer aucun trouble particulier, et la dent reste passive pendant un temps indéfini, sans qu'aucun symptôme ne vienne indiquer l'infection.

Quand vous déboucherez de telles dents (1) pour en traiter et obturer les canaux, prenez toutes les précautions possibles pour éviter les complications. Il semble, en effet, que ces foyers latents aient une prédisposition toute particulière aux inflammations aiguës, dès l'ouverture de l'obturation. C'est là un très grand ennui, en ce sens surtout que l'inflammation ne se manifeste que dès le moment où vous avez commencé le traitement, et il est bien difficile de faire comprendre au patient qu'il n'a pas à vous accuser de maladresse. Soyez donc prudent et ayez préparé sous la main ce qui est nécessaire pour traiter la dent immédiatement après l'ouverture de l'obturation. L'alcool, en raison de ses propriétés déshydratantes, est le meilleur agent à employer pour laver tout d'abord la cavité. Dès que le foret a pénétré dans la chambre pulpaire, remplissez-la immédiatement d'alcool, et après l'y avoir laissé pendant un moment, absorbez-en l'excès avec du coton, puis évaporez le reste à l'air chaud jusqu'à ce que la cavité soit absolument sèche. Élargissez ensuite, comme nous l'avons dit déjà, l'ouverture, et lavez à nouveau avec de l'alcool. Vous pourrez, avec quelqu'instrument, agiter légèrement l'alcool dans la chambre pulpaire pour bien détacher tout débris de matière putrescente qui pourrait s'y trouver, mais n'introduisez aucune sonde dans les canaux de crainte de repousser quelque particule infectée au delà de l'apex. Lorsque la chambre sera bien lavée, vous la sécherez

(1) La désobturation des dents est quelquefois longue et difficile. Pour enlever une aurification, le moyen le plus rapide est de faire en son milieu, à l'aide d'un foret ou d'une fraise, d'abord un trou allant jusqu'à la dentine sous-jacente, puis un ou deux autres trous convergeant vers l'extrémité profonde du premier. L'aurification sera, après cela, facile à fragmenter.

Pour enlever un amalgame, il faut le chauffer à l'aide du thermocautère appliqué à sa surface. On verra immédiatement le mercure sourdre à la périphérie. L'obturation se laissera alors facilement fragmenter par un procédé analogue à celui employé pour enlever une aurification. (Rodier, *Rev. de Stomatologie,* mai 1899.)

encore et y placerez sans la serrer une boulette de coton saturée de Formol-Crésol, puis vous obturerez à la gutta-percha. Pour le reste, suivez les indications déjà données pour le traitement des dents mortes non fistulisées (1).

Traitement préventif du changement de teinte des dents mortes

La tendance que manifestent toutes les dents mortes à changer de teinte vous oblige à prendre des précautions spéciales quand vous traitez les dents de la partie antérieure de la bouche, afin d'éviter autant que possible cet inconvénient qui défigure en quelque sorte le patient. S'il vous faut enlever la pulpe d'une incisive, employez la méthode d'anesthésie par pression, de préférence à l'acide arsénieux, car il a été maintes fois constaté que ce caustique provoque une inflammation très aiguë à la suite de laquelle la dent prend subitement une teinte noirâtre. Si pourtant vous jugez nécessaire d'employer l'acide arsénieux, n'en mettez qu'une très petite quantité et ne le laissez pas en place plus de 24 heures. Au bout de ce laps de temps, enlevez l'acide arsénieux, lavez la cavité à l'alcool et séchez. Placez-y un antiseptique peu coloré, bouchez au ciment et laissez les choses en l'état pendant une semaine. Naturellement, dans tous ces cas, vous devez veiller à éviter soigneusement l'entrée des liquides buccaux dans la cavité, dès le moment où vous commencez le traitement ; et pour enfermer hermétiquement les médicaments, vous emploierez avec avantage le ciment de préférence à la gutta-percha. Sous l'action continue de l'humidité, le ciment peut devenir à la longue moins imperméable que la gutta-percha, mais, par son adaptation facile et son adhésion parfaite aux parois, il est le plus sûr des agents de scellement. D'après le même principe, vous ne ferez aucun traitement sans appliquer la digue. Aussitôt après l'extirpation de la pulpe, séchez et obturez le canal, et, si possible, obturez la cavité immédiatement et définitivement. Si vous avez bien tenu compte

---

(1) Le même traitement est applicable aux dents non cariées dont la mortification de la pulpe est indiquée soit par un changement de teinte disgracieux, soit par des phénomènes d'infection autres qu'une fistule. Pour atteindre la chambre pulpaire, il faut trépaner la dent; le lieu d'élection de cette trépanation est le centre de la face linguale pour les incisives et les canines, le centre de la face triturante pour les prémolaires et les molaires.

de toutes ces recommandations, le changement de teinte sera très rare ou tout au moins très peu appréciable.

Blanchiment des dents

Il n'entre pas dans le plan de cet ouvrage d'étudier le blanchiment des dents ; nous nous contenterons simplement d'indiquer une méthode de blanchiment qui réussit dans la plupart des cas dont nous avons à nous occuper. Lorsque la coloration résulte de la mort de la pulpe, la première chose à faire est de nettoyer le canal et de l'obturer ; ensuite, vous blanchirez la dent de la façon suivante : Vous enlèverez votre obturation radiculaire sur une longueur suffisante pour permettre au médicament de porter son action bien au-dessous du bord libre de la gencive, car dans un grand nombre de cas, c'est près de la gencive que la coloration est le plus marquée. Ensuite, vous sècherez la cavité et vous y placerez une boulette de coton imbibée d'une solution fraîche de pyrozone à 25 % (1). Vous scellerez ce pansement au ciment pour 24 ou 48 heures. Au bout de ce temps, vous pourrez constater un blanchiment très notable. Dans quelques cas réfractaires, il sera nécessaire de répéter le traitement. Ayez toujours soin d'appliquer la digue à chaque séance et de fermer invariablement la cavité avec du ciment. Cette méthode vous donnera généralement des résultats très satisfaisants et très durables.

La méthode suivante, recommandée par le Dr J.-P. Buckley, de Chicago, permet d'opérer le blanchiment en une seule séance : Commencez par appliquer la digue sur la dent à traiter, de même que sur les dents voisines, puis, s'il y a lieu, reformez une partie de la paroi absente en enroulant autour de la dent une mince bande de platine, que vous maintiendrez en place avec de la gutta-percha blanche. Portez alors dans la cavité, avec un instrument d'or ou de platine, une petite quantité de bioxyde de soude, que vous enfoncerez dans le canal avec un instrument de verre.

(1) Le pyrozone, spécialité américaine, est une solution éthérée de peroxyde d'hydrogène. C'est un oxydant puissant. Il décompose la matière colorante en lui prenant de l'hydrogène pour former de l'eau avec l'atome d'oxygène libéré. Tous les procédés de blanchiment sont basés sur une réaction chimique analogue.

Vous pouvez également employer avantageusement le Perhydrol eau oxygénée neutre à 100 volumes.

Cela fait, mouillez le bioxyde avec une ou deux gouttes d'eau distillée, et fermez l'orifice de la cavité avec un morceau de platine. L'oxygène mis en liberté, ne pouvant s'échapper au dehors, pénètre dans les canalicules dentinaires. Lorsque vous l'avez laissé agir un temps suffisant, seringuez la cavité, séchez-la ensuite, et recommencez l'opération si cela est nécessaire.

Au cas où la coloration ne disparaîtrait pas, employez au lieu d'eau, pour mouiller le bioxyde de soude, une ou deux gouttes d'une solution à 3 % d'acide sulfurique ; la matière colorante sera alors dissoute ; vous laverez ensuite à l'eau et vous laisserez sécher sans employer l'air chaud, si possible .

Terminez l'opération en emplissant le tiers inférieur du canal avec une pâte composée d'un mélange de phosphate de chaux précipité et d'eau distillée. Recouvrez-en également toute la superficie de la dentine. Puis étendez sur cette pâte une couche de ciment clair, qui constituera une base solide pour l'obturation finale.

CHAPITRE XXI

SOINS DES DENTS CHEZ LES ENFANTS

Au point de vue opératoire, nous devons établir une division quant au traitement des dents chez les enfants, suivant qu'il s'agit de dents temporaires, ou, au contraire, de celles des dents permanentes qui apparaissent pendant l'enfance. Le problème n'est pas précisément le même dans les deux cas, on le conçoit facilement. Quel doit être, en effet, notre but lorsque nous soignons des dents de lait ? Nous voulons simplement faire une opération palliative qui mettra notre patient à l'abri de la douleur pendant quelques courtes années, beaucoup plus tôt qu'un travail parfait, durable et artistique. De plus, nous devons particulièrement éviter d'imposer à l'enfant la moindre souffrance, et c'est là encore une raison qui milite en faveur d'une intervention toute temporaire. Quand il s'agit des dents permanentes et particulièrement de celles qui apparaissent de bonne heure, nous devons également chercher à éviter toute cause de douleur pour notre petit patient, mais il nous fait en même temps viser à obtenir le résultat le plus durable possible et ne pas oublier que dans l'art dentaire, l'idéal est la conservation à vie de la dent.

Traitement des dents temporaires

Vous entendrez répéter fréquemment qu'il est inutile de traiter et d'obturer les dents de lait, que sans inconvénient on peut les négliger à ce point de vue, puisqu'elles doivent normalement disparaître. C'est là une erreur contre laquelle doit s'élever le dentiste chaque fois qu'il en a l'occasion. Sans parler des souffrances, parfois violentes, que provoque la carie des dents de lait, il faut considérer que la santé générale de l'enfant peut subir aussi une mauvaise influence du fait des caries et des abcès dentaires.

En outre, il y a une autre question qui peut également avoir son importance au point de vue du bien-être futur du petit patient. L'enfant est très impressionnable, il prend facilement des habitudes, et souvent pour son bien ou pour son mal, il peut les conserver toute sa vie. Si une carie se déclare sur une dent de lait et qu'on la laisse progresser, il arrive tôt ou tard que le contact des aliments et de la mastication devient douloureux, et la plupart du temps, sans se rendre compte de la cause de son malaise, l'enfant évite de presser du côté malade ; de là, une mastication imparfaite. Qu'il ait dans sa bouche plusieurs dents dans cet état, et instinctivement il réduira de plus en plus l'effort masticatoire, au point de le supprimer pour ainsi dire. Il s'accoutumera à avaler les aliments sans les triturer, et bien souvent il continuera toute sa vie. D'ailleurs, examinez soigneusement la bouche de vos patients au point de vue du travail masticatoire, vous serez étonnés des variations que vous constaterez dans les différentes bouches, tant au point de vue de la portion des mâchoires qui travaille activement que du degré de l'effort masticatoire. Vous trouverez des différences chez des individus dont la constitution dentaire est sensiblement équivalente, de sorte qu'il faut en chercher l'explication dans un fait d'habitude et il est tout naturel de faire remonter à l'enfance l'apparition de cette habitude.

Si, d'un autre côté, vous mettez en ligne de compte qu'une mastication parfaite contribue puissamment au maintien de la santé et à la longévité de l'individu, vous concluerez immédiatement à la nécessité de maintenir en bon état l'appareil triturant des enfants pour qu'à la fois ils en profitent pleinement et prennent pour l'avenir de saines habitudes. Dès l'âge de trois ans, au plus tard quatre ans, l'enfant doit être soumis à l'examen du dentiste à intervalles réguliers. Fort heureusement, la première opération nécessaire n'est en général qu'un simple nettoyage que le jeune patient arrive à considérer comme un passe-temps, puisqu'il n'en souffre pas. S'il a subi plusieurs nettoyages avant que se présente la nécessité d'une obturation, il a eu largement le temps de perdre la crainte du fauteuil dentaire, et dans ces conditions, vous entreprenez l'obturation avec les meilleures chances de succès.

La gutta-percha, le ciment et l'amalgame sont en général les seules matières à employer pour l'obturation des dents de lait.

Pour les dents antérieures, le ciment est particulièrement indiqué, étant donné le caractère spécial de la carie qui les atteint ordinairement. Les cavités sont, pour la plupart, peu profondes, mal définies, et il n'est généralement pas possible d'en préparer les bords. Quand donc vous aurez enlevé plus ou moins complètement la carie, vous appliquerez le ciment dans la cavité, et il devra s'y maintenir par ses propriétés adhésives. Le ciment est donc la seule matière sur laquelle vous puissiez compter à ce point de vue. Son principal inconvénient vient de ce qu'il est parfois nécessaire de le renouveler.

Il n'est généralement pas très difficile de sauver les incisives temporaires et de les maintenir en bon état jusqu'à l'éruption des incisives permanentes, qui est toujours précoce. Les molaires temporaires réclament des soins plus sérieux. Elles persistent généralement quatre ou cinq années de plus que les incisives, et ce laps de temps est parfois fécond en ennuis pour le patient comme pour l'opérateur. Vous éprouverez rarement des difficultés à traiter leurs cavités triturantes, soit avec le ciment, soit avec l'amalgame ; vous choisirez entre ces deux substances, suivant que la sensibilité du sujet vous aura permis de préparer plus ou moins la cavité. Si vous êtes satisfait de la préparation, si la pulpe n'est pas trop rapprochée, employez l'amalgame qui possède l'avantage d'une durée plus longue. Mais parfois, eu égard à la sensibilité de la dentine, la préparation n'aura été que sommaire. Vous n'aurez pu enlever que le frêle couvercle d'émail désagrégé par la carie et les parties ramollies de la dentine. Dans ce cas, prenez le ciment, vous le mettrez en place en le comprimant fortement dans la cavité et vous en aurez une quantité suffisante pour qu'il puisse recouvrir la face triturante entière de la dent au delà des bords de la cavité. Vous veillerez, bien entendu, à conserver une parfaite articulation. Pour arriver à ce résultat et, en même temps, pour protéger l'obturation contre l'humidité pendant quelques instants, sans entasser dans la bouche des serviettes ou des rouleaux absorbants, vous placerez l'index sur le ciment et presserez sur toute la surface triturante. De la sorte, vous enfoncerez la substance obturatrice dans les sillons ou inégalités quelconques de la surface et le surplus fuira par-dessus les bords de l'émail. Si vous conservez ainsi votre doigt pendant quelques minutes, vous obtiendrez une obturation qui protégera non seulement la cavité, mais aussi les sillons et autres points vulnérables qui en dérivent.

La partie la plus délicate dans le traitement des molaires temporaires, est l'obturation des cavités proximo-triturantes qui, pour deux raisons, présentent certaines difficultés. D'abord, la sensibilité qu'elles manifestent pour ainsi dire toujours, s'oppose à la préparation d'une cavité parfaitement rétentive. En second lieu, l'écartement progressif des dents, consécutif au développement du maxillaire (1), produit un intervalle où les aliments s'amassent et sont comprimés entre l'obturation et la dent voisine. C'est là une gêne continue pour le patient. Ce désagrégement se présente souvent lorsque les dents sont écartées et sans qu'il soit besoin de la carie. Mais il est particulièrement irritant entre les dents obturées où il a été impossible de restaurer suffisamment bien les contours pour établir le parfait contact avec la dent voisine. Ce défaut provient de l'insuffisance de la rétention qui conduit l'opérateur à réduire autant que possible le volume de l'obturation

(1) Il est certain qu'il se produit souvent un écartement des dents temporaires. Mais les traducteurs ne sont pas de l'avis de l'auteur sur l'interprétation de la formation de cet espace. Il a été démontré par de nombreuses mensurations que, normalement, la longueur d'une arcade de dents temporaires est exactement égale à la longueur de l'arcade des dix dents permanentes qui la remplacera; en d'autres mots : normalement, la courbe menée par les centres des faces triturantes d'une arcade temporaire, depuis le bord disto-triturant de la 2ᵉ molaire d'un côté, jusqu'au bord disto-triturant de la 2ᵉ molaire de l'autre côté, est égale à la courbe menée par le centre des faces triturantes de l'arcade permanente correspondante (chez le même sujet devenu adulte, depuis le bord disto-triturant de la 2ᵉ prémolaire d'un côté, jusqu'au bord disto-triturant de la 2ᵉ prémolaire de l'autre côté. Les incisives et canines permanentes sont plus volumineuses que les dents temporaires correspondantes, mais en revanche, les prémolaires sont moins volumineuses que les molaires temporaires qu'elles remplacent.

Toute cette portion de l'arcade alvéolaire des maxillaires ne se développe donc pas (sur un sujet normal) et s'il y a « écartement progressif des dents temporaires », il faut en chercher ailleurs la cause. Nous avons observé depuis plusieurs années de nombreuses bouches d'enfants et nous n'avons constaté ces espaces entre ces dents que lorsque l'arcade était incomplète par suite d'une extraction ou de la chute d'une dent grâce à laquelle les autres dents avaient pu se mouvoir. Mais nous ne saurions prétendre que ce soit là la seule cause de « l'écartement progressif des dents temporaires » signalé par l'auteur.

et son contour. Il crée ainsi une sorte de poche entre les dents, cause de la gêne constante que nous venons de mentionner. Quand la carie s'établit sur la face proximale d'une dent, elle attaque généralement la face contiguë de la dent voisine, et c'est là une complication lorsqu'on veut établir deux obturations distinctes. Dans ces cas, il est parfois recommandable de réunir les deux obturations en établissant au-dessus de l'espace interproximal un pont de substance obturatrice. De cette façon, on n'a plus à craindre l'amas de particules alimentaires entre les dents et on peut apporter au patient un soulagement que ne lui ont pas donné des obturations séparées. Dans ce cas, vous ne pouvez employer que deux substances : la gutta-percha et l'amalgame. Le ciment, en effet, ne durerait que quelques semaines, au bout desquelles il serait devenu tout à fait mobile dans les cavités. La gutta demeure solidement en place, et c'est un obturant provisoire parfait, mais elle s'use si rapidement qu'on ne peut l'admettre que comme pis-aller. Reste alors l'amalgame, qui semble le plus approprié à ce genre de travail. Il résiste à la mastication et présente plus de stabilité que le ciment. Quoi qu'il en soit, on le trouve parfois, après quelques mois, mobile dans l'une des cavités, alors que l'autre extrémité reste solidement encastrée. Ce fait trouve son explication dans le mouvement individuel des dents qui tend à mobiliser cette barre d'amalgame et la détache naturellement du côté où elle présente la moindre rétention. Pour augmenter la stabilité de ces doubles obturations, quelle qu'en soit la matière constituante, vous ferez bien de placer au travers de l'espace interproximal une barrette de métal qui s'appuiera de chaque côté sur la paroi gingivale de chaque cavité ; et vous construirez l'obturation autour et au-dessus de cette barrette. Vous unirez ainsi fortement les deux dents contiguës et vous protégerez en même temps la gencive. Pour ces barrettes, vous emploierez des fils de maillechort que vous laminerez et couperez de longueur convenable.

Cette méthode, on le conçoit, est loin d'être idéale et ne doit être appliquée, naturellement, que dans les cas où l'on ne peut opérer autrement. Toutefois, elle sera souvent utile, comme expédient temporaire, pour procurer quelque tranquillité et repos au petit patient.

Traitement des pulpes exposées dans les dents temporaires

Lorsque dans une dent de lait la pulpe est mise à nu, il est rarement indiqué de la détruire par un caustique quelconque. Si l'enfant se plaint, vous lui procurerez généralement un soulagement très rapide en lavant soigneusement la cavité à la seringue avec de l'eau tiède pour enlever les débris mobiles, ensuite, vous la nettoierez prudemment avec un excavateur en cuillère et vous enlèverez toutes les parties dures qui peuvent presser sur la pulpe. Appliquez ensuite une boulette de coton imbibée d'essence de girofle, du volume d'une tête d'épingle, et recouvrez-la de coton sec pour remplir la cavité. Lorsque la douleur a disparu, vous ferez mieux d'appliquer un traitement palliatif que de soumettre la pulpe à l'action de médicaments suffisamment actifs pour la détruire. Mais surtout, n'employez en aucune circonstance l'acide arsénieux pour les dents temporaires, car vous risqueriez d'attaquer sérieusement les parties environnantes ; d'ailleurs, ces cas réclament rarement un traitement aussi radical.

Voici une méthode recommandable : Faites une pâte molle en mélangeant de l'essence de girofle avec le l'oxyde de zinc, ou encore de la poudre de ciment. Vous en appliquerez un peu sur la pulpe dénudée ; ce mélange est à la fois anodin et antiseptique et généralement la pulpe ainsi protégée restera indolore. Vous compléterez l'obturation avec du ciment ou de la gutta-percha. Employez surtout la gutta-percha très molle pour enfermer cette pâte lorsque la pulpe a commencé à souffrir. C'est là un excellent moyen d'éviter la douleur pendant que cet organe achève de mourir. Vous laisserez les choses en l'état pendant une semaine ou deux suivant le cas ; enlevez alors l'obturation provisoire et, en règle générale, vous pourrez immédiatement nettoyer les canaux et les obturer sans danger. C'est en effet un fait d'observation courante, que, le plus souvent, dans les dents temporaires, dès que la pulpe est dénudée, sa mort n'est plus qu'une question de temps. Ces pulpes ne semblent pas posséder une grande résistance et il n'est pas nécessaire de faire une application d'arsenic pour les dévitaliser. Elles meurent souvent même sous la pâte antiseptique, mais lorsqu'elles sont ainsi protégées, il est rare qu'elles provoquent la plus légère souffrance pendant leur désintégration et bien souvent même, la dent reste indolore jusqu'au moment où elle

tombe. Dans d'autres cas elle présente quelque sensibilité après la
mort de la pulpe, parfois même il s'ensuit un petit abcès qui s'ouvre sur la gencive, mais la souffrance n'est jamais aussi intense,
ni le gonflement aussi marqué que pour les dents négligées et
qu'on laisse exposées aux liquides buccaux.

Traitement des dents temporaires abcédées

Nettoyez les canaux aussi soigneusement que possible, puis bour-
rez-les de coton saturé d'essence de girofle. Prenez alors un morceau de caoutchouc non vulcanisé d'un volume suffisant pour
remplir la cavité, placez-le sur le coton et appuyez fortement
jusqu'à ce que l'essence de girofle apparaisse à l'ouverture gingivale de la fistule. Si le nettoyage préliminaire a été complet et si
le contenu des canaux n'était pas trop infecté, vous pouvez obturer
immédiatement. Si au contraire, la dentine vous a paru très infectée, laissez dans les canaux des mèches de coton saturées d'essence de girofle et bouchez la cavité pour une semaine avec de la
gutta-percha. Si au bout de ce temps la fistule est encore ouverte,
faites à nouveau passer dans le trajet fistuleux de l'essence de
girofle et obturez la dent de la manière suivante :
Emplissez la chambre pulpaire et les canaux avec la solution du
Dr Cochran ; introduisez ensuite dans chaque canal un fragment
de gutta légèrement chauffée jusqu'à ce que la solution apparaisse
à l'ouverture de la fistule. Laissez en place cette gutta-percha qui
bouche les canaux et obturez la cavité avec la substance que vous
avez choisie.
Ce traitement suffit presque invariablement pour amener la
cicatrisation des fistules et éviter tout trouble ultérieur. Le traitement des abcès dans les dents de lait ne présente pas en somme
de grandes difficultés pourvu que le jeune patient soit assez
docile et que naturellement la dent ne soit pas par trop détruite.
Notez que nous recommandons ici l'emploi de l'essence de girofle, de préférence au Formol-Crésol. Ce dernier médicament a
en effet une odeur et un goût désagréables, et ce détail contribue
à rendre les soins dentaires insupportables aux enfants. Faites
votre profit de cette remarque, chaque fois que vous aurez à leur
donner vos soins.

Soins à donner aux dents permanentes pendant l'enfance

Nous abordons ici, en étudiant les soins que réclament les dents permanentes chez l'enfant, l'un des problèmes les plus importants de la dentisterie. On a dit que la carie dentaire est essentiellement une maladie de jeunesse et c'est pendant l'enfance, en effet, qu'elle se manifeste le plus violemment. Les dents qui souffrent particulièrement de ses ravages sont donc celles qui font éruption de bonne heure, et parmi celles-là, les premières molaires permanentes, les dents de six ans, doivent être placées en première ligne. Le dentiste leur doit une attention et des soins tout spéciaux, et cela, pour deux raisons.

D'abord, de toutes les dents, ce sont celles qui sont appelées, de par leur date d'éruption, à rendre les plus longs services. En second lieu, et surtout, elles ont un rôle très intéressant au point de vue de la constitution de l'arcade dentaire, rôle que la plupart des praticiens perdent trop souvent de vue, ou dont ils ne comprennent pas toujours l'importance. La date de leur apparition et la place qu'elles occupent dans l'arcade dentaire sont les principales causes de l'intérêt qu'elles présentent. Souvenons-nous, en effet, que depuis le moment où sont tombées les molaires temporaires jusqu'au jour où les prémolaires et les secondes molaires permanentes ont acquis leur plein développement, ce sont les dents de six ans seules qui peuvent soutenir l'articulation et conserver aux maxillaires leurs relations normales. Si, pendant cette période, les premières molaires permanentes n'occupent pas dans l'arcade la position qu'elles doivent y tenir, le rapprochement des mâchoires s'exagère de telle façon que les incisives supérieures recouvrent les inférieures beaucoup plus qu'elles ne le doivent ; par suite, les prémolaires et les secondes molaires n'atteignent jamais leur longueur normale et elles prennent une position défectueuse. Cette question des rapports normaux des maxillaires est particulièrement importante, en ce sens qu'elle influe sur la symétrie de la face et sur la perfection de la mastication. Tous les efforts doivent donc être tentés pour maintenir les dents de six ans à la longueur qu'elles doivent avoir. Chez vos jeunes patients, vous surveillerez ces dents dès qu'elles apparaîtront et vous obturerez soigneusement les moindres points cariés. Si la carie a fait déjà beaucoup de progrès lorsque l'enfant se présente à votre examen, si la dent est en partie détruite et incapable de maintenir correctement les mâchoires dans leur position respective, vous devez l'obturer et reconstituer la couronne de telle façon que cette fonction soit rétablie. Si la reconstitution est impossible, vous poserez une couronne artificielle, quel que soit l'âge de l'enfant ; bref, vous ferez tout votre possible pour éviter l'extraction.

Quant à la substance obturatrice qu'il vous faudra employer à cette période précoce de l'éruption, vous modifierez votre choix suivant que l'enfant peut supporter plus ou moins l'opération. Si la carie attaque la face triturante pendant la période d'éruption de la dent à travers la gencive (ce cas se présente parfois), c'est le ciment qui paraît le plus indiqué pour enrayer ses progrès à ce moment. Il est moins exigeant que le métal en ce qui concerne la préparation de la cavité et il se montre temporairement très efficace pour préserver la dent pendant cette période critique, pour la maintenir jusqu'à l'éruption complète dans un état satisfaisant, en attendant l'obturation définitive. Vous emploierez le ciment dès les premiers débuts de la carie même quand le bord de la gencive recouvre encore une partie de la face triturante. Et même dans les bouches qui vous paraîtront manifester une tendance très nette à la carie, vous vous servirez du ciment comme préventif, et pour cela, vous l'enfoncerez dans les sillons et fissures de la face triturante avant toute apparition de la maladie (1). Cette couche de ciment protégera très bien cette face pendant la période d'éruption. Dès que les faces triturantes des dents opposées seront suffisamment rapprochées pour subir les frottements de la mastication, la tendance à la carie sera par cela même sensiblement amoindrie ; par suite, on voit l'importance qu'il y a à préserver la dent jusqu'à ce que ce moment soit arrivé. Vous étendrez facilement avec le doigt le ciment sur la face triturante. De même que nous l'avons conseillé dans le traitement des dents de lait, vous presserez très fortement pour que chaque creux de la surface soit parfaitement obturé. Peut-être considérera-t-on que cette méthode n'est pas très élégante, mais elle est assurément l'une des plus efficaces, et dans le cas qui nous occupe, l'utilité prime l'élégance.

(1) Le mélange de ciment-amalgame dont l'adhésivité est très grande, peut aussi donner dans ce cas d'excellents résultats.

Quand vous aurez ainsi obturé au ciment des cavités triturantes, vous devrez les examiner tous les trois ou quatre mois et dès que le ciment s'usera vous le remplacerez par une obturation métallique, si les circonstances vous permettent de parfaire cette opération plus durable ; par le mot « circonstances », nous voulons indiquer la commodité de l'opération et l'accroissement de résistance du jeune patient qui lui permettront de supporter la fatigue et la douleur inséparables de l'obturation, mais nous ne voulons pas parler d'un changement notable dans la structure des dents. Il est incontestable que d'année en année la constitution de la dent se modifie ; mais les changements ne sont ni si rapides, ni si considérables qu'ils puissent exercer une grande influence sur le choix de la matière obturatrice. Black a démontré très nettement que l'émail et la dentine sont dans toutes leurs parties et à n'importe quel âge, plus durs qu'aucune des matières obturatrices que nous employons. La structure des tissus dentaires n'a donc rien à voir avec le choix de la matière obturatrice. Toute exception à cette règle est due à des conditions pathologiques indépendantes de la carie dentaire et dont nous n'avons pas à nous occuper ici.

Reste à choisir entre l'or et l'amalgame, et à ce point de vue, il faut considérer d'abord la question de dépense, ensuite les qualités d'endurance du patient, étant donné la fatigue nerveuse que provoque l'aurification. L'idéal, pour l'opérateur exigeant et consciencieux, lorsqu'on lui confie la bouche d'un enfant, est d'éviter complètement l'emploi de l'amalgame, mais cela n'est pas toujours possible. C'est un devoir pour le dentiste de ménager le système nerveux de ses jeunes patients et de ne pas leur imposer une fatigue et des efforts inconsidérés pour leur faire une opération brillante, quelque désir qu'il en ait. On a souvent répété qu'avant douze ans environ, l'aurification est contre-indiquée. C'est un tort de faire de cela une question d'âge ; c'est une pure question de tempérament, de résistance physique, de volonté. Certains enfants manifestent ces qualités beaucoup plus tôt que d'autres et pourront donc supporter l'aurification à un âge mois avancé. Le dentiste doit étudier soigneusement son patient à ce point de vue. Lorsque les cavités triturantes n'ont pas une grande surface, il est très avantageux de les obturer avec une combinaison de feuilles d'or et de feuilles d'étain roulées ensemble. Ce genre d'obturation est de beaucoup moins fatigant que l'aurification et si vous apportez tous vos soins à la manipulation de ce mélange, vous obtiendrez des résultats très durables. Avec l'habitude, vous arriverez à construire l'obturation si rapidement que vous pourrez, dans la plupart des cas, opérer sans digue, et c'est là un détail très important quand il s'agit d'enfants. Ce genre d'obturation est spécialement indiqué pour les cavités triturantes des prémolaires et des molaires de la mâchoire supérieure. Quant à la mâchoire inférieure, ces cavités sont généralement trop larges pour qu'on puisse employer la combinaison or-étain, car il ne faut pas oublier qu'elle présente peu de résistance à la mastication.

Il nous faut signaler, au point de vue de la dent de six ans, un détail qui réclame une attention toute spéciale, c'est le danger qui menace sa face mésiale dès les premiers moments où cette molaire est en place. Cette face est, en effet, en contact avec la deuxième molaire temporaire, jusqu'à l'époque de la chute de cette dernière, c'est-à-dire pendant plusieurs années. Si la bouche que vous examinez manifeste une certaine tendance à la carie, ou si la molaire temporaire est atteinte sur sa face distale, il est presque certain que la première molaire permanente en souffrira. Dans la plupart des cas, vous ferez bien de meuler la face distale de la dent temporaire dès que le développement de la dent permanente sera complet, de façon à ne leur laisser qu'un point de contact très étroit. Ainsi, il sera beaucoup plus facile de conserver intacte la face mésiale de la molaire permanente. Dans le cas où vous avez à soigner une carie sur cette face, le mieux est d'employer la gutta-percha pour attendre la chute des dents temporaires. Si la cavité ne présente pas une profondeur suffisante pour la rétention de la gutta, employez le ciment comme traitement provisoire, tout en vous souvenant que sur ces faces proximales il n'est pas susceptible de durée. Prévenez ensuite votre patient qu'il doit revenir vous consulter dès la chute de la molaire temporaire ; vous remplacerez alors par une aurification l'obturation primitive. Il est naturellement plus avantageux de faire cette opération avant l'éruption de la seconde prémolaire, alors que la face mésiale est d'accès très facile. Vous aurez soin d'enlever tout le vestige d'émail atteint, et de donner à l'obturation une dimension suffisante pour lui assurer le maximum de durée possible. Si au moment où vous êtes consulté pour la première fois, la carie de la face proximale est si étendue qu'elle atteigne la face triturante, vous emploierez

pour l'obturation provisoire une combinaison de gutta-percha et
de ciment : la gutta-percha pour le tiers gingival de la cavité et
le ciment pour les deux tiers triturants. Vous aurez sans doute à
renouveler cette dernière substance, mais la gutta-percha durera
en général jusqu'à ce que le patient soit en état de supporter l'aurification.

Vous apporterez aussi le plus grand soin à l'examen des incisives permanentes chez l'enfant. Si la carie les attaque de bonne
heure, vous aurez recours au ciment ou à la gutta-percha et vous
ne tenterez pas trop tôt une obturation durable. L'état de la carie
guidera votre choix entre la gutta-percha et le ciment. Si la cavité
est assez profonde pour offrir une rétention solide, employez la
gutta, elle durera plus longtemps que le ciment ; si au contraire
la cavité est superficielle et trop sensible pour qu'il vous soit
possible de l'agrandir comme il convient, il vaudra mieux employer le ciment. En tout cas, ces deux matières ne peuvent être
que provisoires, vous devez donc prévenir les parents de la nécessité de les remplacer et vous les amènerez peu à peu à admettre
l'aurification pour le jour où elle vous semblera possible. Vous en
fixerez la date dès que vous le permettra la sensibilité de la dent
et quand le jeune sujet vous paraîtra prêt à subir sans grande
fatigue nerveuse le travail minutieux de l'obturation à l'or. Vous
auriez grand tort de la tenter dans d'autres conditions, car votre
opération serait défectueuse, mais vous seriez également répré-
hensible de la différer trop longtemps et de laisser la dent sous
l'insuffisante protection du ciment ou de la gutta, dont le caractère temporaire est bien connu.

A ce point de vue, nous ferons remarquer que, chez les enfants,
pour les grandes cavités des dents permanentes et pour celles où
ciment et gutta-percha échouent, les incrustations vous offrent
maintenant une ressource excellente. C'est alors qu'elles sont tout
particulièrement indiquées et recommandables. Leur mise en place
n'impose qu'une fatigue minime ; aussi, l'emploi judicieux de
cette méthode d'obturation vous permettra de soigner, sans peine,
la plupart de ces cas qui, jusqu'aujourd'hui demeuraient une
source d'ennuis à la fois pour le patient et pour l'opérateur.

FIN

TABLE DES MATIÈRES

CHAPITRE X

Manipulation de l'or-platine.............................

CHAPITRE XI

Manipulation de l'or-étain..............................

CHAPITRE XII

Manipulation de l'amalgame. — Tassement de l'amalgame...

CHAPITRE XIII

Manipulation des ciments...............................

CHAPITRE XIV

Manipulation de la gutta-percha........................

CHAPITRE XV

Incrustations de porcelaine. — Préparation des cavités pour incrustations. — Ajustement de la matrice. — Les Porcelaines. — De la teinte. — Cuisson de la porcelaine.........

CHAPITRE XVI

Les incrustations d'or. — Fabrication des incrustations d'or au chalumeau. — La Matrice. — Fusion du bloc dans la matrice..

Poitiers. — Imp. M. Bousrez.

www.ingramcontent.com/pod-product-compliance
Lightning Source LLC
LaVergne TN
LVHW050306060726
842525LV00002B/436